専門医が詳しく解説！

ちゃんと知りたい
下肢静脈瘤《かしじょうみゃくりゅう》

- 原因
- 種類
- 治療法
- 先端医療
- ストッキング
- 類似疾患
- 自宅ケア

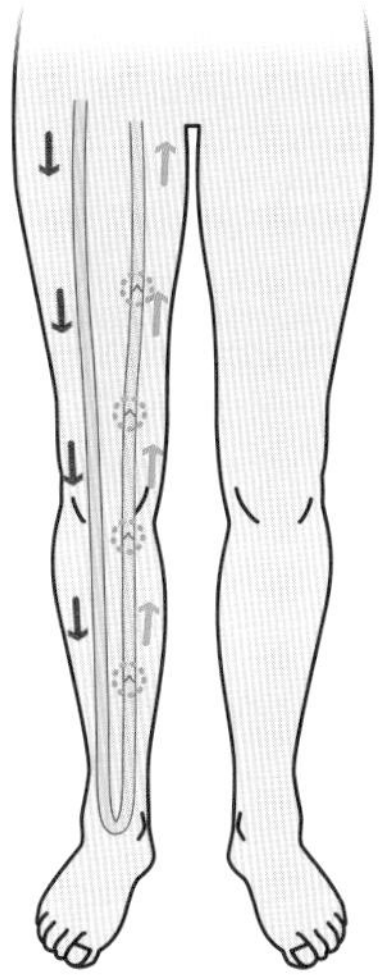

医学博士／脈管専門医
森末 淳

現代書林

推薦の言葉

オックスフォード大学医学博士
公益財団法人愛世会理事長
新見正則

慶應義塾大学外科学教室の後輩である森末淳先生が素晴らしい本を執筆されました。絵や写真が豊富であらかじめ知識がない一般人にとっても読みやすく、理解しやすい内容になっています。一方で、極めて専門的な領域、最先端の治療方法までカバーされています。

森末淳先生の下肢静脈瘤の治療実績は、日本でも最高峰に分類されるものです。そんな彼の外科医としての豊富な経験に基づく知恵も加味されているのです。

下肢静脈瘤には、昔は腰椎麻酔という背中から針を刺す麻酔で、病的な静脈を引き抜くストリッピング手術というものが行われていました。数日から1週間の入院が必要でした。その後、いろいろな治療方法が考案され、現在はほとんどの手術が日帰り手術になっています。そんな下肢静脈瘤の手術の変遷をすべて経験している森末淳先生だからこそ、これほどの内容を、実際に行った経験に基づいて執筆できたのだろうと思います。

外科医を含めた臨床医にとって大切なものは、経験知です。経験知から発せられる情報に価値があるのです。新しいものが良いのではありません。古いものが良いのではありません。良いものが良いのです。森末淳先生の経験に基づいた治療経験をまとめたこの書籍は珠玉の一冊です。是非とも、一般の方から専門家まで読んで頂きたい書物だと思っています。

森末淳先生の益々のご活躍をお祈りしつつ、益々の静脈学への貢献を期待しています。

はじめに

専門的に治療すれば下肢静脈瘤は必ず治る!

最近、メディアなどで取り上げられるようになり、「下肢静脈瘤」という病名が一般にも知られるようになってきました。実際にいま、下肢静脈瘤に悩んでいる方は、おそらくこの病気がどういうものかをご存知だと思います。

でも、患者さんを含め、みなさん、この病気について本当に理解しているでしょうか? 残念ながら、「NO」といわざるを得ません。誤解されていることがとても多いのです。

下肢静脈瘤はごく簡単にいえば、脚の静脈がふくらんだり、曲がりくねって、ボコボコとしたコブ(瘤)になって浮き出てくる病気です。女性に多いこともあって、その見た目の悪さに悩み、「自分の脚がどうなってしまうのか?」と不安を抱えている方がたくさんいらっしゃいます。

しかし、実はこの病気の問題は、単に〝美容〟の側面にあるのではありません。このあとに詳しく説明しますが、下肢静脈瘤の本質は静脈の〝血液の逆流〟にあります。

そして、これを放置すると皮膚に潰瘍ができたり、出血するなど重症化することもあるのです。

ですから、1人で悩まず、早い段階で治療することが大切です。

とはいえ、下肢静脈瘤は決して怖い病気ではありません。それは〝必ず治る病気〟だからです。世の中にはいろいろな病気があり、多くの病気は完治するかどうかは不確実です。風邪でさえ、特効薬はありません。そんな中で、下肢静脈瘤は治療によって確実に改善できて、その姿を変えることのできる数少ない病気です。

ただし、下肢静脈瘤をセルフケアで治すことはほぼ不可能です。最近、あたかもこの病気を自分で治すことができるかのような情報も飛び交っていますが、それは誤解を生じるもとです。専門家による科学的根拠（エビデンス）に裏づけされた治療をきちんと受けることが必要なのです。


私は、東京都日野市で下肢静脈瘤の治療を専門とするクリニックを営んでいます。

1991年に医師免許を取得し、外科医としての一歩を踏み出しました。ちょうど下肢静脈瘤の重要な治療の一つである硬化療法（静脈瘤に硬化剤という薬を詰めて固める治療）が日本で本格的に始まった頃です。

大学病院での教育を受けて3年ほど経ったとき、身体の機能の維持に不可欠な血管を扱う「血管外科」というジャンルに魅せられて専攻することにしました。

私が所属していたのは、一般消化器外科という大所帯の中の血管外科班でした。そして、胃や肝臓、胆のう、膵臓などの臓器や乳腺・甲状腺疾患の診療にも携わりながら、病棟の血管外科の患者さんを受け持っていました。

血管外科では、下肢静脈瘤の手術というのは最も基本的なもので、私は毎週のように行っていました。そうした経験の中で、下肢静脈瘤の手術は確実に患者さんを改善できる良い治療だと思うようになりました。

そして、18年間勤務医として働いたのち、２００９年に下肢静脈瘤を専門とするクリニックを開業しました。

下肢静脈瘤の治療は日々進歩しています。開業当時は、日帰りのストリッピング手術（ワイヤーで静脈を引き抜く手術）を数多く行っていましたが、２０１１年に血管内焼灼術（レーザー手術）が保険適用となり、様変わりしました。

手術をするのに使う主な道具がレーザーや高周波に変わっただけでなく、診療するたびにエコー検査（超音波検査）の画像をチェックするようになり、血管の状況を確実に把握しながら治療するようになりました。

当クリニックでは、こうした進歩した治療を積極的に取り入れています。

たとえば、２０１４年5月に１４７０nmレーザーが保険適用となったときには、当クリニックでの治療が保険診療での1例目の施行となりました（次ページ右写真）。

そして２０１８年2月からは、後述するＮＴＮＴ療法の一角であるＰＥＭ療法という新世代のフォーム硬化剤（バリテナ：Varithena）を用いた治療を開始しています（次ページ左写真）。ＰＥ

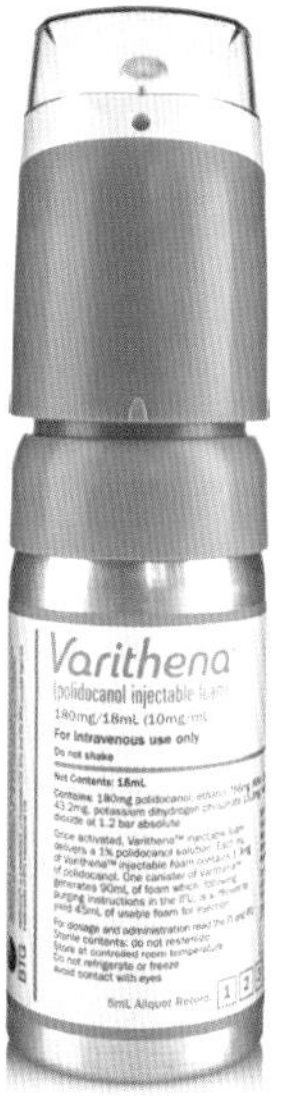

PEM療法に用いるバリテナ
(Varithena)

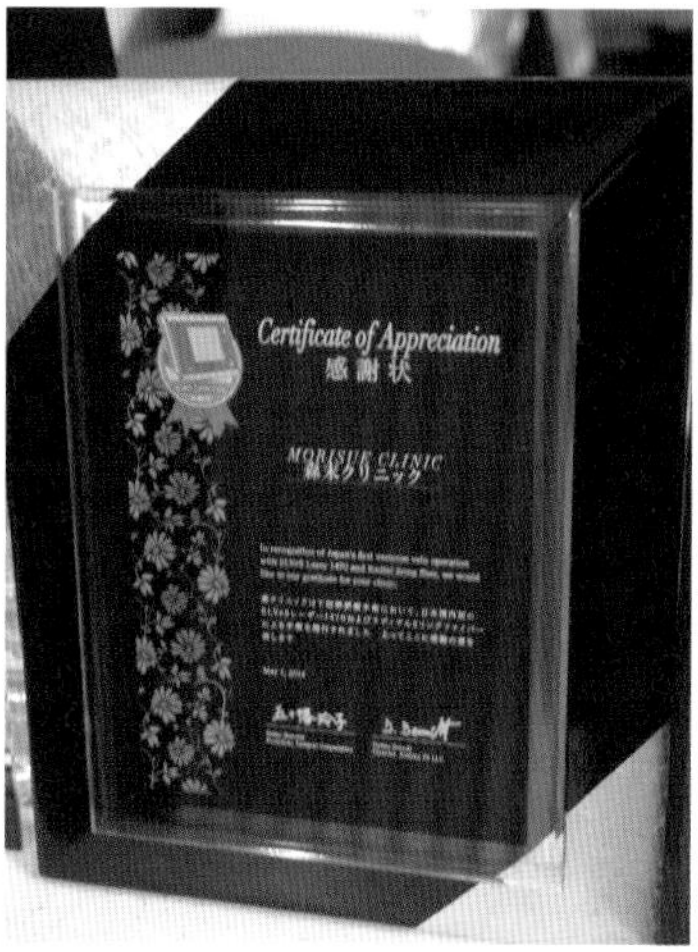

初例を当院が施行したことで
㈱インテグラル社より送られた盾

M療法は2015年に米国FDAの承認を受けています。しかし、日本ではまだ保険適用となっていないため、当院では自費診療で行っています。さまざまある下肢静脈瘤症例の中には、PEM療法（バリテナ）でないと、治療が困難な症例もあるのです。

そのほか、従来の治療法も複数あり、当クリニックは個々の患者さんに最適な治療法を提案しています。

本書では最近の下肢静脈瘤の診療の実情を説明します。また、深部静脈血栓症という知っておかないと下肢静脈瘤と紛らわしい疾患についても解説します。

下肢の静脈の病気を正しく知り、1人でも多くの方がより良い専門的な治療を受けて、いまの悩みから解放されてほしい。本書がそのためのヒントになれば幸いです。

目次

第1章

下肢静脈瘤はどういう病気なのか

第2章 下肢静脈瘤はどうやって治すのか …… 53

第3章 弾性ストッキングはどのように活用するのか

序 章

下肢静脈瘤の問題は「血液の逆流」にある

治療の目的は「美容」ではなく「機能」の改善

下肢静脈瘤は、小静脈瘤（36ページ参照）も含めると、50歳以上の日本人の約6割が持っている身近な異常であり、その2割が治療を要することの多いタイプ（伏在静脈瘤）の病気です。女性に多く、妊娠・出産を機に発症することが少なくありません。

主に膝から下の部分の静脈に血液がたまってしまい、血管が浮き上がってコブのように見えます（写真）。また、足のだるさやむくみなどの症状から気づくこともあります。

下肢静脈瘤はその名の通り、脚の静脈の病気です。心臓から動脈を通って脚に送られた血液は、働き終えたのちに心臓に帰っていきます。その帰り道にある血管が下肢静脈です（次ページ図1－A）。

心臓は脚よりもはるかに上にあります。そして、私たちが立ったり座ったりしている間は、脚の静脈の血液は下から上へ、地球の重力に逆らって心臓に戻っていきます。

ところが、血液が心臓に戻るときに重力に負けてしまい、上向きに流れる血液が下向きになってしま

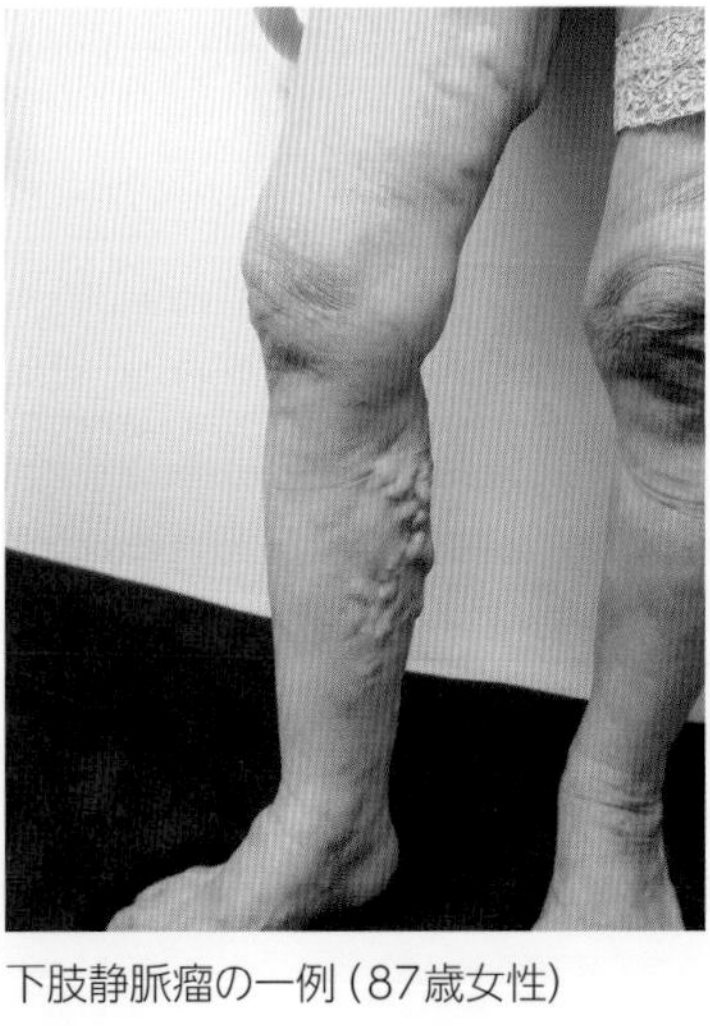

下肢静脈瘤の一例（87歳女性）

うことがあります。このように心臓へ戻るべき静脈の血液が、重力の影響で下向きに流れてしまう「血液の逆流」が起こることが下肢静脈瘤の原因です。

では、なぜこのようなことが起こるのでしょうか？

脚の静脈には、血液が逆流しないように、血管の中に〝ハ〟の字型のバルブ（逆流防止弁）があります。脚にはこの弁がたくさん存在しており、そのおかげで、血液は重力に負けて下のほうへ逆流することはなく、心臓に戻っていくことができるのです（図1－B）。

図1　下肢静脈と弁

A　脚の血流の簡単な模式図

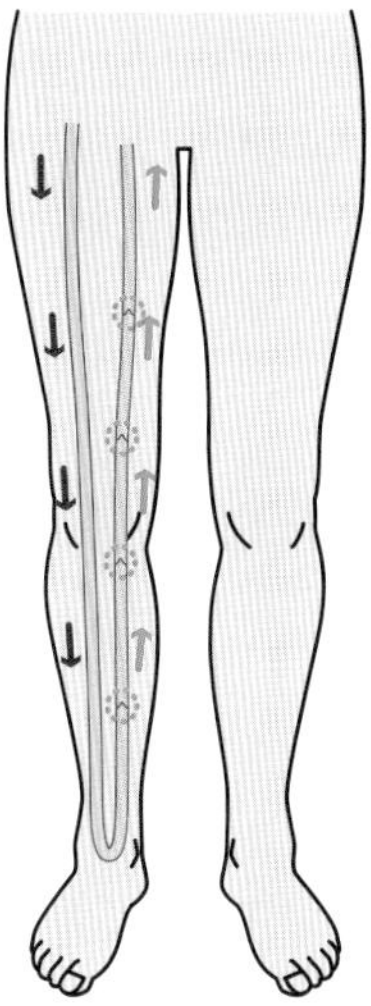

脚の血液は、心臓から動脈 ➡ を通って脚をめぐり、
静脈 ➡ を通って心臓に戻ります。
脚の静脈にはバルブ（弁）が付いています。

B　弁の仕組み

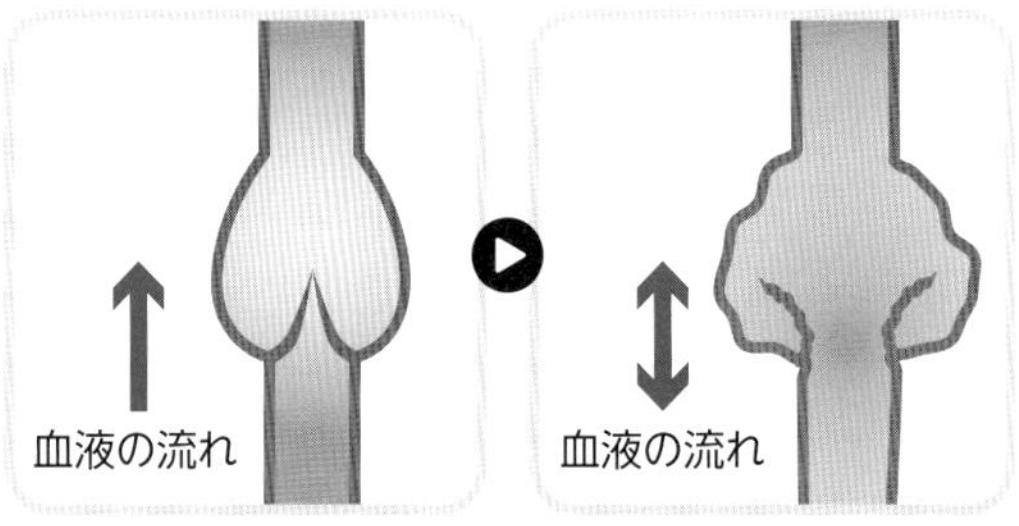

弁が壊れると下肢静脈瘤が発生します。

下肢静脈瘤は、この静脈の弁が何らかの原因で壊れることによって起こります。弁がうまく閉じずに血液が逆流すると、脚の下のほうの静脈に血液がたまり、コブのようにふくれてしまうのです。また、血液が脚に淀むために、むくみやだるさなどの症状も起こります。ふくらんだ血管は食事や運動では元のようには戻りません。そのまま放置すると、さまざまな症状が起こり、やがて血栓症や皮膚炎、皮膚潰瘍などに至ることもあります。

血液の逆流による循環不良は、筋肉や皮膚、皮下脂肪など、静脈の周りの組織に悪影響を与えます。逆流の勢いが強ければ、壊れていない周囲の静脈弁も破損してしまいます。

こうして弁の破損の範囲が広がっていくうちに、治療は難しくなっていきます。

また、下肢静脈瘤は脚の表面の静脈が逆流してコブになる病気ですが、逆流の勢いが筋肉の中にまで影響し、深部静脈（脚の中心を流れる静脈）にも弁の破損が起こる場合もあります。下肢静脈瘤を治すことで深部静脈の負担が軽減し、逆流が改善できる場合も中にはありますが、弁の破損の程度によっては深部静脈の逆流が元に戻りにくくなってしまいます。

つまり、下肢静脈瘤は生命に関わる病気ではありませんが、安易に考えすぎると治療のタイミングを逃すことがあるのです。

単に見た目の悪さだけの病気というイメージを下肢静脈瘤に持っている方も少なくありません。恥ずかしいからと脚を隠すだけで良しとして、積極的に治療しようとしない方もいますし、逆に見た目を気にしないために治療が遅れて、病状が進行してしまう方もいます。

そして、重症化してうっ滞性皮膚炎や皮膚潰瘍を合併すると、さすがに生活に支障をきたしますし、治りにくくなります。

下肢静脈瘤は、重症にさせないよう、治せるときに治しておくことをお勧めします。この病気を正しく理解し、1日でも早く治療すれば、それだけ悩まされる時間も少なくなるのです。

むくみや冷えの原因が他の病気であることも

午後から夕方になると、脚がむくむという方は少なくないと思います。脚がむくむのは、本来心臓に戻るべき血液やリンパ液が脚に滞ってしまうからです。その原因の一つが血液が逆流する下肢静脈瘤です。

ただし、むくみの原因は多岐にわたります。心臓、腎臓、肝臓といった重要な臓器に問題があって生じることもありますし、栄養障害や消耗によって血中のタンパクが少ない状態でも起こります。また、貧血や甲状腺疾患などの可能性もあります。

下肢静脈瘤が原因の場合は、両脚が同時にむくむよりも、片脚だけむくむことが多いです。仮に両脚にむくみがあっても、その度合いに左右差があることが大半です。そして、とくに血液の逆流の強い下肢静脈瘤であるほど、よりむくむ傾向があります。

むくみが起こったときは、皮膚にかききずなどができないように気をつけ、また乾燥によるひび割れができないように心がける必要があります。きずができると細菌が入りやすくなりますし、むくむと足指の間がむれて水虫になりやすいので注意しましょう。

脚の冷えは自律神経が関与する場合もありますが、下肢静脈瘤によるむくみに伴って生じることもあります。

また、冷えの原因が閉塞性動脈硬化症という病気の場合もあるので、足先の動脈の血行が悪くないかどうかも調べる必要があります。

脚の重だるさ・疲れも下肢静脈瘤の症状

午後から夕方にかけてふくらはぎが疲れ、重だるい感じになることがあります。立ちっぱなしや座りっぱなしなど、同じ姿勢を続けた後によく起こります。

これも静脈の血液の逆流によって起こる症状の一つです。

脚の重だるさにもさまざまな原因がありますが、午後から夜に起こり、朝になるとすっきりと症状が軽くなっているのであれば、下肢静脈瘤による症状の可能性があります。

また、むくみと同じように、左右の脚のどちらかに強く症状が現れることが多いです。

後述する下肢静脈瘤の治療で使われる弾性ストッキングを着用して重だるさが軽くなるかどうかで、原因であるかどうか、ある程度判断できます。

患者さんの中には、長期間患ったために重だるさに慣れてしまう方もおり、下肢静脈瘤の手術後に初めて「軽くなった」と気づかれるケースもあります。

下肢静脈瘤についての患者さんの素朴な疑問

前述したように、下肢静脈瘤という病名はだいぶ知られるようになってきましたが、この病気はまだまだ一般の方には理解されていない面も多々あります。

ここでは、当クリニックへ来院される患者さんからよく受ける質問について、Q＆A形式でお答えしていきます。おそらくこうした疑問をお持ちの方は多いのではないでしょうか。下肢静脈瘤の治療に臨む上での基本的な知識として、ぜひ理解しておいていただきたいと思います。

Q　手術した後に再発しますか？

A　下肢静脈瘤ができる方は遺伝的に静脈壁の構造が弱い場合があります。また、立ち仕事のために悪化したという方は、生活背景が変わらない限りは再発しやすいといえるでしょう。

しかし、手術した下肢静脈瘤のうち、再発するものの多くはもともとの下肢静脈瘤が重症のケースです。つまり、治療をあまりに遅らせると、コブの範囲が広がって完治することが難しくなり、再発しやすくなってしまうのです。

そして、深部静脈（脚の中心を流れる静脈）にも影響が及ぶと、表在静脈（下肢静脈瘤ができやすい脚の皮膚近くを流れる静脈）を治療しても、深部静脈にうっ血が残り、治療満足度が下がります。ですから、他の病気と同じように、早期発見・早期治療が再発を防ぐ鍵になります。

Q　治療すれば脚はきれいになりますか？

A　下肢静脈瘤は悪化すると皮膚の病変（静脈瘤に沿った湿疹、色素沈着、皮膚潰瘍など）を生じます。しかし、治療を行うと、徐々に色素沈着や皮膚の硬さは改善していきます。

Q　治療しないとどうなりますか？

A　伏在静脈本幹（表在静脈の代表である太い幹の部分）に弁不全がある場合はより悪化しやすく、皮膚潰瘍を合併しやすくなります。皮膚潰瘍まで合併する下肢静脈瘤は治療が長引くことになり、日常生活でも圧迫療法（脚に適度な圧力を与える弾性ストッキングを使った治療）を行ったり、下肢を高く上げておくことが必要になります。また、局所の痛みとともに浸出液がたくさん出てくるため、潰瘍部のケアも必要になるなど、さまざまな支障が出てきます。

Q　治療で静脈を取ったり焼いたりすると聞いたのですが、大丈夫なのですか？

A　瘤のできた静脈を引き抜く治療をストリッピング手術、静脈瘤を焼いて血管をふさぐ治療を血管内焼灼術といいます。

これらの手術を行う前には、病気ではない静脈もチェックしており、それらに血液を心臓方向に戻す能力があって、術後に下肢にうっ血が起こらないことを確認しています。

静脈瘤の部分は本来の役割を果たしておらず、血液が逆流しているので、その部分を手術で除くことは、脚のうっ血を改善することにつながります。また、静脈瘤を放置すると、周囲の静脈に逆流の圧力がかかってしまいます。具合の悪い部分が広がらないようにするためにも治療が必要なのです。

Q 腕に静脈瘤ができることはありますか？

A 腕（上肢）には静脈の弁が壊れて、静脈瘤ができることはありません。手や腕の血管にコブのできる「静脈性血管瘤」が稀に起こることはありますが、その場所だけで静脈が広がっているだけに過ぎず、下肢静脈瘤のように静脈のコブが連なったり蛇行したりすることはありません。

Q 下肢静脈瘤が悪化して脚を切断しなければならないことはありますか？

A 下肢静脈瘤が原因で、脚の切断に至ることはありません。

下肢を切断しなければならない病気の代表は、重度の閉塞性動脈硬化症と糖尿病です。静脈疾患では、第5章で説明する深部静脈血栓症が最重症になった場合です。深部静脈が完全に詰まった結果、動脈の血行も止まり、循環が悪くなって下肢が壊死することもありますが、それはきわめて稀です。

第1章

下肢静脈瘤はどういう病気なのか

静脈の弁が血液の逆流を防いでいる

では、下肢静脈の構造について詳しく説明していきましょう。

脚の静脈は3つの要素から成り立っています。脚の皮膚のすぐ下を流れる「表在静脈」と脚の中心近くの筋肉の中を流れる「深部静脈」、そして、この2つをつないでいる「穿通枝」です（次ページ図2）。

血液は通常、表在静脈から深部静脈へと流れていきます。穿通枝は、表在静脈と深部静脈の互いを連絡しているため「交通枝」と呼ばれることもありますが、この静脈は筋肉を貫通して深部静脈に血液を流すため、穿通枝という呼称のほうが一般的です（次ページ図3）。

そして、表在静脈の代表は「大伏在静脈」と「小伏在静脈」であり、その枝分かれが広く脚全体をおおっています（次ページ図4）。

なお、日常診療で用いる主な表在静脈の名称を28ページ図5に示します。

大伏在静脈は、内くるぶしの前から膝の内側を通って脚の付け根で深部静脈に合流します。小伏在静脈は、外くるぶしの後ろから、ふくらはぎの後ろを走って膝の裏側で深部静脈に合流します。

人が立っているときや座っているとき、こうした脚の静脈を流れる血液は地球の重力に逆らって心臓に帰らなければなりません。そのためには血液を下から上へ運ぶ力が必要になります。

図2　脚の静脈の3要素

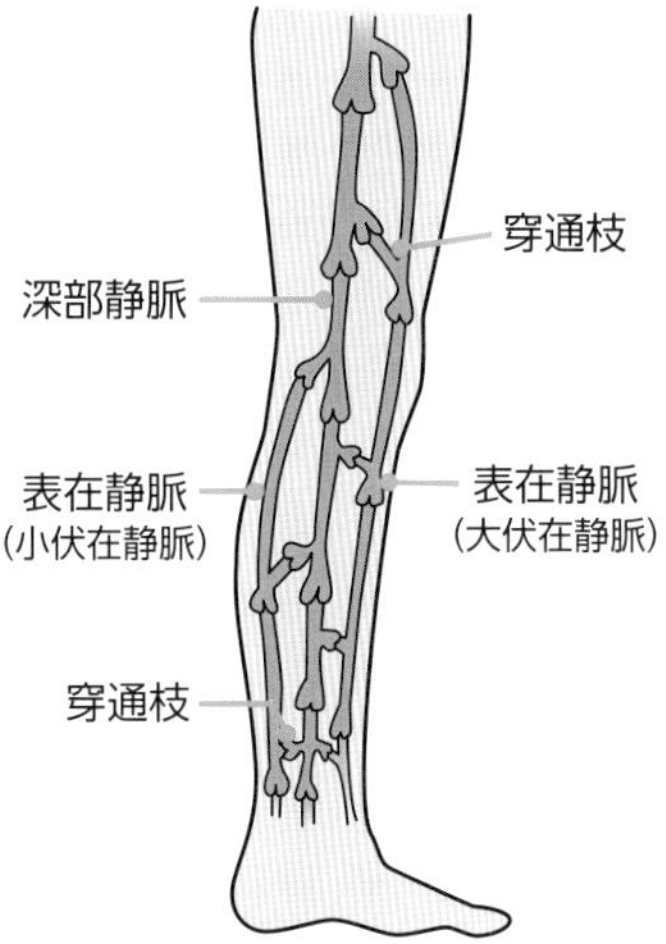

図3　穿通枝の構造

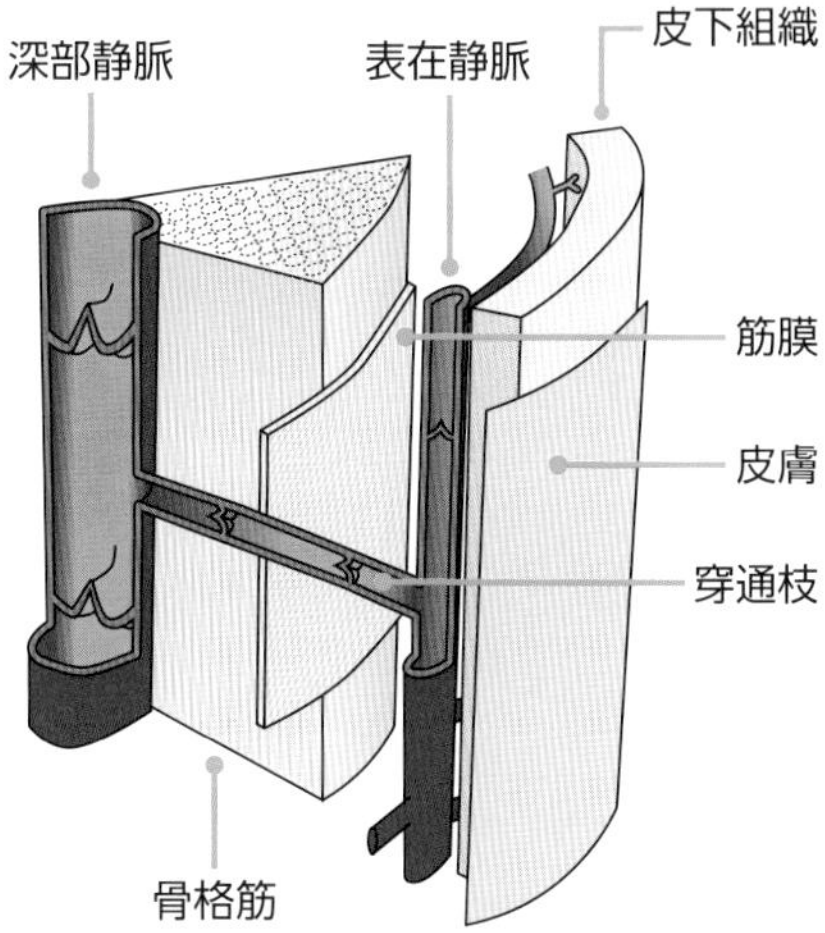

図4　表在静脈の構造

A　大伏在静脈本幹の模式図

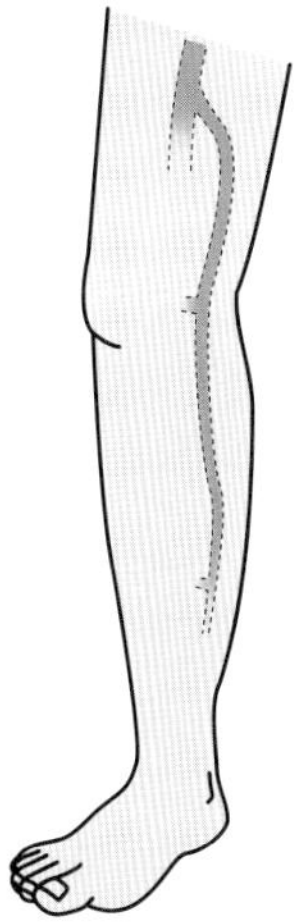

大伏在静脈本幹は、内くるぶしの前より膝の内側を通って脚の付け根に至ります。

B　小伏在静脈本幹の模式図

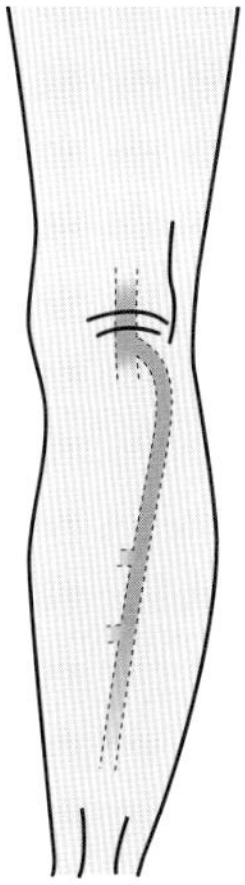

小伏在静脈本幹は、外くるぶしの後ろからふくらはぎの後ろを通って膝裏に至ります。

そこで重要な働きをしているのが深部静脈を包んでいる筋肉です。歩いたり走ったりすると、脚（とくにふくらはぎ）の筋肉が深部静脈を圧迫したり緩めたりします。それによって静脈血は心臓の方向へ押し出されます。これが脚の「筋ポンプ作用」です。この機能を指して「脚は第2の心臓」と呼ばれています（図6）。

しかし、この筋ポンプ作用は静脈の中にある「逆流防止弁」が機能して初めて成り立ちます。この弁は2枚の膜でできていて、一方通行に開く扉として血液が心臓に向かうようにつくられています。

この静脈弁はカタカナの「ハ」の字に似た形をしており、血液が押し上げられて心臓方向へ向かうときはこの弁が開きます。そして、静脈を流れる血液が重力に負けて、足先方向に逆流しようとする

図5　各表在静脈の名称

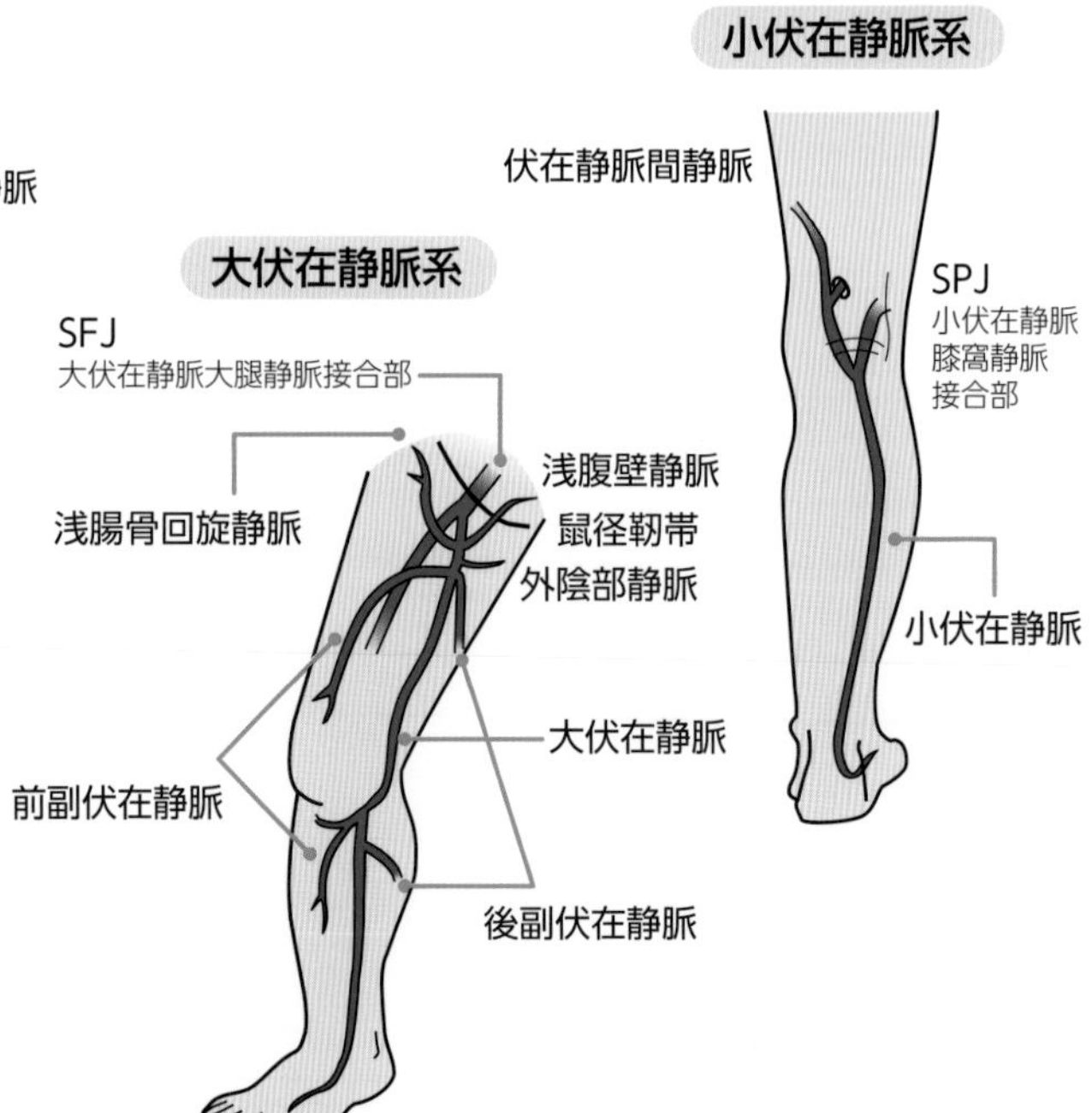

図6　脚の筋ポンプ作用

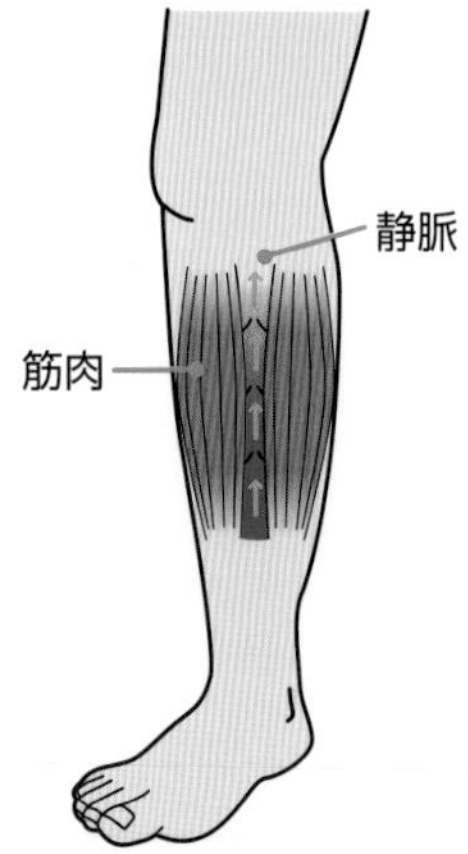

と弁が閉じて逆流を阻止します（図7－A）。弁の具合が悪いと、筋肉が押し上げた血液も重力に負けて、下に逆流してしまいます。

大伏在静脈と小伏在静脈にはこうした弁がそれぞれ10個前後、深部静脈には30個ほどあり、脚の静脈には1本あたり50個ほど存在することが知られています（図7－B）。このような静脈弁の構造は大まかにいうと、腕や首にもありますが、頭や胴体には存在しません。つまり脳や内臓、脊椎の静脈には弁はないのです。

図7　静脈弁の構造

A　静脈弁の働き

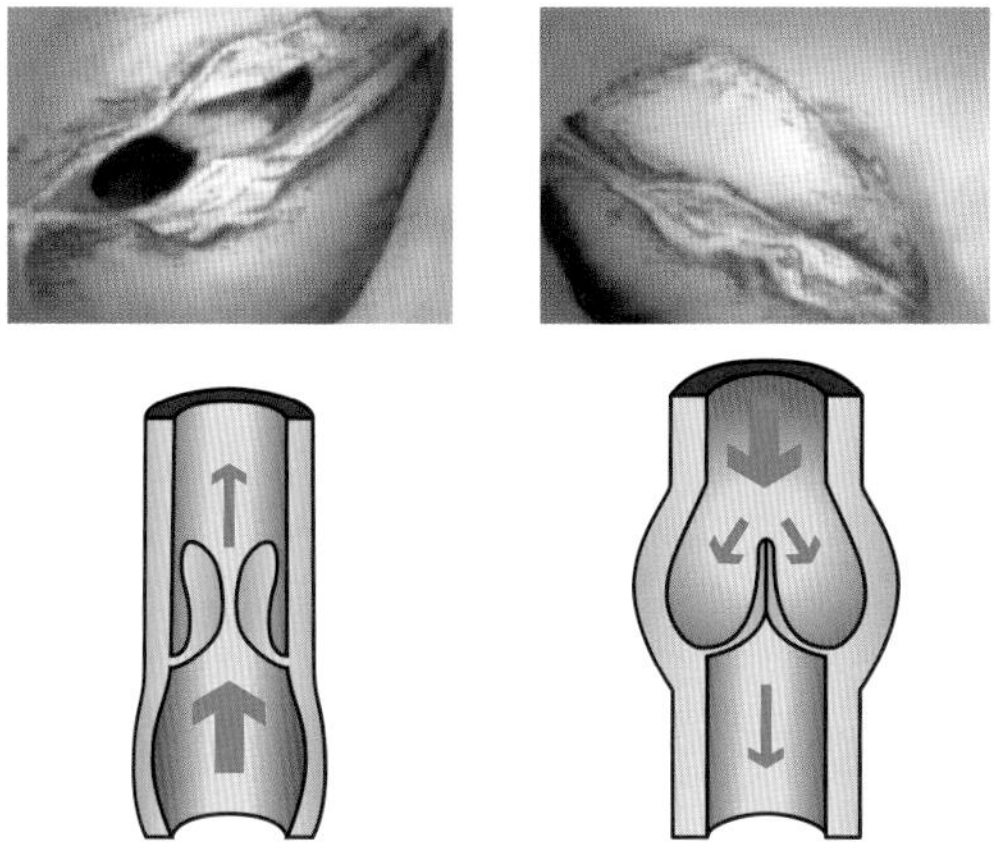

弁の開放　　弁の閉鎖

血液が心臓方向に流れる際は弁が開き、
下方に逆流しようとすると弁が閉じて逆流を阻止します。

B　静脈弁の個数

大伏在静脈	7～12個
小伏在静脈	7～12個
大腿静脈	3～6個
膝窩静脈	1～4個
前脛骨静脈	9個
後脛骨静脈	9個
腓骨静脈	7個

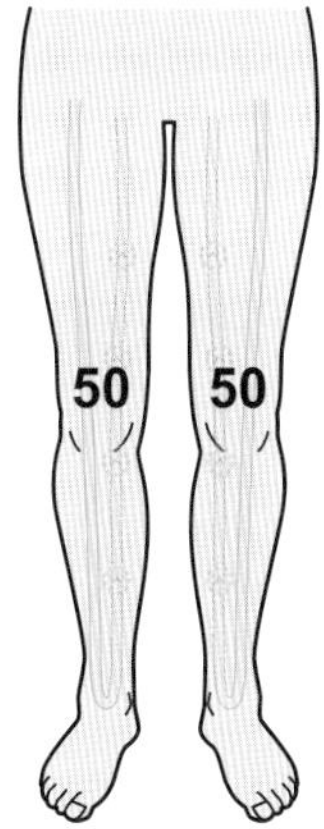

脚の静脈には片脚に50個もの
静脈弁があります。

静脈弁の故障が下肢静脈瘤の原因

脚の静脈の弁は先端が閉じていれば、有効に働いて血液を心臓方向へ流すことができます。しかし、弁が何らかの原因で故障して、弁の先端が開きっぱなしになると、血液は上下に行き来するようになります。すると、静脈内に血液がたまり、静脈の壁にかかる圧力（静脈圧）が高くなります。静脈の壁はそれほど強くないため、静脈は広がったり曲がったりしてコブのようになります（図8）。

このように、静脈の弁が壊れ、逆流で静脈圧が上昇することによって、静脈がコブのように変形したものを「下肢静脈瘤」といいます。

下肢静脈瘤は主に表在静脈にできます。深部静脈も血栓ができた際には内部の弁が壊れやすいのですが、筋肉の中を通る深部静脈は筋肉で圧迫されて

図8　静脈瘤のプロセス

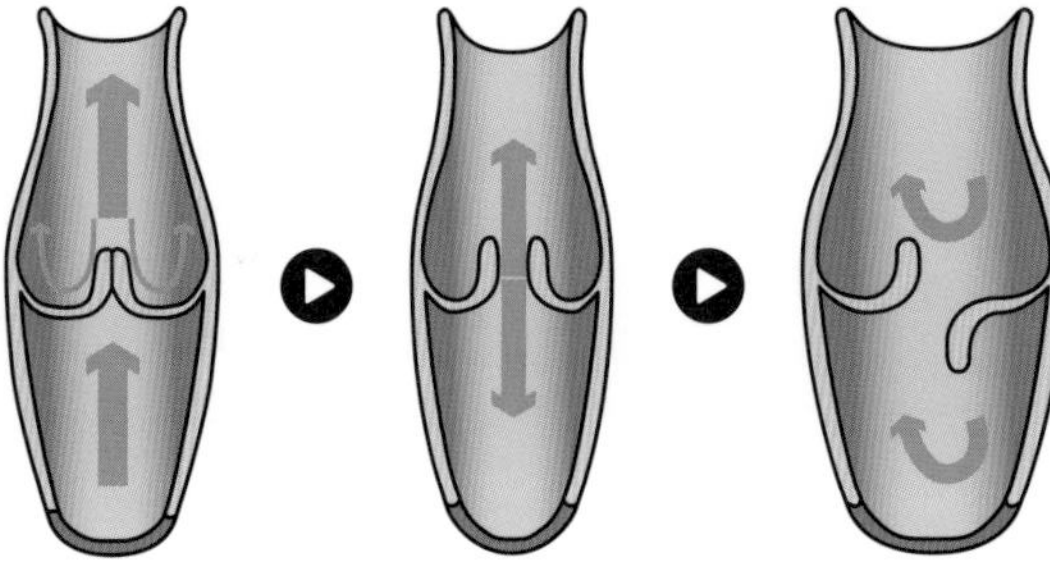

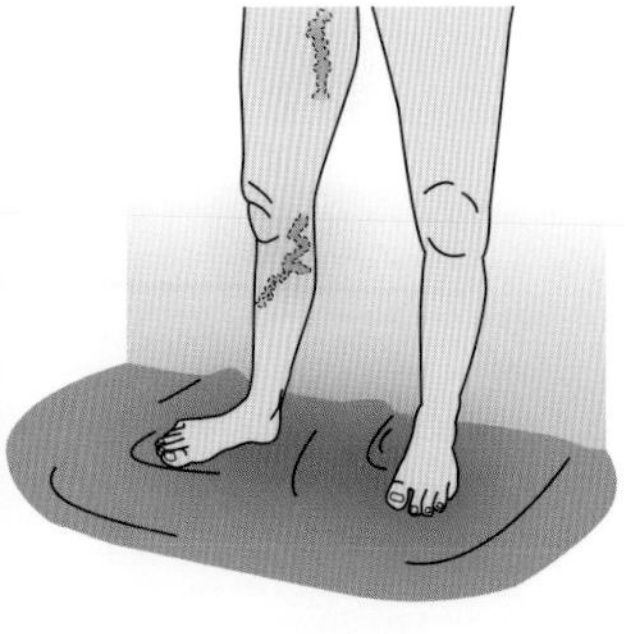

右下肢の大腿と膝下に
拡張・蛇行が顕著な静脈瘤

いるため、血液が停滞しにくく、故障して血液の逆流を起こすことは少ないのです。しかし、皮膚のすぐ下にあり、周りを支える組織が強くない表在静脈では静脈瘤ができやすいのです。

下肢静脈瘤は主にエコー検査で診断する

下肢静脈瘤の診断には、主にエコー（超音波検査）を用います。「脚の表在静脈に血液の逆流があるかどうか」と「静脈が太くなっているかどうか」を調べることが重要で、それにより下肢静脈瘤と診断できます（図9）。

図9　下肢静脈瘤の診察

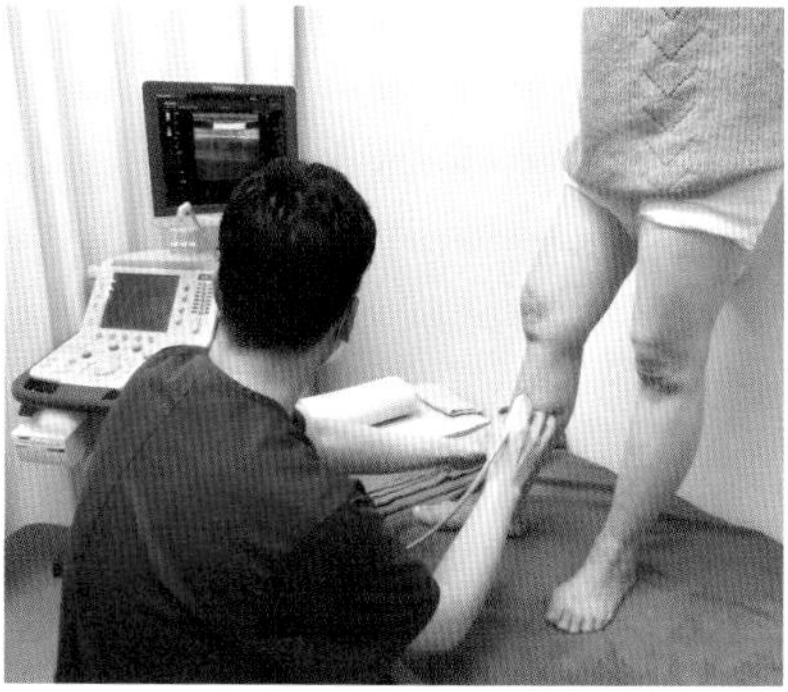

脚が医師の目線の高さ近くになるように、ベッドに上がっていただいてエコー検査（超音波断層検査）を行います。

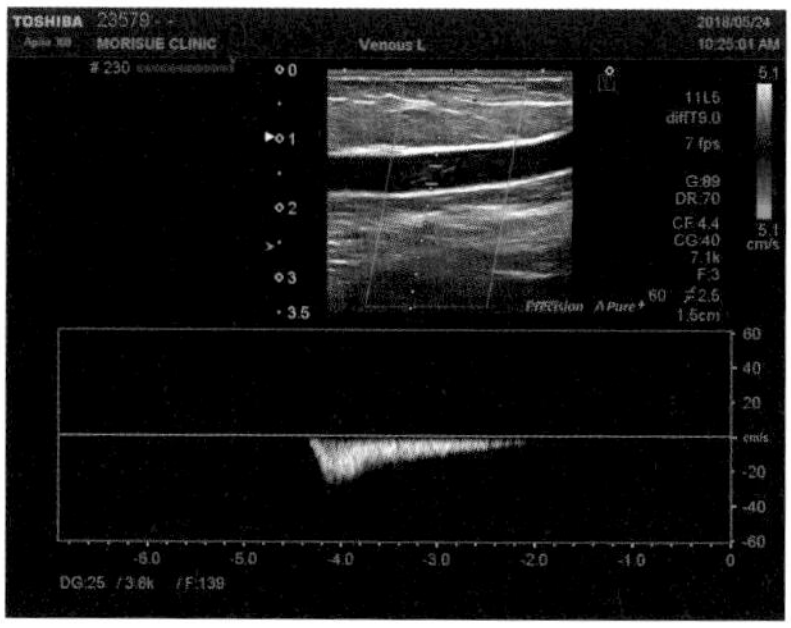

エコー（超音波断層検査）の画像

図10　下肢静脈瘤の現れ方

A　大伏在静脈に生じた下肢静脈瘤

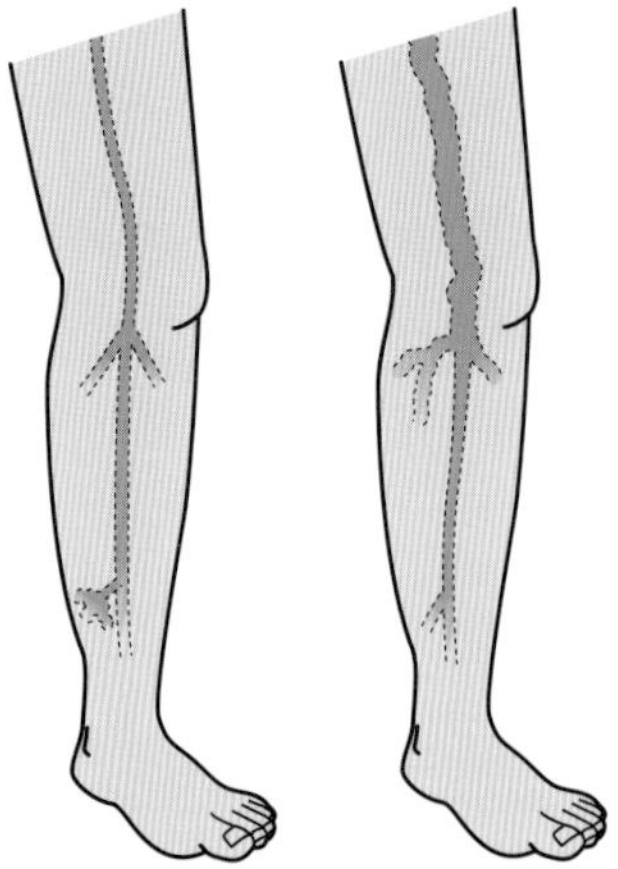

B　小伏在静脈に生じた下肢静脈瘤

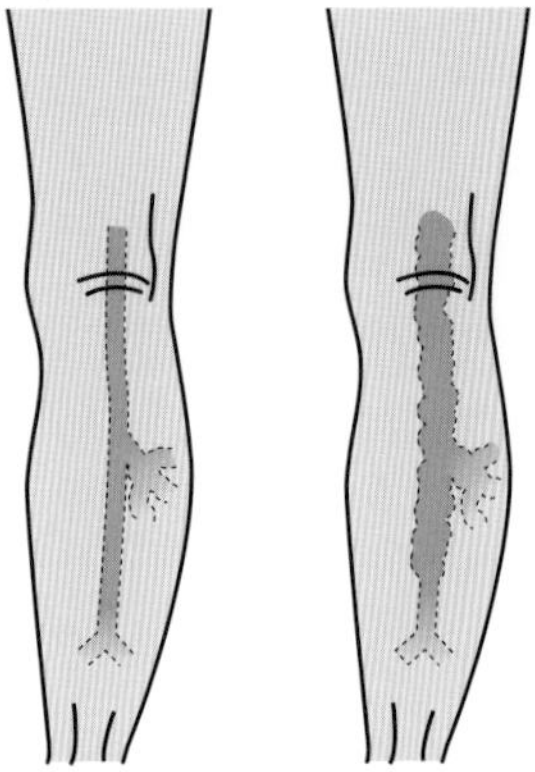

図11　本幹と側枝の関係

下肢静脈の本幹と側枝の関係は、
木にたとえると
中心の太い幹と枝の関係に相当します。

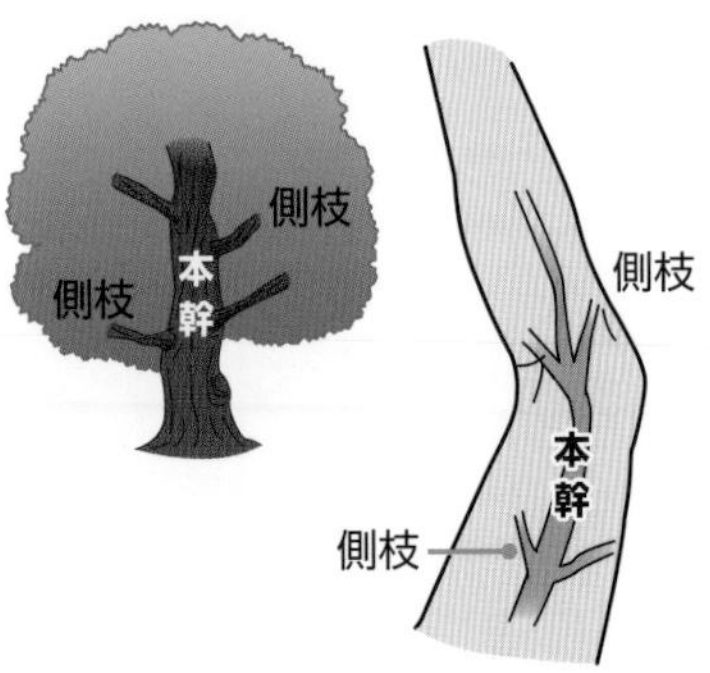

エコー検査では、順行する血流と逆行する血流が色分けされ、血流のグラフが表示されます。また、逆流時間が長いほど、逆流が強いと判断します（前ページ図9）。

下肢静脈瘤は表在静脈にできますが、このうち大伏在静脈に生じると図10－Aのような形になります。また、小伏在静脈に静脈瘤ができると、ふくらはぎにコブができやすくなります（図10－B）。

どちらも左側の図は伏在静脈の側枝（枝分かれした部分）に生じた静脈瘤ですが、右の図は伏在静脈の本幹の弁が壊れて逆流し、その勢いで側枝に広がった静脈瘤です。

静脈を木にたとえると「本幹」というのは太い幹の部分です。枝の部分が「側枝」です（前ページ図11）。本幹に静脈瘤ができると、逆流の勢いが強くなるために悪化が早くなります。

下肢静脈瘤は大きく4つのタイプに分かれる

静脈瘤とひと口にいっても、太いものから細いものなどさまざまなものがあります。下肢静脈瘤は大きく、伏在静脈瘤、側枝静脈瘤、網目状静脈瘤、クモの巣状静脈瘤の４つのタイプに分けられますが、他に特殊な静脈瘤もあります。

①伏在静脈瘤

伏在静脈本幹がコブのように拡張した状態を伏在静脈瘤といいます。伏在静脈本幹の逆流は、側枝のものと比較して強いため、病変の範囲が広がりやすいです。

主な治療としては、血管内焼灼術（レーザー治療、高周波［ラジオ波］治療）、ストリッピング手術があります。

なお、治療法については後述します。

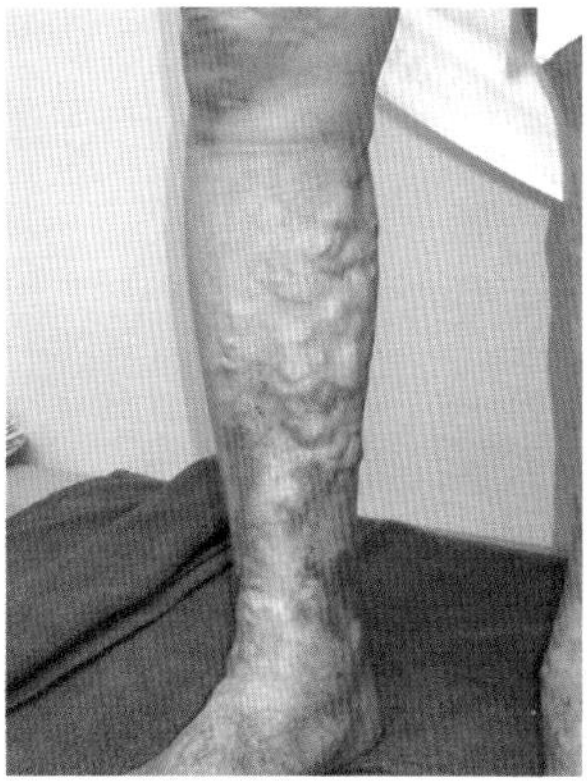

伏在静脈瘤

②側枝静脈瘤

伏在静脈から枝分かれした部分の静脈が拡張してできたものを「側枝静脈瘤」といいます。膝から下の部分に多く見られ、基本的に硬化療法、静脈瘤切除術で治療がなされます。

側枝静脈瘤はレーザーで治療可能な場合もありますが、伏在静脈本幹の治療と併施の場合のみ保険適用となっています。

③網目状静脈瘤

皮膚の直下の直径2～3㎜の小さな静脈の拡張で、網の目のように広がるものを「網目状静脈瘤」といいます。

太ももの外側から後面、膝の裏側などによく起こり、肌が比較的鮮明な青色になります。硬化療法で治療が行われます。

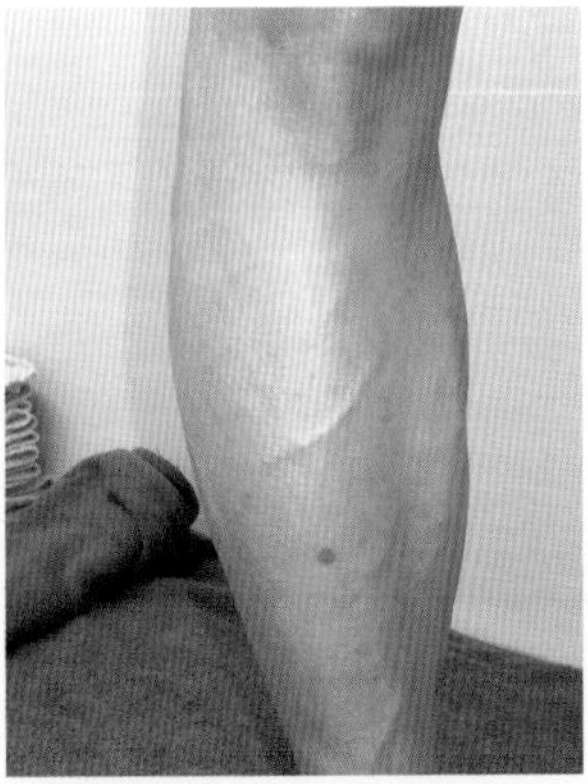

側枝静脈瘤

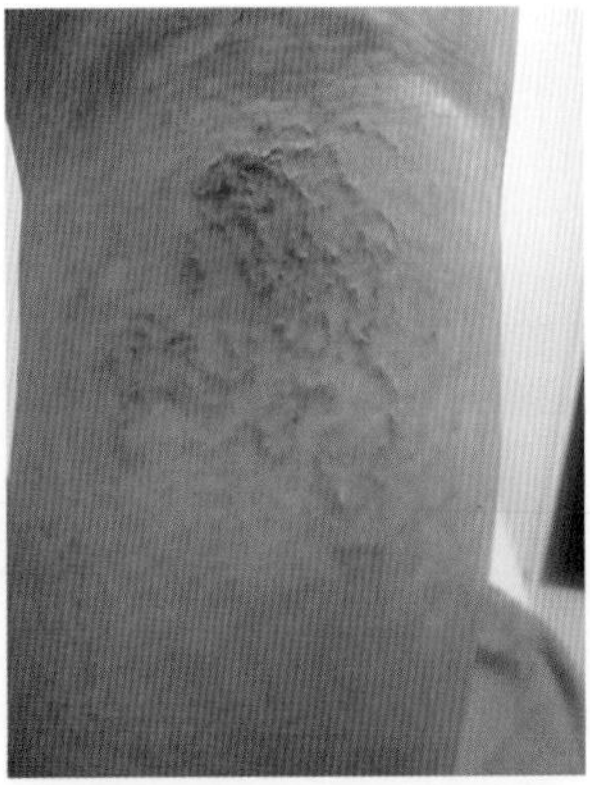

網目状静脈瘤

④クモの巣状静脈瘤

皮膚の表面の下（真皮と呼ばれる層）の直径0・1～1・0㎜のきわめて細い血管が拡張したものを「クモの巣状静脈瘤」といいます。コブのような盛り上がりは少なく、毛細血管が赤紫色に見えることが特徴です。

硬化療法やレーザー外照射で治療が行われます（レーザー外照射は保険適用外です）。

⑤陰部静脈瘤

特殊な静脈瘤の一つですが、内側の股の付け根から、太ももの裏側にかけて、らせん形にできるのが「陰部静脈瘤」です。

妊娠をきっかけにできることが多く、骨盤内の静脈から発生する女性特有の静脈瘤です。生理の際に臀部や脚の静脈瘤が痛むといった特徴的な症状がしばしば見られます。

下肢にまで及んだ静脈瘤は、静脈瘤切除術や硬化療法、あるいは両者を併せた瘤切除＋硬化療法が効果的です。

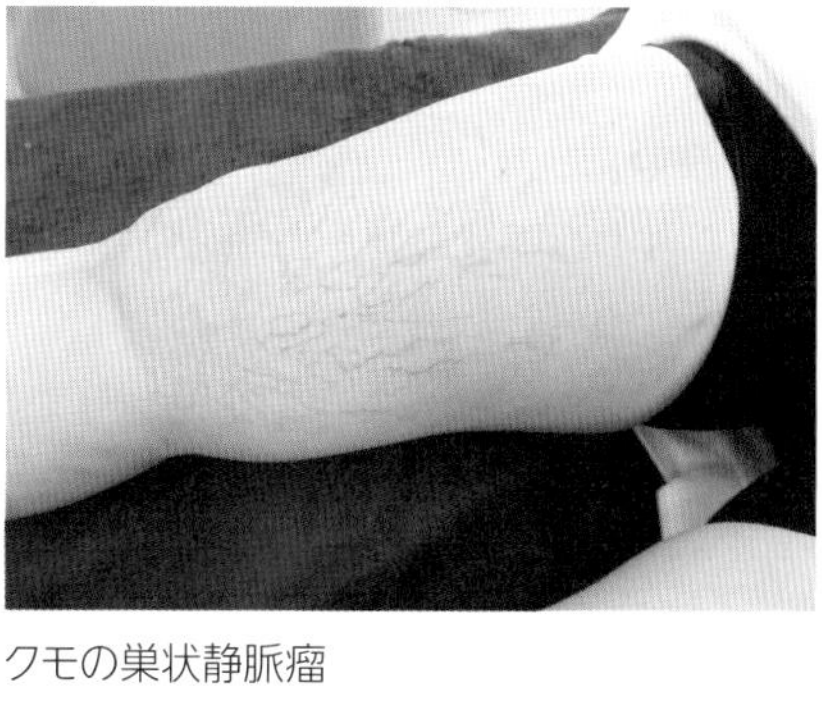

クモの巣状静脈瘤

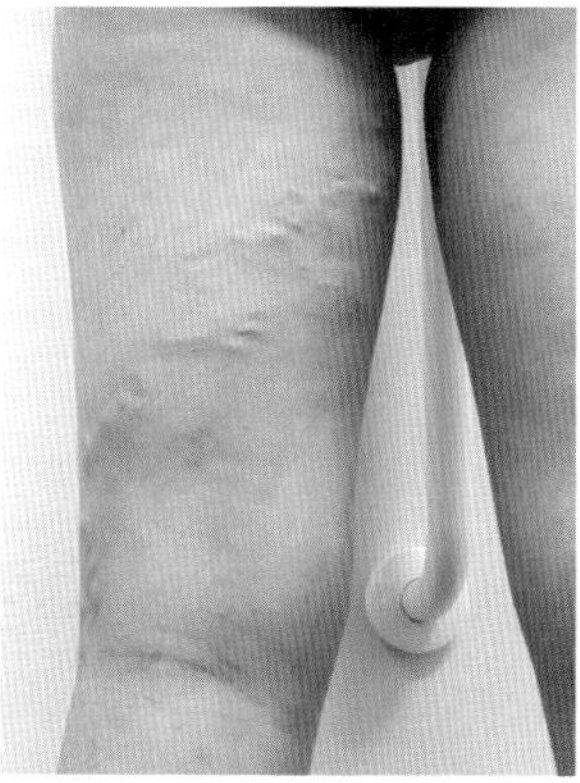

陰部静脈瘤

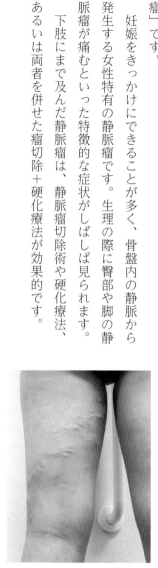

⑥クリッペル・トレノーネイ症候群

体幹や手足のあざ（先天性母斑）、下肢静脈瘤、脚の長さの左右差の3つを特徴とする先天的血管形成異常です。

脚の外側に、上下に長く伸びる拡張した静脈があり、これが病状に関与しています。この脚の外側の静脈は、専門的には外側辺縁静脈といわれており、胎生期に存在する血管が生後もなくならずに残ったものと考えられています。

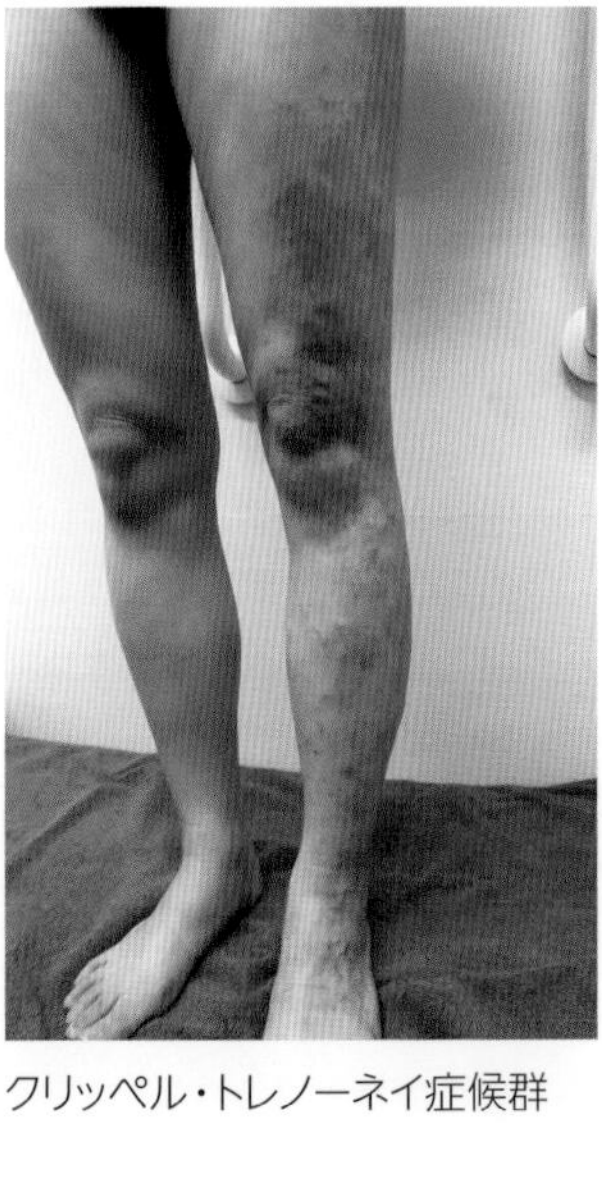
クリッペル・トレノーネイ症候群

なお、側枝静脈瘤、網目状静脈瘤、クモの巣状静脈瘤は、小静脈瘤に分類され、とくに伏在静脈瘤に対して区別されます。

下肢静脈瘤には特徴的な症状がある

下肢静脈瘤による症状で最も多いのは、下肢の重い感覚やだるさですが、自覚症状がないままに悪化していくケースも数多くあります。

また、下肢の血液がうっ滞することによるむくみ（浮腫）や、筋肉の循環不全によるこむら返り

図12　下肢静脈瘤の症状別にみた頻度 *1

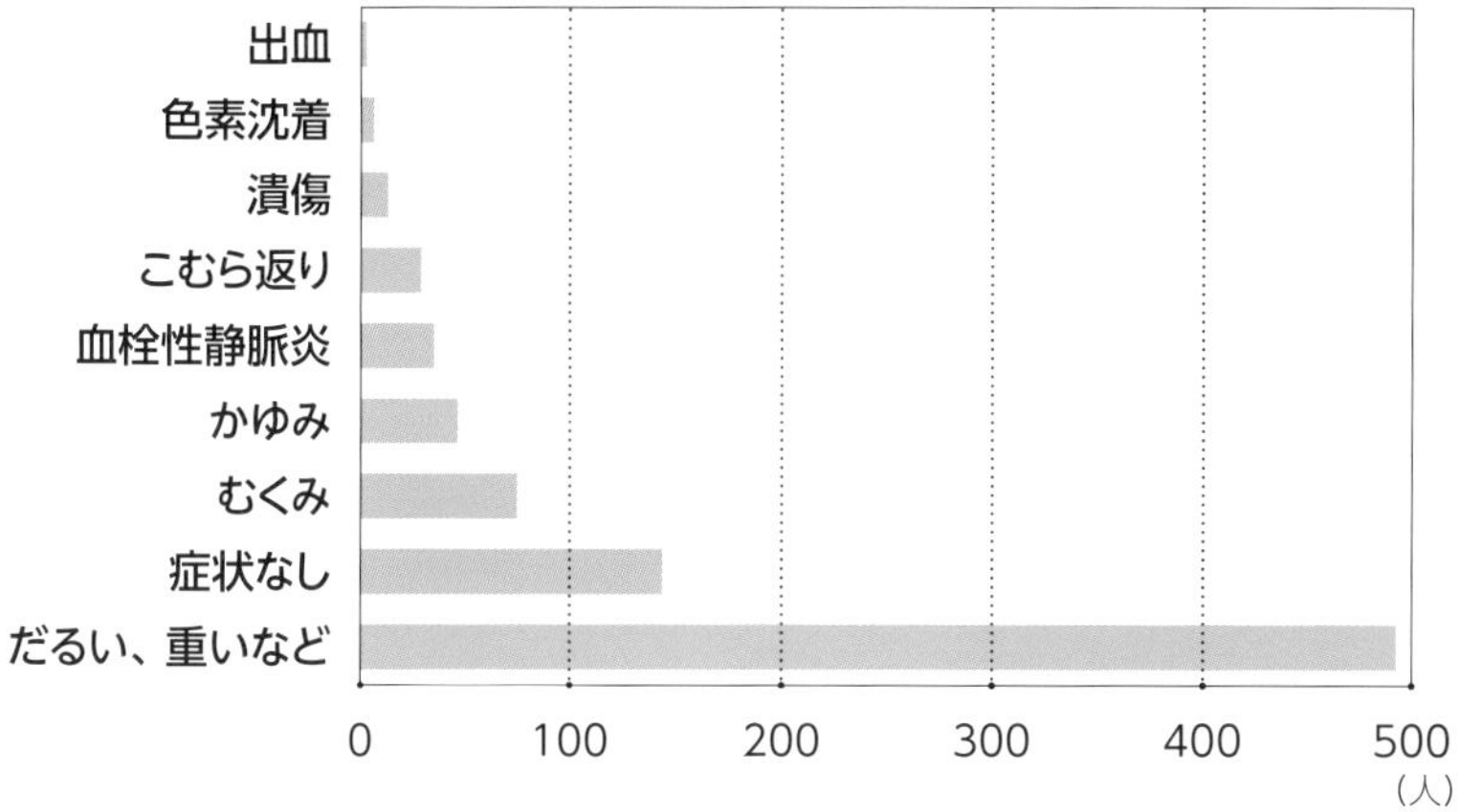

を起こすことがあります。

さらに悪化すると、うっ滞性皮膚炎を起こしてかゆみや色素沈着を伴うようになり、皮膚炎が進行すると皮膚潰瘍になることがあります。

静脈瘤は自然に破裂する頻度は少ないですが、偶然に尖った場所にぶつけると多量に出血し、止まりにくいことがあります（図12）。

以下に、下肢静脈瘤に特徴的な症状について説明します。

こむら返り

これは、とくに下肢静脈瘤が悪化しつつある方によくみられる症状です。就寝中は脚の筋ポンプ作用がないため、脚の静脈の血流が停滞気味となり、明け方につることが多いのです。

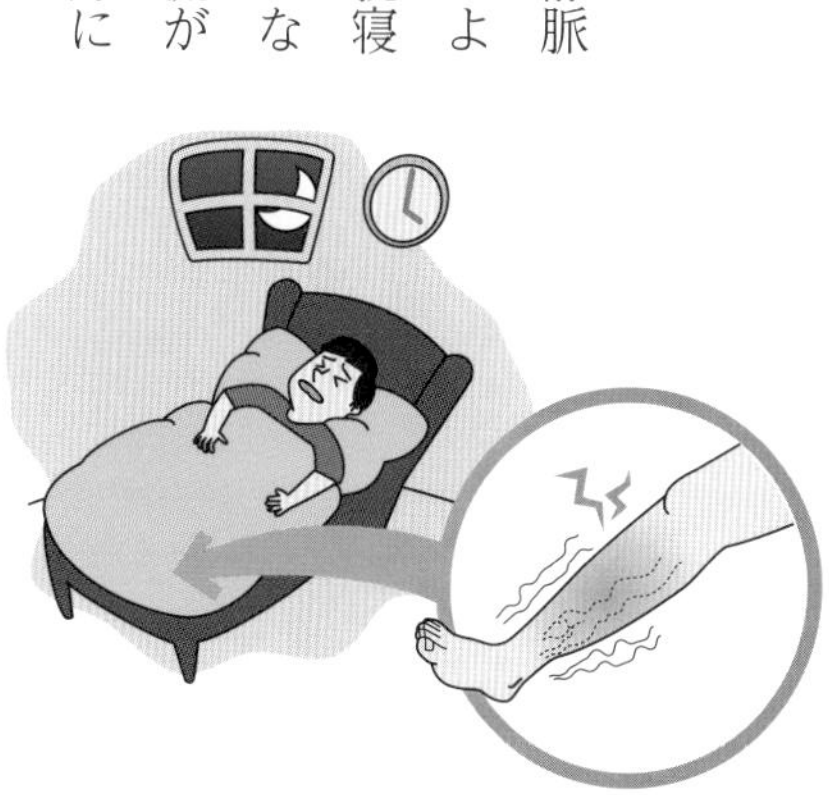

下肢がつる病気は種々ありますが、下肢静脈瘤によるこむら返りは治療後、速やかに消失するのが特徴です。日中に弾性ストッキングを着用するだけでも、症状を抑えることができます。

血栓性静脈炎

静脈瘤内の血流は淀んでいるため、血栓（血のかたまり）ができやすく、さらに発生時の血栓は炎症を伴うため、突然に痛みと熱感が生じる場合があります。

また、1か所にいったん血栓ができて血管がふさがると、その周囲の血流も止まってしまうため、血栓の範囲は広がりやすくなります（図13）。

図13 血栓性静脈炎

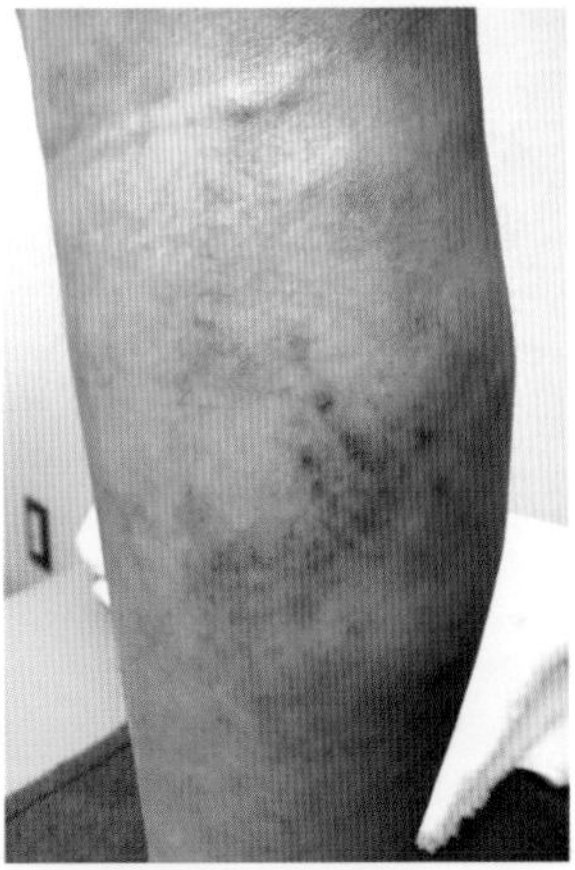

下腿の静脈瘤が血栓により硬く触れるようになり、押すと疼痛が増強します。炎症の時間経過により皮膚が赤くなり、やがて色素沈着をきたします。

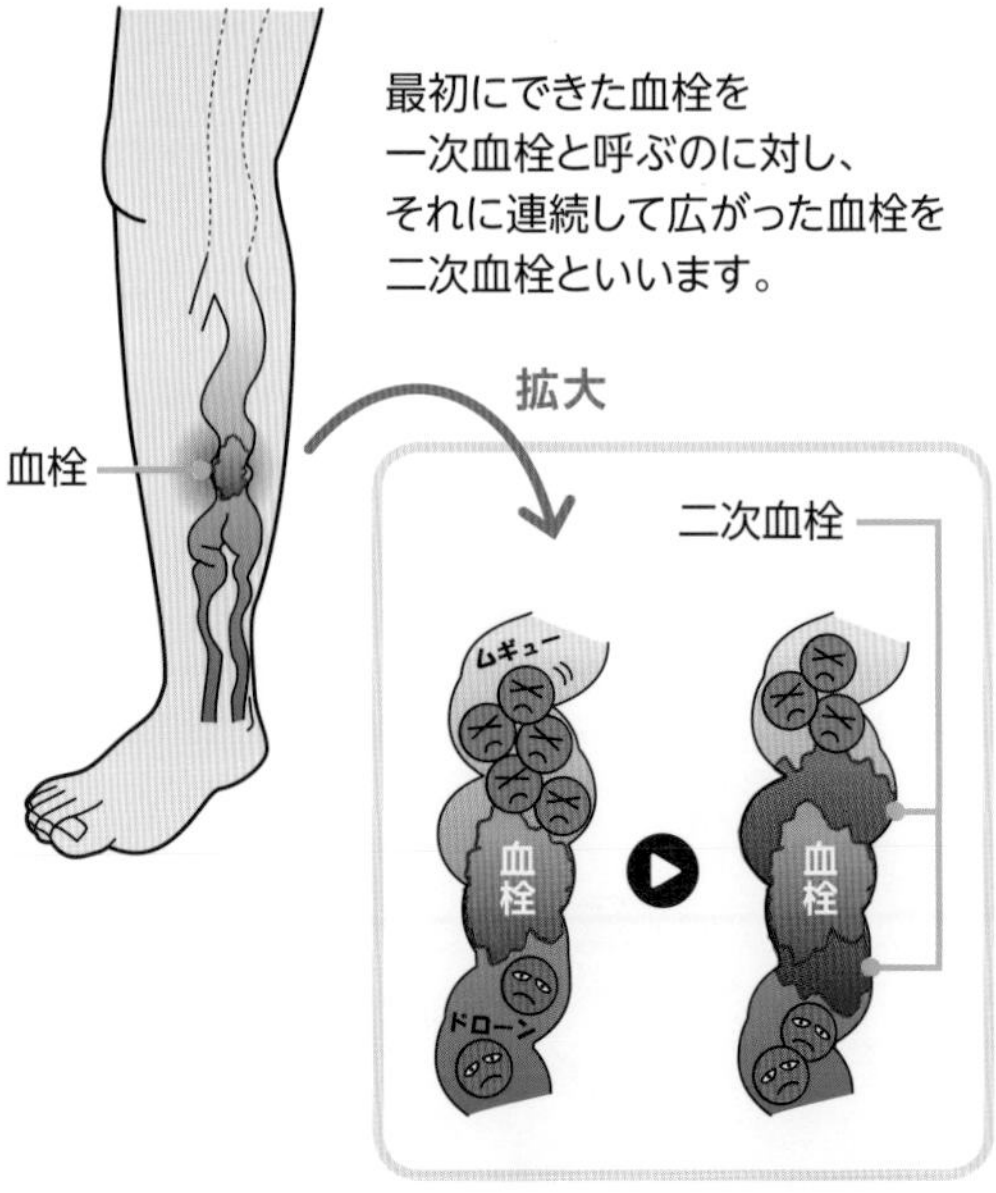
最初にできた血栓を
一次血栓と呼ぶのに対し、
それに連続して広がった血栓を
二次血栓といいます。
拡大
血栓
二次血栓
ムギュー
血栓
ドローン
血栓

うっ滞性皮膚炎

　下肢静脈瘤が悪化して血流が滞ると、静脈瘤周辺の組織への酸素の供給が不足し、皮膚・皮下組織が硬くなり、皮下の毛細血管ももろくなってきます。すると、毛細血管周囲に血液成分がもれ出し、血液中のへモジデリンという

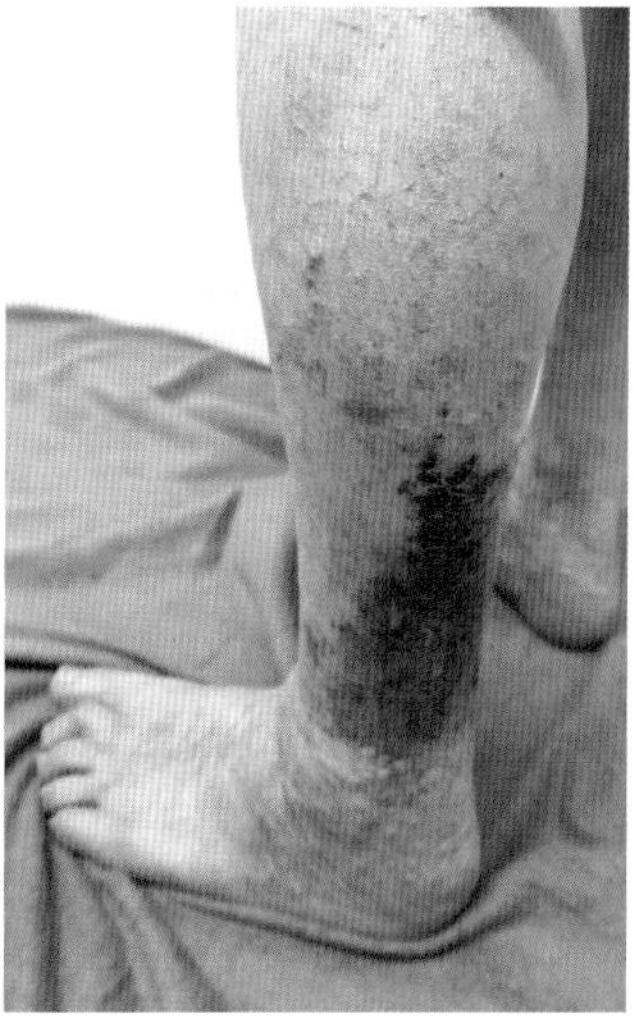

うっ滞性皮膚炎

図14 顕微鏡でみたうっ滞性皮膚潰瘍（HE染色）

A 皮膚潰瘍

右側は表皮の重層扁平上皮が失われて潰瘍となっています。

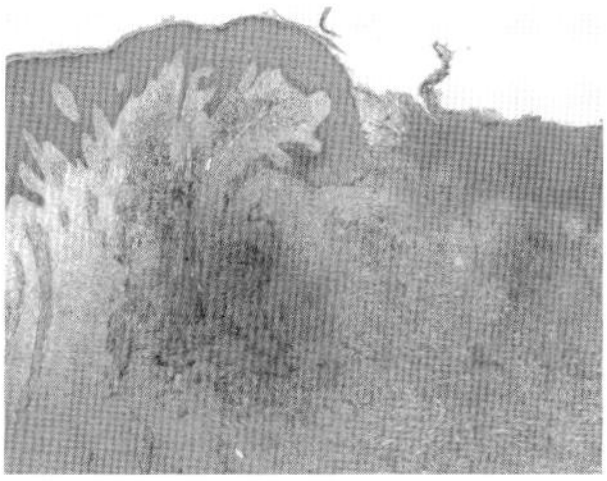

B へモジデリンの沈着

皮下組織内の血管の周りに褐色のへモジデリンを認め、血液うっ滞により赤血球由来の色素沈着が起こったことを示しています。

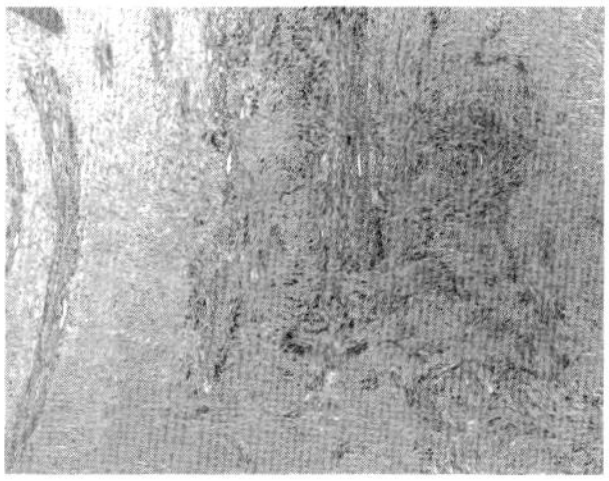

C 皮下組織の線維化

皮下には線維組織が大部分を占めて硬く変化しています。

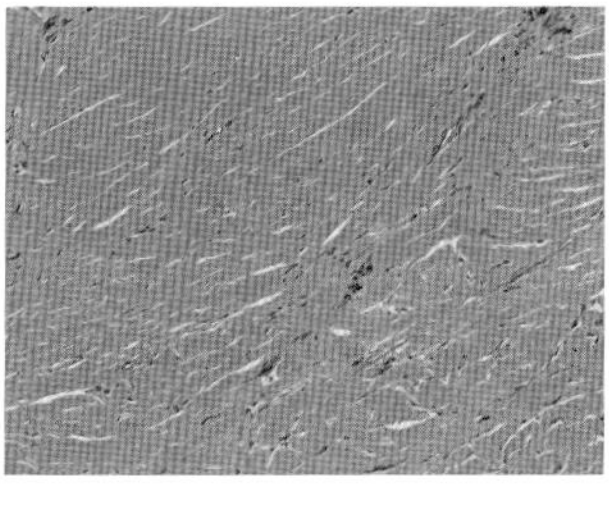

鉄の成分がたまって組織にしみつきます。そのため、下肢静脈瘤が悪化すると、皮膚が硬く黒くなってうっ滞性皮膚炎を生じるのです。しばしばかゆみを伴いますが、ここまでくると下肢静脈瘤も重症です（前ページ図14）。

下肢静脈瘤は50代以降の女性に多い

下肢静脈瘤は男女比1対3で女性がなりやすい傾向にあり、多くは50代以上で顕著になって来院されます。有病率のデータでは、50代以上の人口で男性の1割前後、女性の2割前後で、大伏在・小伏在静脈の本幹のコブが認められます。そして、女性の患者さんの45・5％は妊娠をきっかけに発症し、複数回の妊娠により病状が進行します＊2。

また、遺伝が関係するともいわれており、下肢静脈瘤の患者さんの42％の方は下肢静脈瘤の血縁者がいるとされます。一卵性双生児の場合は75％、二卵性双生児でも52％の割合で、一方の兄弟が下肢静脈瘤を発症した場合に、もう1人の発症率も高くなっています＊3。

さらに、生活背景として、立ち仕事により普段から重力の影響が強くかかっている方に発症しやすく、とくに要注意なのは6～8時間以上の立ち仕事をしている女性です。

下肢静脈瘤の患者さんの仕事別の発症率は、立ち仕事（64・5％）、座り仕事（29％）、歩き仕事（6・5％）の順に高く、歩くことにより脚の筋ポンプ作用を活用して、脚のうっ血を軽くするこ

図15　下肢静脈瘤の疫学

受診者	男女比　1：3
有病率（伏在静脈瘤）	男性10%　女性20% 50代に顕著となりやすい
悪化因子	妊娠　遺伝　生活様式
生活様式	立ち仕事 ＞ 座り仕事 ＞ 歩き仕事

とが望ましいと考えられています[*4]（図15）。

このように、下肢静脈瘤は遺伝が関与し、妊娠や立ち仕事により発症しやすい病気ですが、なかには生まれつき下肢静脈瘤を持っている方がいます。前述したクリッペル・トレノーネイ症候群の方です。似た病気で、パークス・ウェーバー症候群がありますが、こちらは皮下・筋肉内の動脈と静脈がつながる奇形（動静脈瘻）が存在するのに対して、一方のクリッペル・トレノーネイ症候群ではこの奇形（動静脈瘻）は認められません。

クリッペル・トレノーネイ症候群では、静脈がうっ滞しているため、血液凝固検査で異常を認めることがあります。

また、病変が下肢全体に広がっている場合は手術を行っても再発しやすいため、硬化療法も含めた部分的な対症療法、あるいは弾性ストッキングによる圧迫療法を選択せざるを得ないことが少なくありません（36ページ参照）。

重症度は大きく6段階に分けられる

脚の静脈の異常には、CEAP分類という重症度分類があって、病状の進行を6段階に分けています。

慢性静脈疾患に対するCEAP分類は、米国静脈フォーラムによって1994年につくられたもので、下肢静脈瘤の病状を伝えるのにも簡便で、世界中で広く用いられています。

その分類方法は、①Clinical（臨床分類）、②Etiology（先天性、一次性、二次性などの病因）、③Anatomy（表在、深部、穿通枝などの解剖）、④Pathophysiologic（逆流、閉塞といった病態生理）に、静脈の具体的な部位を加えて表示します。CEAP分類という略称は①～④の頭文字をとったものです。

ここでは、よく使われる簡便な臨床分類のみに絞って説明しましょう。

【臨床分類】

C0：静脈疾患なし

C1：クモの巣状、網目状静脈瘤

C2：下肢静脈瘤

C3：浮腫
C4：皮膚病変（C4a＝色素沈着・湿疹、C4b＝脂肪皮膚硬化症・白色萎縮）
C5：潰瘍の既往（治癒潰瘍）
C6：活動性潰瘍

なお、C1は軽症、C2～3は中等症、C4～6は重症とされています。

C1：クモの巣状、網目状静脈瘤

C1は、直径1㎜以下のクモの巣状静脈瘤、または直径3㎜以下の網目状静脈瘤です。

また軽症の段階であり、多くは無症状です。

一次性のクモの巣状静脈瘤は、下肢静脈瘤の範疇に入っていますが、発症原因が血液の逆流によるものではなく、エストロゲンやプロゲステロンといった女性ホルモンが主に関与して、皮膚の中にある真皮の血管が拡張することで起こります。

静脈弁が壊れて、重力により血液が逆流することによって発生するわけではないので、悪化してもコブがふくらんだり、血栓が詰まったりすることはありません。

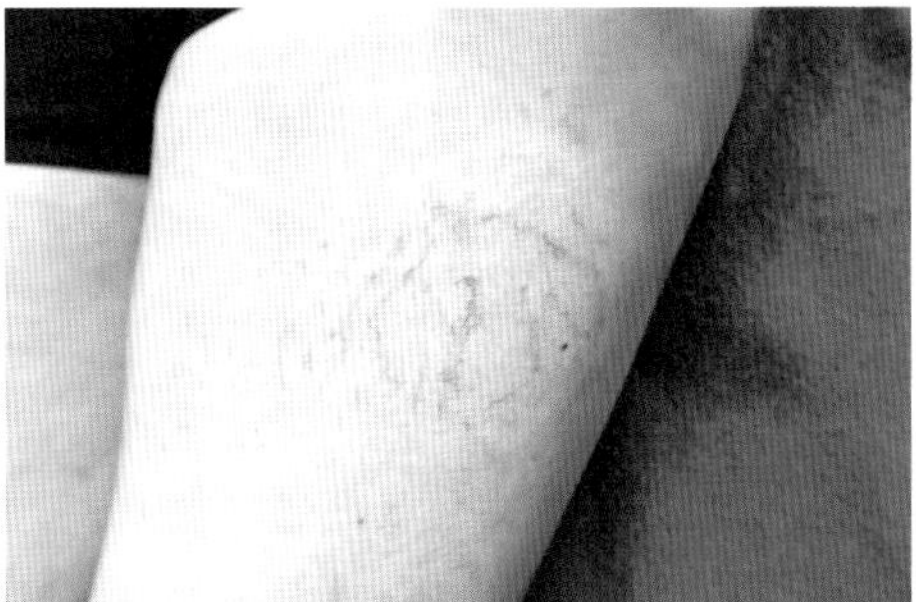

C1　右大腿外側に生じたクモの巣状静脈瘤

年配者では、しばしば足部にクモの巣状静脈瘤がみられることがありますが、これは加齢によって静脈が弱くなって起こる二次性クモの巣状静脈瘤とされています。

また、網目状静脈瘤は、太ももの外側から後面、膝の裏側などによく見られます。胎生期の表在静脈がなくならずに残った外側皮下静脈網によって起こると考えられています。

治療は、クモの巣状静脈瘤は硬化療法（図16―A）、あるいはレーザー外照射（図16―B）によって行い、網目状静脈瘤は硬化療法で行います。

C1の段階では、患者さんから見た目が気になるので治したいとのリクエストがあれば治療を行います。

図16　C１に対する治療

A　硬化療法

静脈瘤に硬化剤を注入して硬化療法を行います。

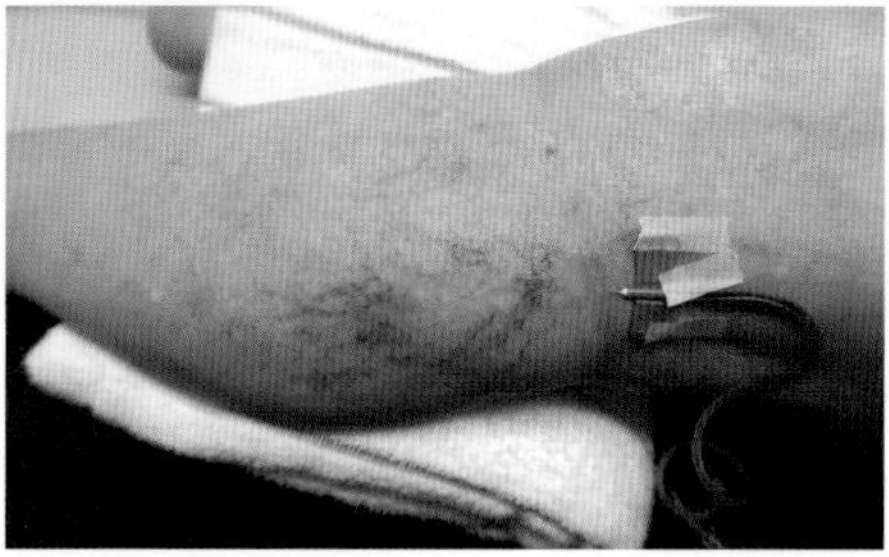

B　レーザー外照射

注射することが困難な細い静脈瘤には、皮膚の外からレーザーを照射するレーザー外照射で治療します。

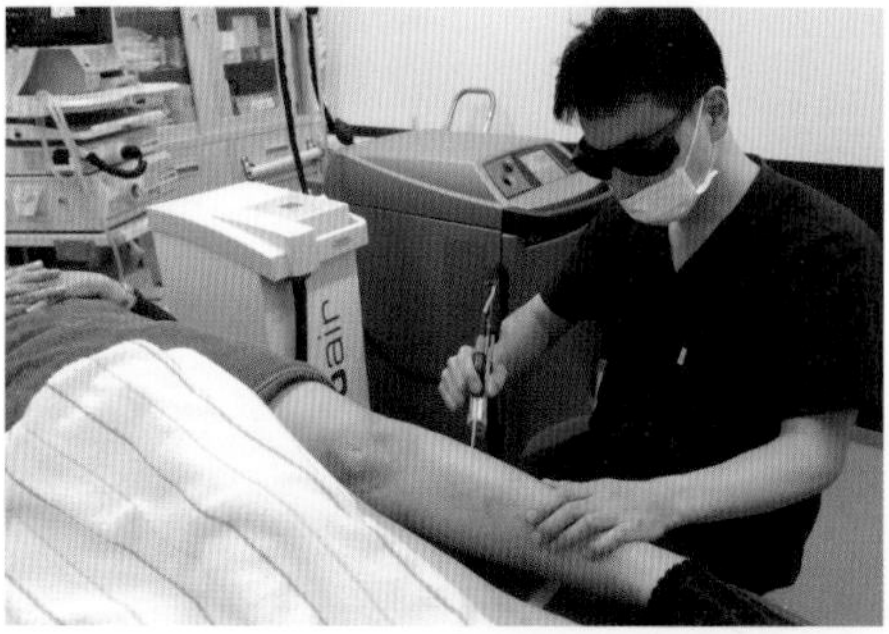

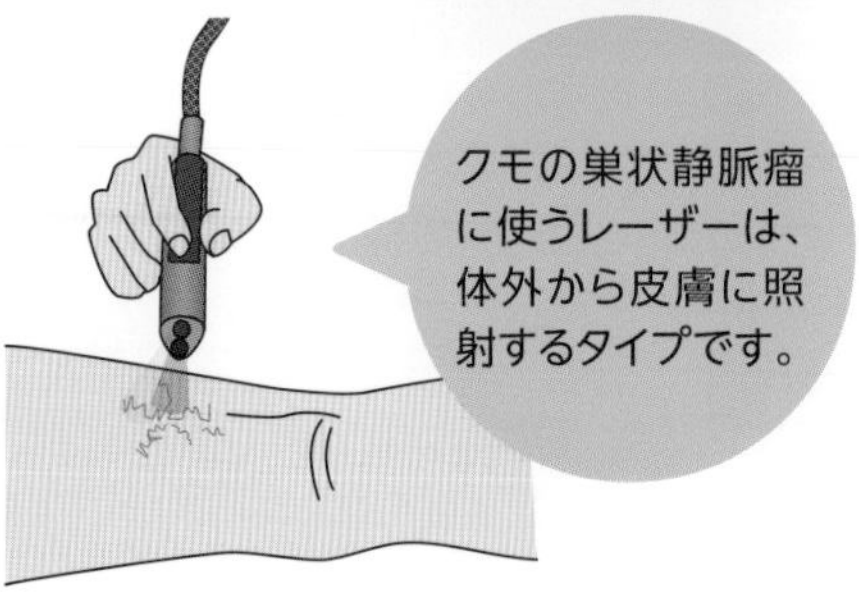
クモの巣状静脈瘤に使うレーザーは、体外から皮膚に照射するタイプです。

C2：下肢静脈瘤

表在静脈の弁が壊れて血液が逆流し、その圧力によって静脈が変形することで生じるのが下肢静脈瘤です。立った状態で、最低でも直径3㎜以上の静脈瘤があり、脚の血管がボコボコに浮き出た典型的な外観をしていますが、まだ浮腫や皮膚症状は伴っていません。

機能的に逆流を改善しなければならないので、治療が必要となります。

C3：浮腫

浮腫を伴った下肢静脈瘤はC3に該当します。この段階になると、脚の重さ、だるさ、こむら返りなども高率に起こります。

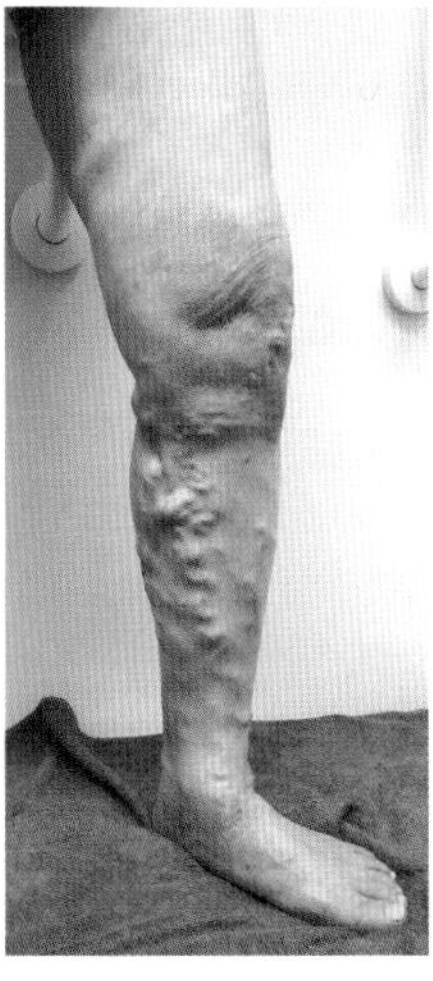

C2　**静脈弁不全により発生する静脈瘤（varicose vein）**
写真は大伏在静脈本幹の弁不全を認める血液逆流の強い静脈瘤ですが、浮腫や皮膚病変が合併していないのでC2に該当します。

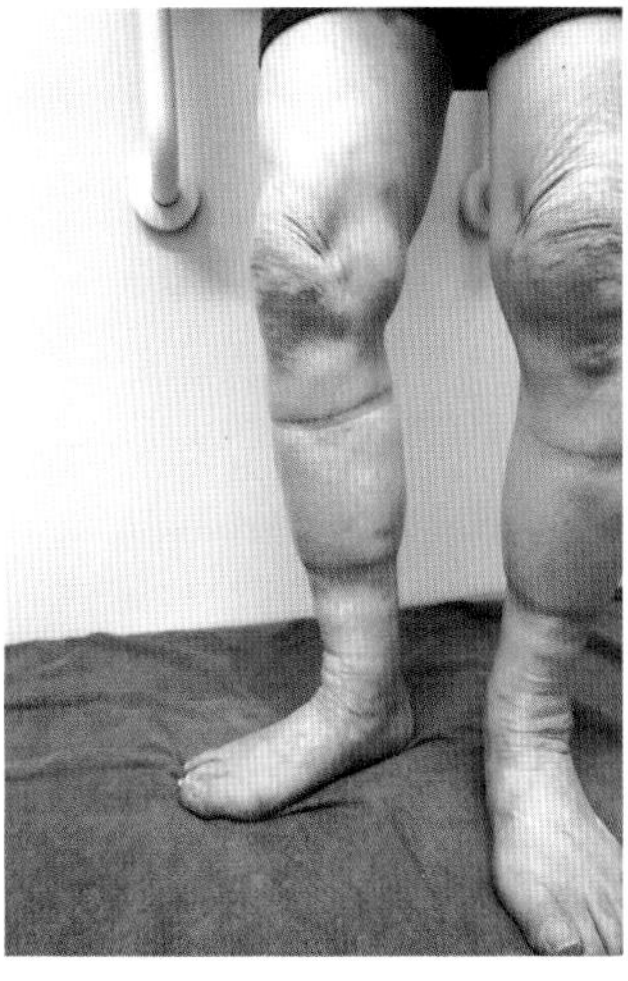

C3　**浮腫を伴った下肢静脈瘤**
ハイソックスを脱ぐと膝下に深いくぼみができます。

C4：皮膚病変（C4a＝色素沈着・湿疹、C4b＝脂肪皮膚硬化症・白色萎縮）

下肢静脈瘤が悪化し、静脈うっ滞による皮膚病変（うっ滞性皮膚炎）を伴ったものはC4に該当します。静脈瘤に沿って皮膚が褐色に変色したり、湿疹があればC4a（上写真）、脂肪皮膚硬化症や白色萎縮を伴ったものはC4b（下写真）に分類されます。皮膚や皮下脂肪が硬く変化し、皮膚に痛みやかゆみを感じるようになります。

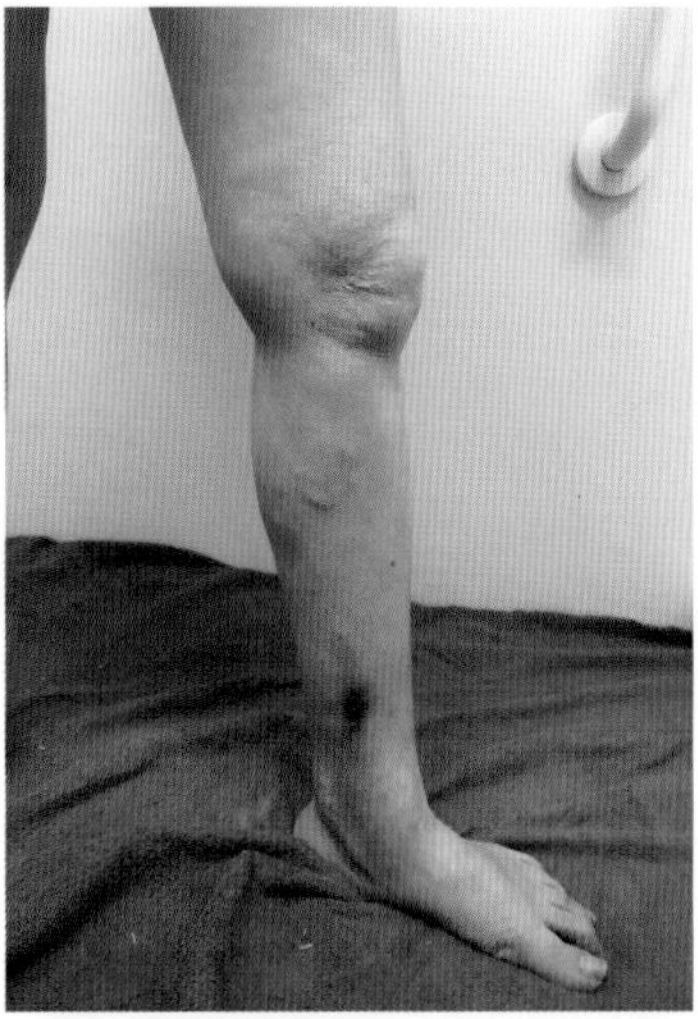

C4a 色素沈着を伴った下肢静脈瘤
下腿のとくに静脈圧の高い部位に茶色～黒の色素沈着を認めます。

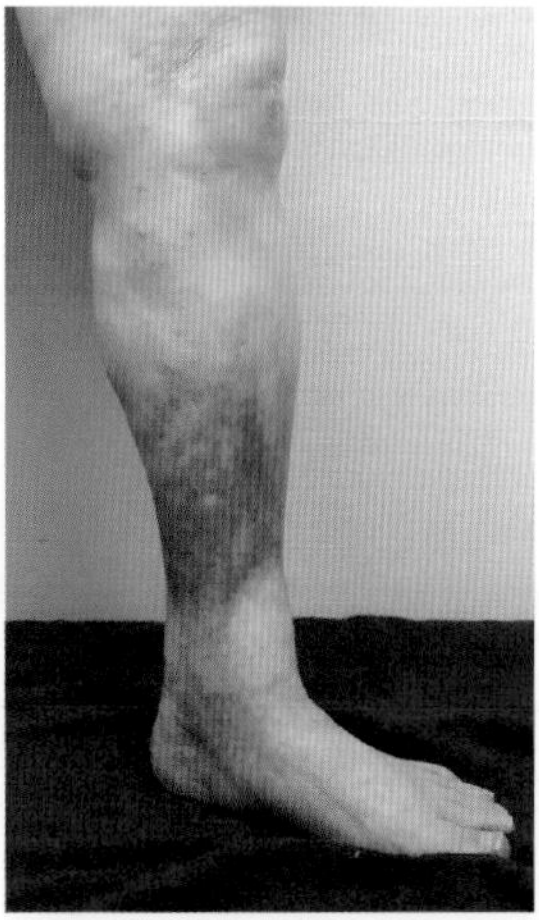

C4b 下腿に脂肪皮膚硬化症や白色萎縮を伴った静脈瘤

C6：活動性潰瘍

下肢静脈瘤が最も悪化すると、次ページの上写真のように下腿（膝から足首までの部分）に皮膚潰瘍を認めるようになります。血液の停滞により起こるため、うっ滞性皮膚潰瘍と呼ばれますが、長時間の立ち仕事や、家族に下肢静脈瘤の方がいるなど遺伝的要素、静脈血栓症の既往があるなどの悪化要因が密接に関与して生じます。
潰瘍が治った後の状態は「C5：潰瘍の既往」に該当します（下写真）。

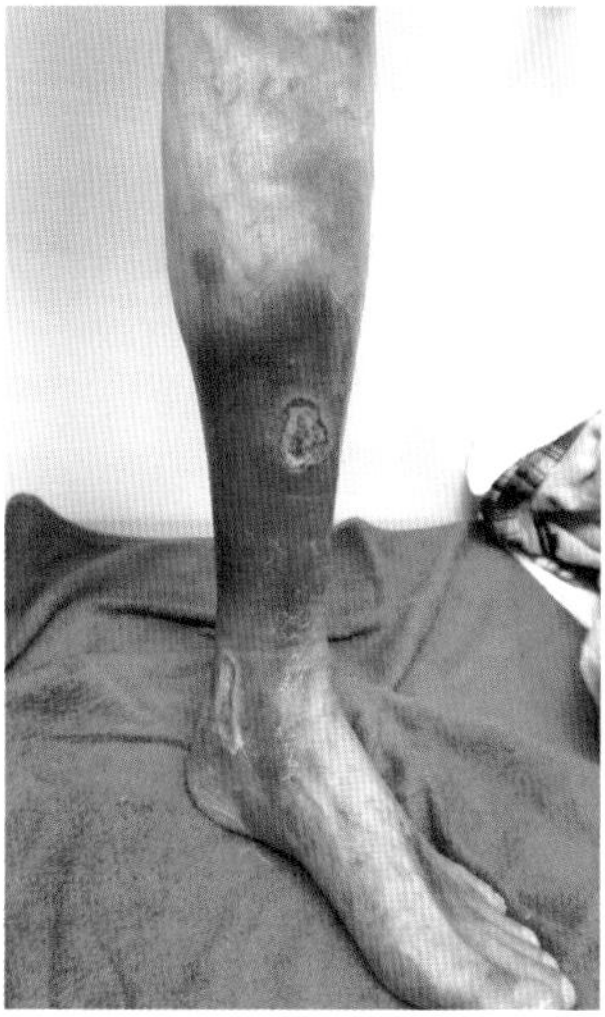

C6 皮膚潰瘍を伴った下肢静脈瘤

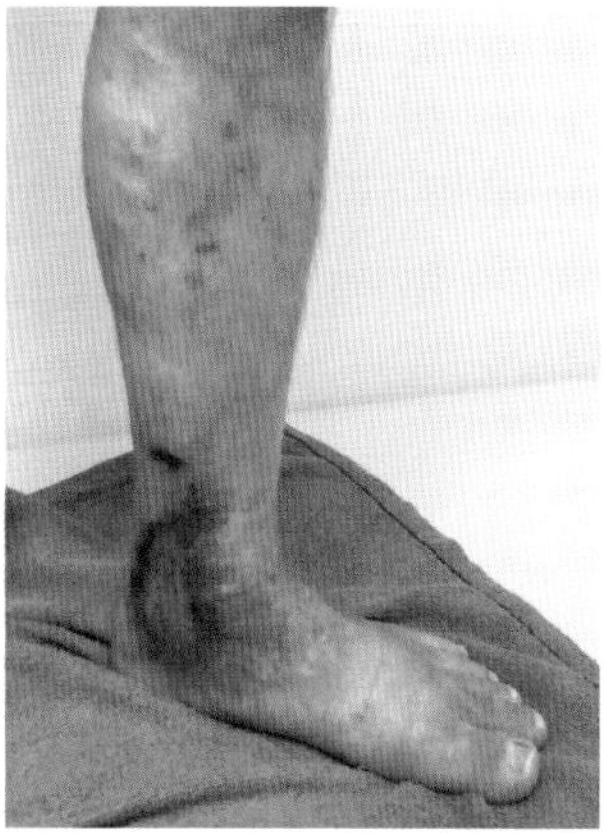

C5 内顆後方の治癒後の皮膚潰瘍を伴った静脈瘤

伏在静脈本幹の弁に障害があると悪化しやすい

2000年にドイツのボンと郊外の町で、脚の静脈疾患について調査研究が行われました。1978症例を6・6年間追跡した結果、C2からC5について重症化した割合は、次ページ図17のように示されました。

これによると、より高いCのレベルに移行する確率が最も高いのはC2です。とくに、伏在静脈

図17　ボン静脈疫学調査（6.6年間の追跡調査）＊5

単位：%

	C3	C4a	C4b	C5	C6	total
C2 伏在静脈本幹弁不全なし	16.5	2.2	1.1			19.8
C2 伏在静脈本幹弁不全あり	21.2	10.6				31.8
C3		4.4				4.4
C4				3.0	3.0	6.0
C5					0	0

ボン静脈疫学調査（Bonn Vein Study）では、C2の伏在静脈本幹弁不全を有する静脈瘤の悪化が高率でした。

本幹の弁に障害があると、逆流が強くなるため、より静脈瘤が悪化しやすく、浮腫（C３）や皮膚症状（C４以上）を伴う静脈瘤になる確率が高いとの結果が示されました＊5。

また、脚の静脈弁の機能を測定し、重症度との関連を調べた論文があります。それによると、C４以上の皮膚症状のある重症の静脈疾患の方が、皮膚症状のないC２静脈瘤よりも、伏在静脈本幹および深部静脈の弁が壊れている確率が高いことが示されました（次ページ図18－A）。

しかし、この論文のC３のデータには興味深い、不思議にみえる点がありました。それは、むくみを伴うC３の静脈疾患については、伏在静脈本幹や深部静脈の逆流の頻度が高く出なかったことです（次ページ図18－B）＊6。

これはなぜなのでしょうか？

それは、静脈逆流以外の原因でむくみを起こしている症例が含まれていたためと述べられて

図18　脚の静脈弁の機能と重症度との関連調査 *6

単位：%

A	C2	C4	C5 C6
大伏在静脈本幹	28.9	41.0	57.1
小伏在静脈本幹	32.2	41.7	42.9
深部静脈	18.8	41.0	57.1

単位：%

B	C3
大伏在静脈本幹	16.5
小伏在静脈本幹	13.4
深部静脈	12.3

A　Cクラス別の血液逆流分布（一定以上の逆流を%で表示しています）
皮膚症状のある重症な静脈瘤疾患では、強い逆流が高率となります。

B　C3の不思議（一定以上の逆流を%で表示しています）
静脈逆流の割合が少なく表示されて不思議ですが、その理由は、むくみが逆流だけでなく、静脈の詰まりによる血液の停滞でも起きるからです。

います。

たしかに逆流しなくても、静脈の流れが閉ざされている状態でもむくみは生じるわけです。

その他、リンパの流れや、心臓・肝臓・腎臓などの重要な臓器の問題、栄養状態、甲状腺疾患などの原因でもむくみは起こります。こうした複数の原因が重なると、たとえ静脈瘤だけ治してもむくみは完全には改善しません。

それを踏まえて、エコー検査での診察の際に血液の逆流の程度と患者さんのむくみの程度が合致しているかをあらかじめ調べておくと、下肢静脈瘤の治療後にむくみがどの程度改善するか見込みが立ちますし、他の原因を調べるべきかどうかを知ることもできます。

また、他の研究において、大伏在静脈本幹の逆流する範囲の長さがどの程度悪化に影響するか調べられています。

次ページ図19の5つの脚のイラストのうち、

図19　大伏在静脈本幹の弁不全の距離と重症度との関係 *7

大伏在静脈本幹の弁が壊れている部分の距離が長ければ長いほど、
重症な静脈瘤の発生率が高くなります。

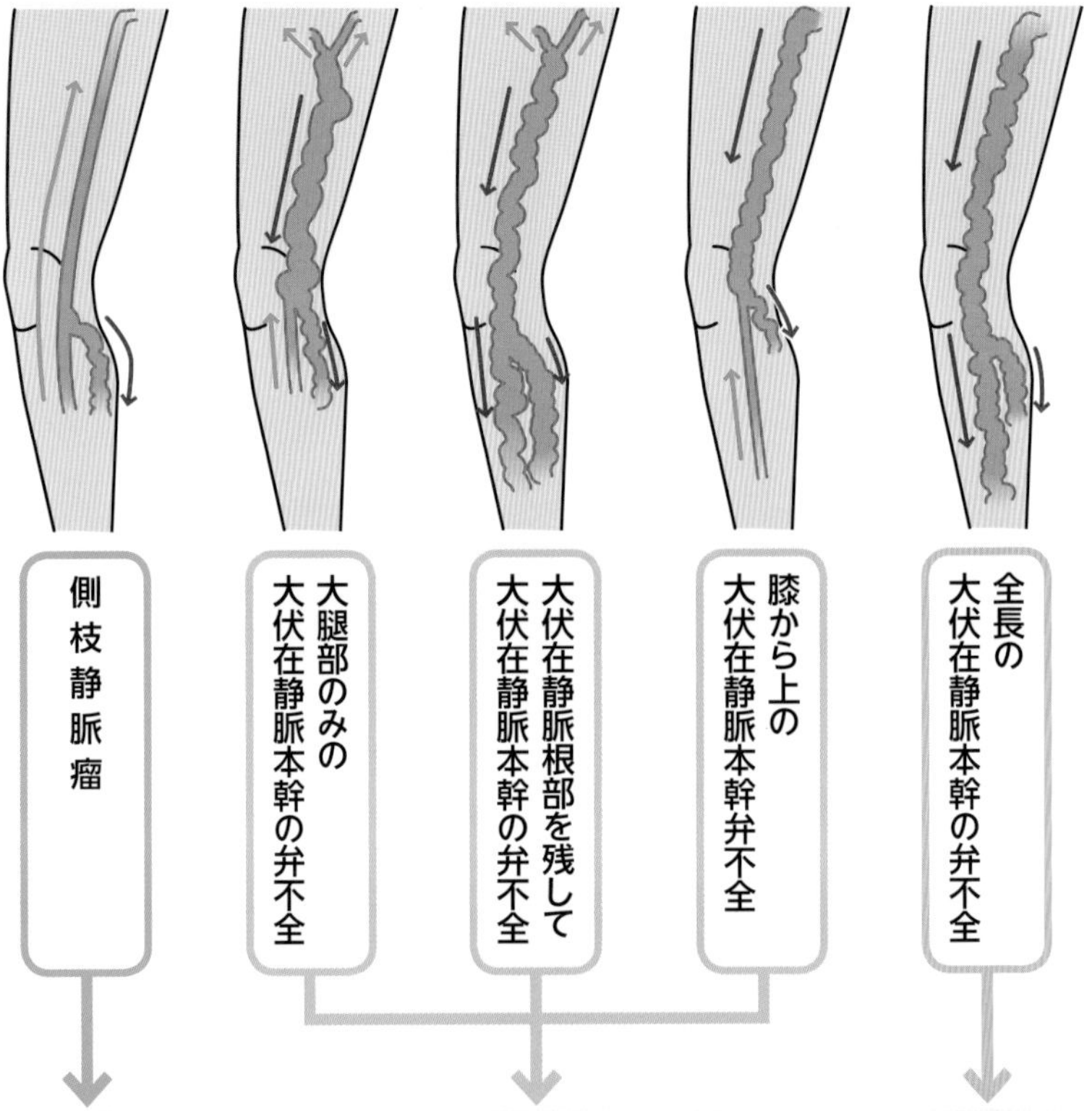

①	43歳	53.2歳	63歳
②	61.1%	66.5%	87.3%
③	3.1%	7.6%	16.6%

① 平均年齢
② 重だるさやむくみ、痛み、こむら返りなど、静脈瘤による自覚症状を認める割合
③ うっ滞性皮膚炎や皮膚潰瘍といった合併症を持つ重症の割合

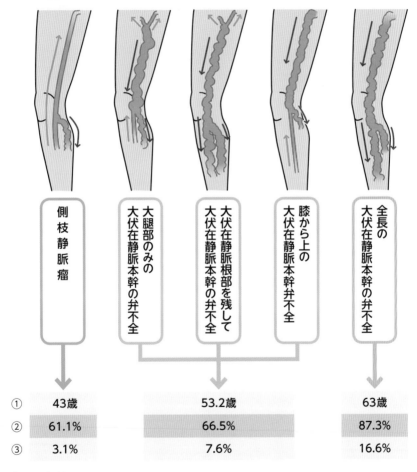

左端の脚は大伏在静脈本幹に弁不全（弁の故障）のない側枝のコブを示しています。側枝のみの弁不全では重だるさや疼痛、皮膚症状を訴える確率は少なく、C4以上の重症になる確率はとても低くなっています。

一方、右の脚のように、ほぼ下肢の全体にわたるような長さの大伏在静脈の弁の故障があると、9割弱で重だるさや疼痛などの症状があり、C4以上の皮膚合併症を持つ重症の下肢静脈瘤になる確率も16・6%と高くなっています*7。

ここからわかるのは、弁が壊れて血液が逆流する大伏在静脈本幹の範囲が長いほど、重症になるということです。

さらに、年齢が高くなり、下肢静脈瘤に罹患している年数が長期になるほど、重症になりやすいことも示されています。

したがって、下肢静脈瘤の治療では、伏在静脈本幹の逆流を早く治すことがとても大切だといえます。

第2章

下肢静脈瘤はどうやって治すのか

進歩を重ねてきた下肢静脈瘤の治療

下肢静脈瘤の治療法は時代を追って変化してきました。治療の基本は、バルブが壊れて血液が逆流している静脈を使わないようにすること、つまり血液が静脈瘤を通らないようにするということです。そして、健康な部分に血液を流してスムーズに心臓へ戻すようにするのです。

そうした治療の大もとは、１９３０年代に確立された「ストリッピング手術」です。

これは、弁が壊れて働きが悪くなった静脈をストリッパーというワイヤーで引き抜くことで、逆流している血管をなくす手術です。ある種、乱暴な手術ともいえるかもしれません。

「静脈を引き抜いてしまって大丈夫なのか？」という疑問もあるかと思います。しかし、脚には他にも複数の静脈が走っており、正常な他の静脈が機能を代行します。ですから、血液の流れに支障をきたすことはありません。むしろ血液の逆流をそのままにすると、周囲の静脈に負担がかかり、静脈瘤が広がってしまいます。

かつてのストリッピング手術全盛の時代は、ストリッピング自体もそうですが、付随して行われる瘤切除のきずも現在よりも大きかったので、静脈瘤はなくなるものの、きずあとにより美容的改善が損なわれる側面がありました。またその当時は、ストリッピング手術の大多数が腰椎麻酔で行われたため、入院をするのが普通であり、現在よりも患者さんにとって全体的に負担が大きかったのです。

ストリッピング手術は、とくに重症例について現在でも多く行われている手術ですが、近年は麻酔法も血管内焼灼術と同様にでき、きずもかなり縮小しました。しかし大部分のストリッピング症例は、血管内焼灼術に取って代わられてきています。

ストリッピングのしばらくのちに、欧米から日本へ入ってきた治療法が「硬化療法」です。硬化療法は、患部の血管に薬剤（硬化剤）を注入して、静脈瘤を閉塞させる治療法です。

1991年に第1回の硬化療法研究会が開かれました。当時は、きずあとの残るストリッピング手術に対して、切らずに治る治療法としてもてはやされ、硬化療法単独で治療をするという動きが広まりました。

たしかに、硬化療法はきずあとが残りにくく、身体への負担が少ないなどのメリットがあります。しかし、広まって間もなく、治療後の早いうちに再発する場合があることがわかったのです。

つまり下肢静脈瘤の中でも、とくに大伏在静脈や小伏在静脈の本幹の弁が壊れている場合は、血液の逆流の勢いが強いので、硬化療法でいったん閉ざしても再度開通してしまうことがあるのです。

そこで、伏在静脈本幹が逆流しているケースに対しては、本幹を手術で閉ざしてから硬化療法を行う流れになりました。このようにして、手術と硬化療法を併用する治療法がよく行われるようになったのです。

ここでいう手術というのは、最初は「高位結紮術」という方法でした。これは、逆流している根元のところを縛って本幹の逆流を打ち消す手術です。高位というのは、伏在静脈本幹の根元を意味し、大伏在静脈であれば脚の付け根、小伏在静脈であれば膝裏のところです。この部分で伏在静脈本幹を結紮して、血液の逆流が弱まったところで、コブのある部分に硬化療法を行うわけです。

実際行われる高位結紮は、伏在静脈本幹を縛るだけでなく、根元の部分を何㎝か切除する手術です。単に縛るだけや、切断するだけでは、自然の力で両サイドが連結し、逆流が再開通してしまうからです。

その後、高位結紮＋硬化療法が広まっていく中で、再発をいかに防ぐかが議論されてきました。大伏在静脈の静脈瘤の治療の後に、膝上の位置で深部静脈と大伏在静脈をつなぐ穿通枝の弁が壊れると、深部静脈から大伏在静脈に逆流が入り込んで再発するケースがあり、問題となりました。高位結紮術は、たしかに根元は抑えられるものの、穿通枝の弁も弱い場合には無防備であり、その対処のために膝の部分での結紮術も追加し、2か所の結紮を行う術式も行われました。

結局、軽症例を除いて、大伏在静脈については、ストリッピングの再発率の低さが見直され、膝上の大伏在静脈本幹のストリッピング（選択的ストリッピング手術）＋硬化療法がスタンダードになっていきました。ストリッピングを膝上に限定したのは、膝下の伏在静脈本幹は伏在神経と接近しているので、膝下までのストリッピングを行うと、神経を痛めることが心配されたからです。

こうして下肢静脈瘤の治療は、硬化療法という技術を取り入れながら、部分的に従来から存在するストリッピングに回帰する時代がありました。

そこにブレイクスルーが訪れたのは、レーザー治療が保険適用されたことでした。レーザーによる「血管内焼灼術」の導入で下肢静脈瘤の治療は様変わりしたのです。

血管内焼灼術というのは、静脈を引き抜く代わりに、細い管（ファイバーやカテーテル）を血管内に入れて内側から焼いてふさぐ治療法です。現在、レーザーを使う方法と高周波（ラジオ波）を使う方法があります。これにより無理なく外来治療ができることとなり、広く普及してきました。

血管内焼灼術を行う際には、エコー検査で見ながら焼いていきます。エコー検査を使って治療を行うことで、それまでの肉眼による把握よりも、体内の静脈が正確にわかるようになり、レーザーの先端を厳密にどこに置くかなどについても、容易に行えるようになりました。

それまでのストリッピング術は肉眼のみで行うことが通常でしたが、血管内焼灼術が始まった時期を境に、診療スタイルが進歩し、エコーで血管の位置関係や状態を把握しながら診療する時代となりました。

根元の逆流を止めてからコブの処理をする

下肢静脈瘤の治療の優先順位は、①静脈瘤の根元の逆流を止めること、②逆流の圧力によってふくらんだコブを処理すること、です。

たとえていうと、水道の蛇口を開けっぱなしにしてしまって、水があふれて水びたしになっている場合、通常はまず蛇口を閉め、次にあふれた水を拭き取って対処します。

下肢静脈瘤でいうと、大伏在静脈の本幹あるいは小伏在静脈の本幹の弁が壊れて逆流していることとが蛇口の開いた状態です（穿通枝の弁が壊れているのも蛇口の開いた状態ですが、これについては後述します）。

伏在静脈本幹の下肢静脈瘤の治療を水道にたとえて示したのが、図20です。まずは伏在静脈本幹の根元にある蛇口を処理することが重要です。

さらに、次ページ図21では、下肢静脈瘤の治療を黄色の蛇口側と青の水びたし側に分けて示しています。

病状の早い段階であれば、蛇口側を閉めるだけで水びたし側も自然に乾くため、水びたし側は治療を要さない場合もあります。

一方、目立つ蛇口の見当たらない末梢側だけの静脈瘤のみ（図21－B・C）であれば、一般的には瘤切除あるいは硬化療法、または両者の併用療法で治療が可能です。

図20　水道にたとえた下肢静脈瘤の治療

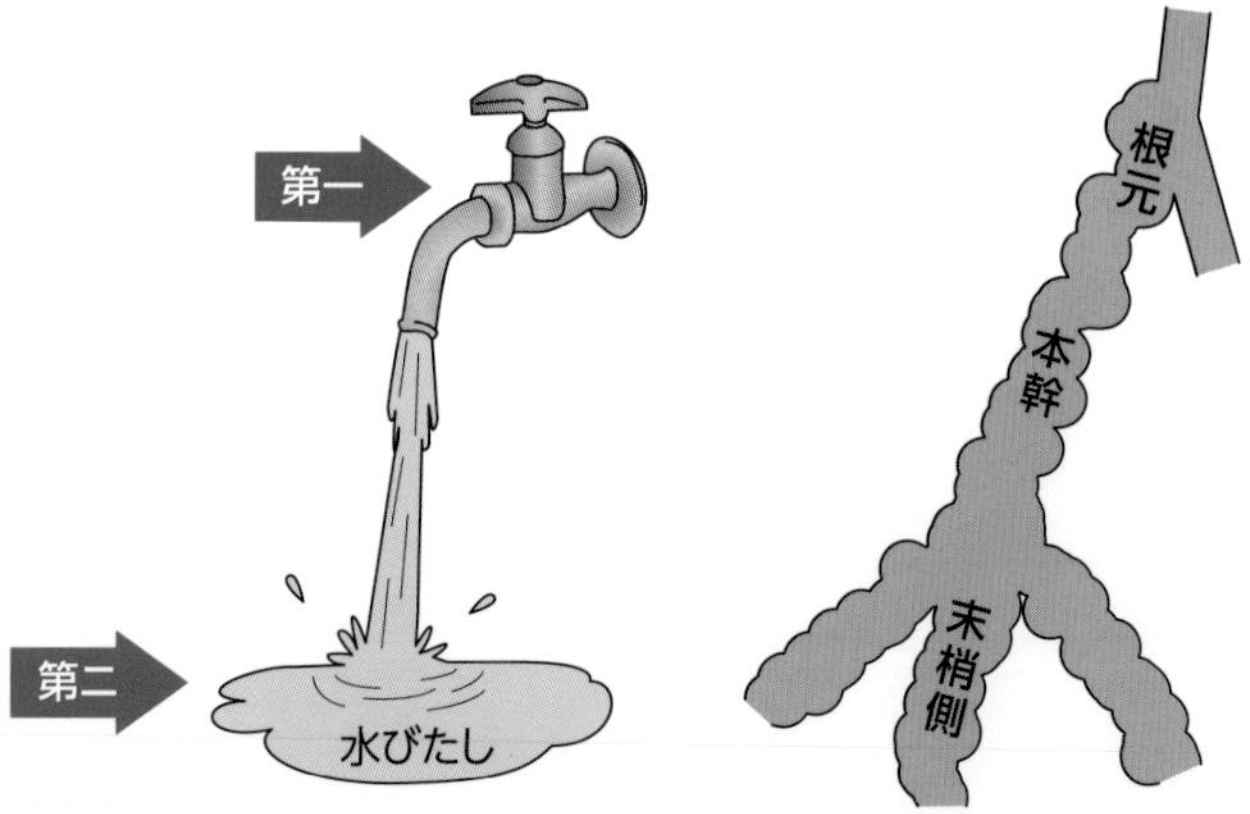

蛇口は大伏在静脈本幹の根元（脚の付け根）、あるいは小伏在静脈本幹の根元（膝裏）です。
そして、水びたしは末梢側のコブに相当します。
静脈瘤を出しっぱなしの水道にたとえるとわかりやすいのですが、
静脈瘤の治療には、まず伏在静脈本幹の根元にある蛇口を処理することが重要です。

図21 下肢静脈瘤の治療方針

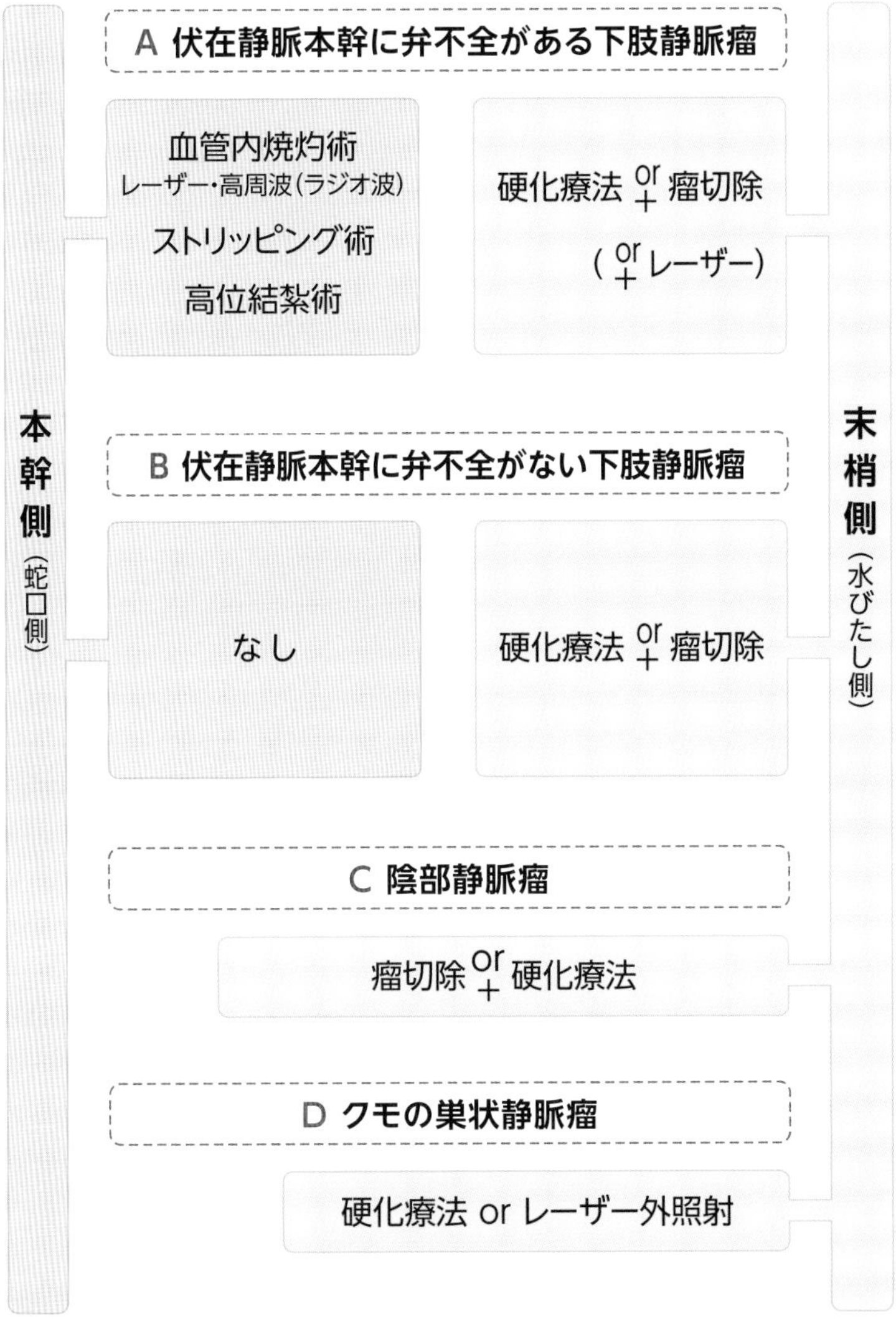

下肢静脈瘤のタイプに応じて治療法を選ぶ

次に、下肢静脈瘤のタイプによる治療法の実際について説明しましょう。

A 伏在静脈本幹に弁不全がある下肢静脈瘤

伏在静脈本幹の弁が壊れて血液逆流が強く起こっている静脈瘤では、レーザーあるいは高周波（ラジオ波）による血管内焼灼術が第1選択になります（前ページ図21－A参照）。

前述したように、単に伏在静脈本幹の根元の処理を行うのみの高位結紮術は再発が多いため、行われなくなってきました。

大伏在静脈本幹の静脈瘤については、焼灼するにはコブが大きすぎる場合はストリッピング手術が行われます（次ページ図22上）。

小伏在静脈本幹の静脈瘤の場合も、第1選択はレーザーや高周波による血管内焼灼術です。ただし、小伏在静脈本幹は周囲の神経との距離が近いため、ストリッピング手術はあまり行われません（次ページ図22下）。

図22　伏在静脈本幹に弁不全がある下肢静脈瘤

大伏在静脈本幹弁不全に対する治療方法

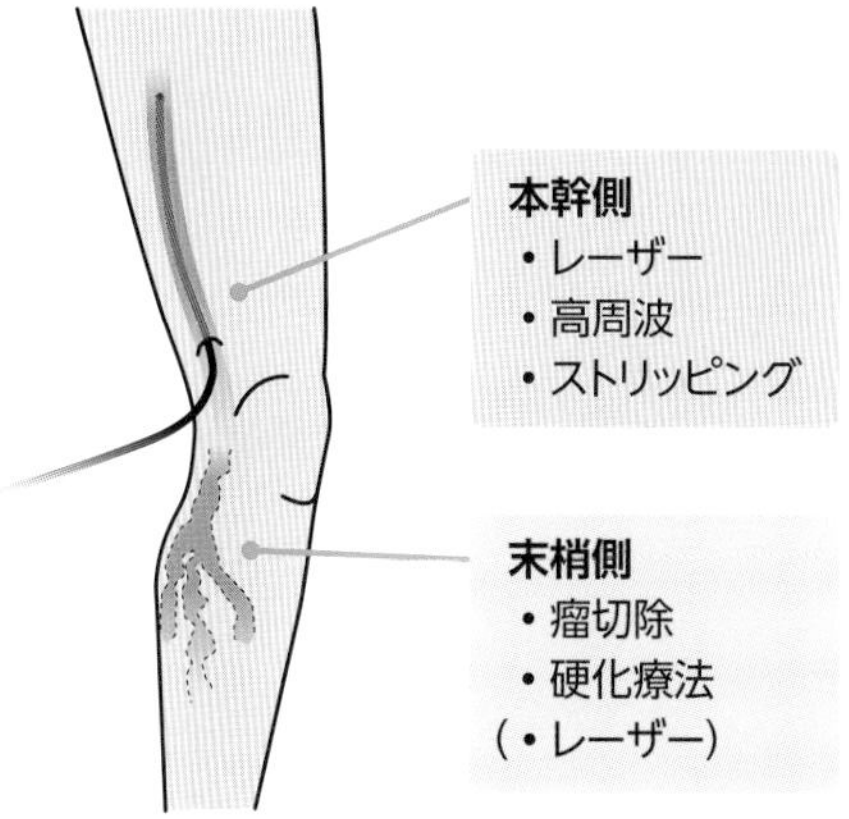

小伏在静脈本幹弁不全に対する治療方法

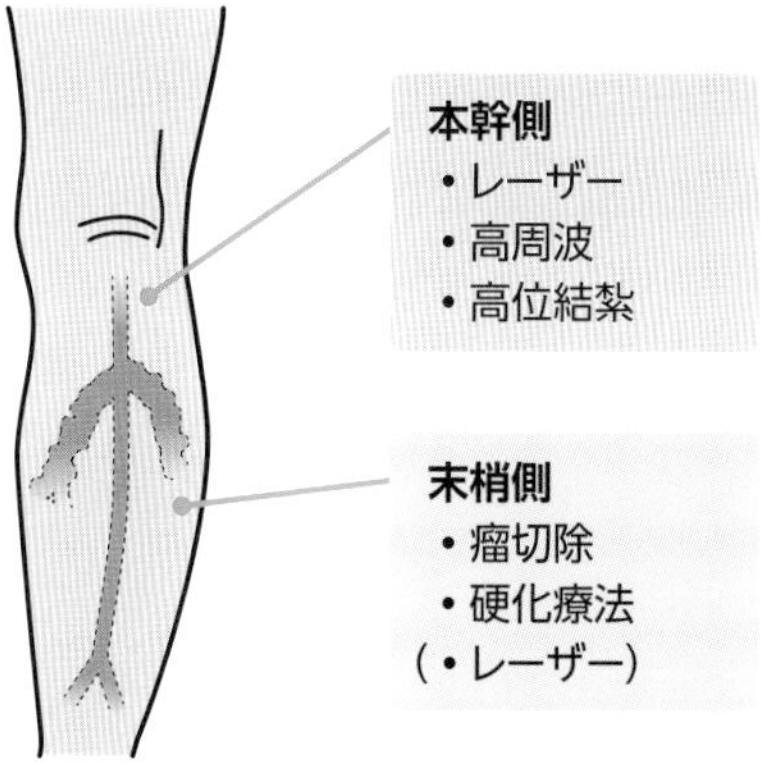

2018年にスリムファイバーが保険適用となって、末梢側の治療をレーザーで行うことが容易となりました。

ストリッピング手術

ストリッピング手術は、１９３０年頃に確立された従来の標準的手術方法です。現在も、レーザーや高周波では治療が難しい、径の大きな静脈瘤に行われます。そして①高位結紮、②引き抜く大伏在静脈末梢側の処理、③引き抜く大伏在静脈をストリッパー（専用のワイヤー）に括りつけて固定、①～③の工程の後にストリッパー引き抜きによる静脈の除去が行われます。

手術の方法は、まず脚の付け根を皮膚切開して、大伏在静脈の根元にある枝分かれを縛って切り離す処理を行い、次に膝近くを皮膚切開し、大伏在静脈を露出します。ストリッパーを膝側の大伏在静脈より挿入して、脚の付け根まで進めます。静脈からストリッパーを引き出し、静脈とストリッパーを結びます。最後にストリッパーを引っ張ると、静脈が一緒に引き抜かれます（図23）。

従来のストリッピング手術は、入院した上で腰椎麻酔をかけて行うことがほとんどでした。しかし現在では、ＴＬＡ麻酔（10倍ほどに薄めた麻酔薬を皮下の脂肪組織に広く注入する局所麻酔）で行われることが多く、日帰り手術が可能になりました。

高位結紮を行う際には、再発しないように、大伏在静脈本幹の根元を縛って切り離すだけでなく、根元で枝分かれする5か所の静脈も切って縛ります（次ページ図24）。

ストリッパーには、古くからあるバブコック法で使われるワイヤーや、静脈瘤を裏返した形で引き抜く内翻式ストリッパーがあります（次ページ図25）。

図23　ストリッピング手術の手順

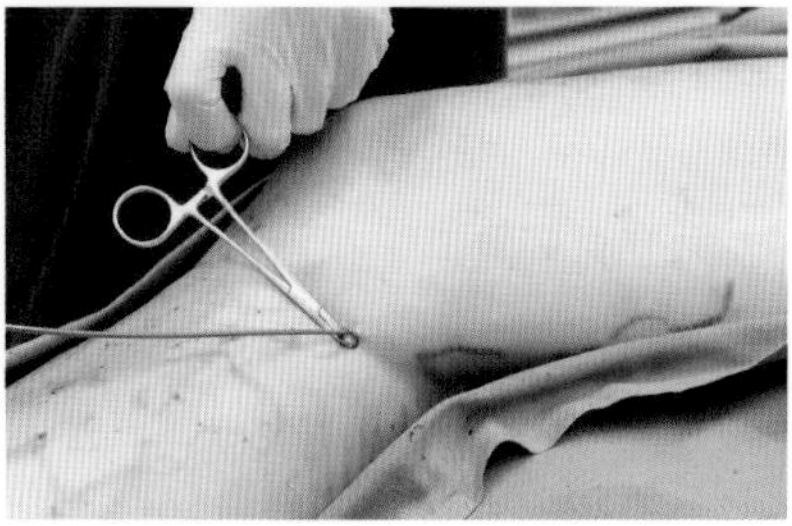

❶ 膝部から上方の大伏在静脈本幹を抜去する際に、静脈にワイヤーを通している様子です。

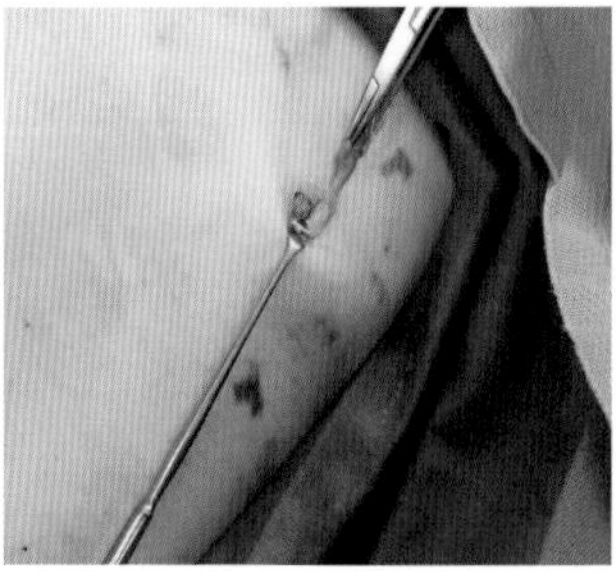

❷ 大伏在静脈本幹を切断し、膝部から挿入したワイヤーが出てくるように静脈の断端を引き上げています。

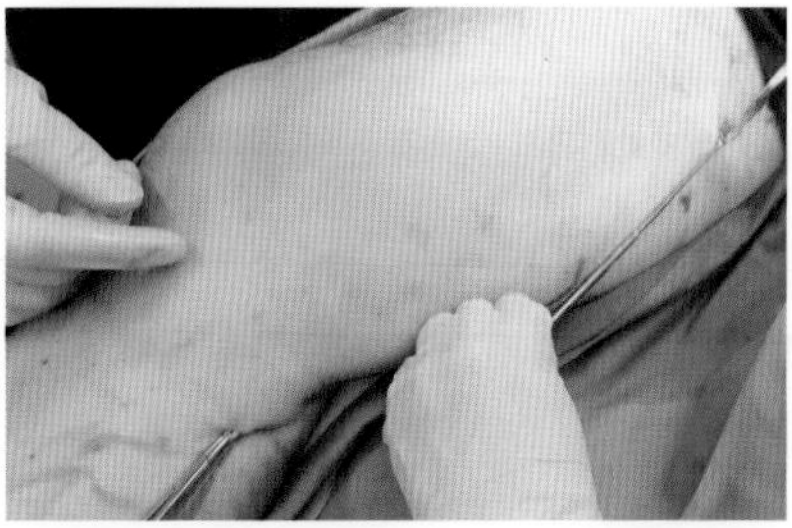

❸ 大伏在静脈本幹にワイヤーを通した上で、抜き取る静脈の中枢側と末梢側をワイヤーに括りつけた後、ワイヤーごと静脈を抜き去ります。

図24 高位結紮段階での大伏在静脈根部の処理

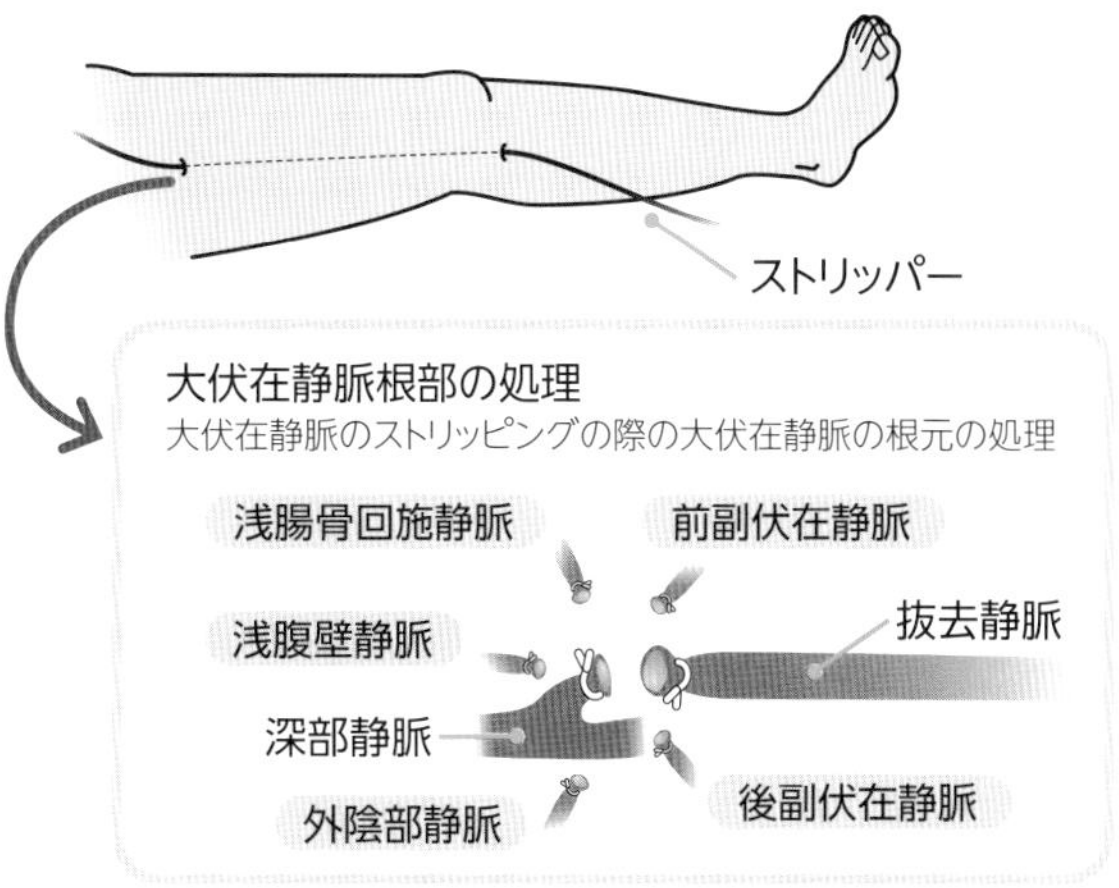

図25 ストリッパーの種類

バブコック法

ワイヤーの端に留め具がついたストリッパーに静脈瘤を括りつけて抜き取ります。

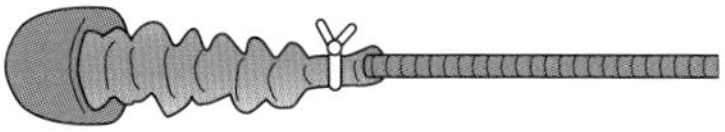

内翻式ストリッピング

静脈瘤を括りつけたワイヤーを、静脈瘤の内側をくぐらせて引き抜き、静脈瘤を翻転した形で摘出する方法で、大きな留め具を使用しないため、周囲の組織をこすって刺激することが少ないとされています。

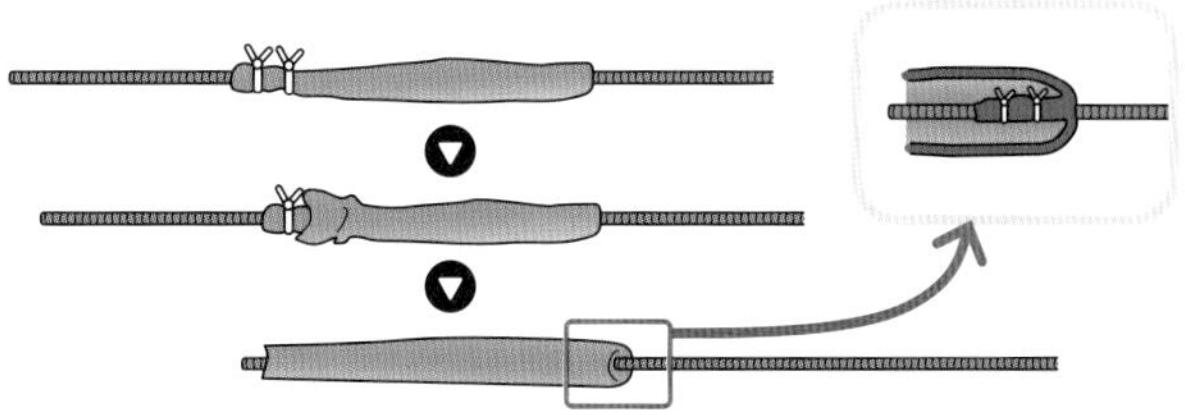

血管内焼灼術

血管内焼灼術は、伏在静脈本幹に医療用光ファイバー（レーザーエネルギーとして放出される光を体内に伝送するケーブル）やカテーテル（発熱コイルを先端に装着した細い管）を入れて、レーザーや高周波（ラジオ波）で静脈に内側から熱を加えて焼いて閉塞させる治療法です。

タンパク質は加熱すると変性して縮みます。静脈もタンパク質でできているので、加熱することで静脈の内側の壁は焼かれて閉塞します。閉塞して血液が流れなくなった静脈は数か月かけて糸状の細い物質になり、身体の組織に吸収されて消えてしまいます。

日本では2011年に波長980㎚レーザーでの治療が保険適用になり、2014年からは1470㎚レーザーと高周波（ラジオ波）が保険適用となりました。

血管焼灼術は〝抜かない手術〟として最初はストリッピング手術の代替手段でした。しかし、その後、欧米で血管内焼灼術とストリッピング手術とで、大伏在静脈本幹治療後の5年間の比較試験を行ったところ、症状改善の効果と再発率に差がないことが判明しました*8。現在では、血管焼灼術がアメリカ、イギリス、ヨーロッパの治療ガイドラインで、高位結紮やストリッピング手術より優先して扱われるようになりました*9。

なお、医用レーザーにはさまざまな種類がありますが、日本で保険適用されている血管内焼灼術に用いられるのは、ダイオードレーザーというものです。半導体を用いたもので、電気エネルギーを光エネルギーに変換します。ダイオードレーザーは低エネルギーでは皮膚の瘢痕や痛みを取るために用いられますが、血管内焼灼術では高エネルギーで使用し、タンパク質の変性を促します。

(1) 血管内焼灼術で用いられる医療機器

2018年時点で日本国内で保険適用されている血管内焼灼術の医療機器は、レーザーがELVeSレーザー1470（次ページ図26）とLSO1470レーザー（次ページ図27）の2機種です。一方、高周波（ラジオ波）はエンドヴィーナス・クロージャーシステムの1機種（次ページ図28）です。

図26　ELVeSレーザー1470とラデイアル2リングファイバー

バイオリテック社製（ドイツ）の1470nm波長のダイオードレーザーで、対応するラデイアル2リングファイバー（6Fr）はファイバー先端に円周状のプリズムが2連で装備されています。先代980nmは2011年1月より保険収載されており、現在の1470nmは2014年5月に保険収載となっています。

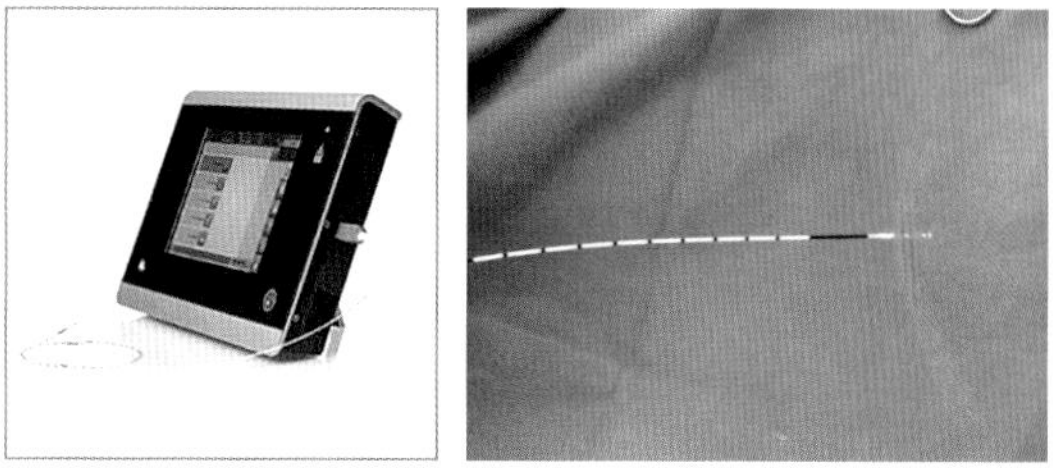

図27　LSO1470レーザーとリングライトファイバープローブ

LSOメディカル社製（フランス）の1470nm波長のダイオードレーザーですが、5Frで1リングのコンパクトなファイバーが対応します。2015年12月に保険収載されました。

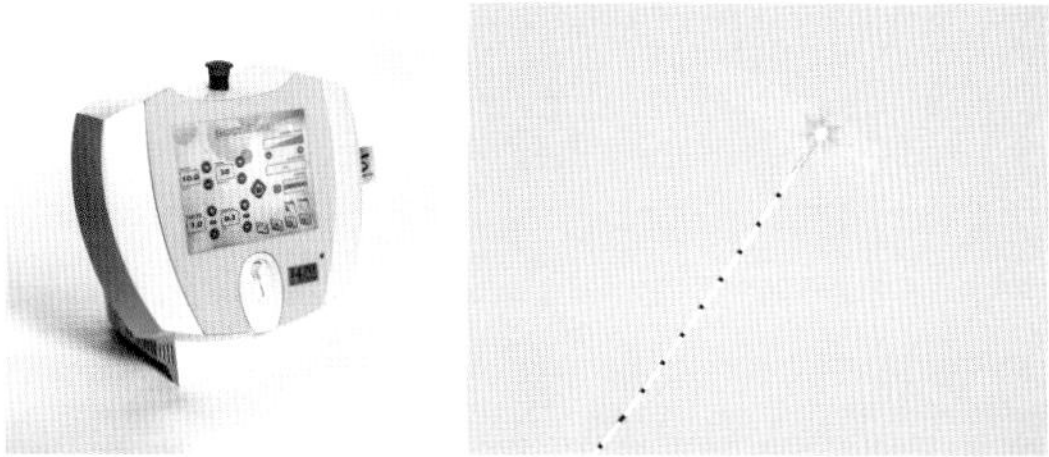

図28　エンドヴィーナス・クロージャーシステムとクロージャーファスト

コヴィディエン社製（アメリカ）の高周波（ラジオ波）血管内焼灼装置。高周波をカテーテル（7Fr）先端の電極コイルに通電させ、血管壁を熱変性させます。出力はインピーダンスにより自動調節され、電極コイルには7cmのカテーテルと3cmのカテーテルの2種類があります。2014年6月に保険収載されました。

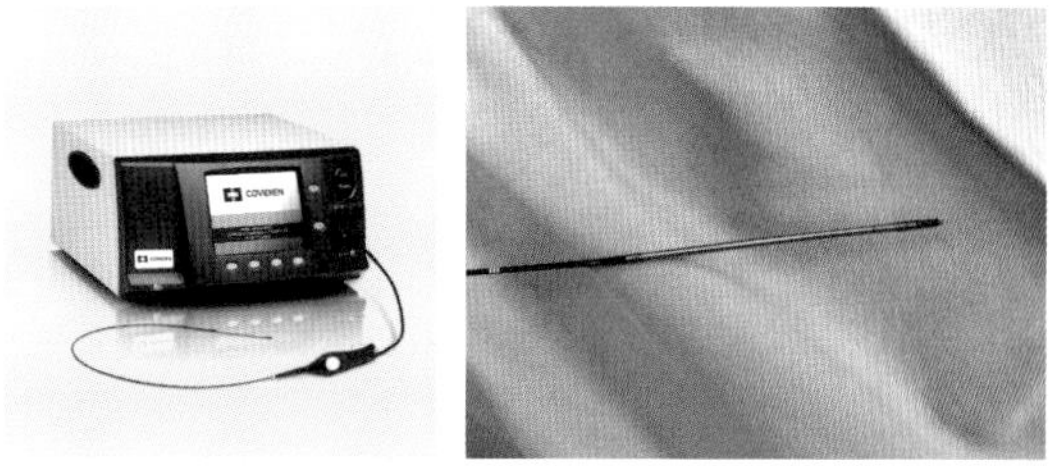

では、レーザーと高周波はどう違うのでしょうか？

レーザーによる血管焼灼術は、静脈に細い「光ファイバー」を入れて、レーザー光を熱に変えて静脈を内側から焼きます。また、レーザーでは、術者はファイバーを移動しながら静脈を焼きますが、エネルギーの調節は機器の出力と医師のファイバーを引っ張る速度で行います。

一方、高周波による血管内焼灼術は、光ファイバーの代わりに専用の「カテーテル」を使います。そして、カテーテル先端に巻かれたコイルに高周波の電流を流すことにより、電磁波を発生させて静脈を内側から焼きます。その際、「静脈を120℃に達するまで熱し、続いて120℃で20秒間焼く」と設定されており、出力が自動調節されます。

レーザー本体に組み合わされる光ファイバーは、ELVeSレーザー1470では、「ラディアル2リングファイバー」というものです。これは、2個のプリズムを持つファイバーで、ファイバー先端からエネルギーを360度2か所から照射できるシステムです。これにより静脈の壁を均一に焼くことができます。血管には2㎜のシース（血管を焼くためのファイバーの通り道になる細い管）を挿入します。一方、LSO1470レーザーで使われる光ファイバーは「リングライトファイバープローブ」というものです。これはプリズムが1個で約1・8㎜のシースが利用できます。

では、この2つのファイバーはどう違うのでしょうか？

ラディアル2リングファイバーは、エネルギーを2つのプリズムに分散することにより、静脈に焦げをつくることを防ぎながら、十分なエネルギーを出力できる利点があります（次ページ図29）。焦げるとファイバーが汚れて出力が低下してしまうため、この利点は大変有用です。

一方のリングライトファイバープローブは、1リングあたりの出力密度が高いので、静脈1㎝あたりに照射されるエネルギー量（後述するLED）が低めでも熱変性による血管収縮が得やすいという特徴があります。この特徴は、より厳密に血管収縮を得る際に役立ちます。

なお、2018年1月にはLSO1470レーザーに対応する「リングライトスリムファイバープローブ（1㎜のシース用）」（図30上）が、また同年10月にはELVeSレーザー1470に対応する「ラディアルスリム2リングファイバー（約1・4㎜のシース用）」（図30下）がそれぞれ保険収載されました。これらの細い径のファイバーは後述する側枝静脈瘤や不全穿通枝の焼灼にも応用でき、より緻密な血管内焼灼術を可能にしました（いずれも保険適用の範囲は伏在静脈本幹に対する血管内焼灼術）。

図29　ラディアルファイバー

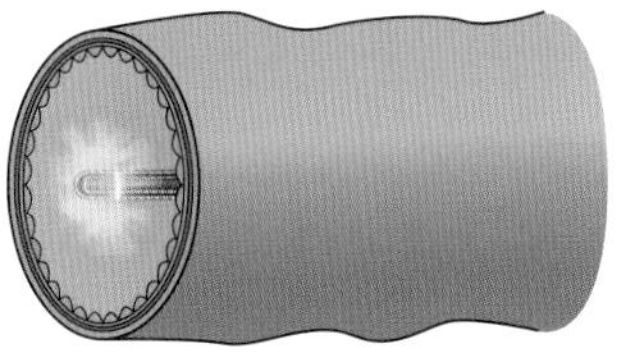

レーザーのエネルギーは先端まで来た後、プリズムにより静脈壁方向に向きが変わります。

図30　細い径のファイバー

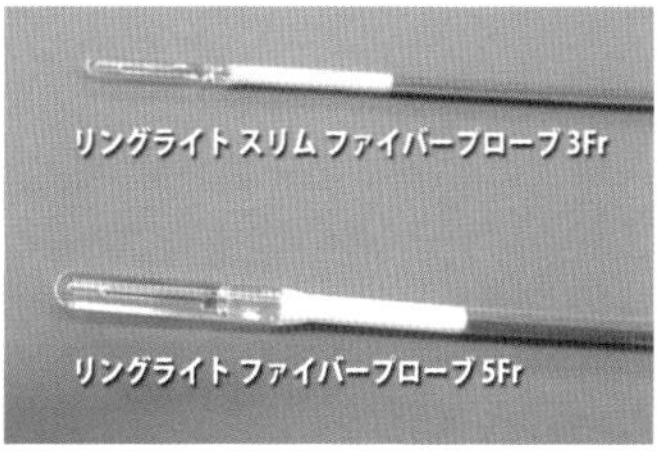

リングライトスリムファイバープローブ（3Fr、LSOメディカル社製）2018年1月保険収載。

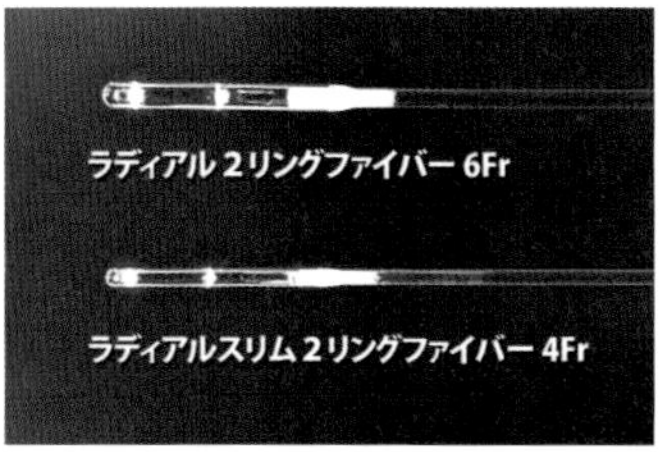

ラディアルスリム2リングファイバー（4Fr、バイオリテック社製）2018年10月保険収載。

⑵レーザー波長とファイバーについて

レーザーのエネルギーを静脈壁に作用させる効率は、レーザーの波長とファイバーの種類に大きく影響を受けます。

日本で最初に承認された９８０nmレーザーは、付属するファイバーがベアーファイバーでした（図31上）。ベアーファイバーの働きは、先端からレーザー光が直接あたる部分と先端周囲の血液が熱せられて生じる蒸気にあたる部分により、静脈に熱変性を起こして閉塞させることにあります。

ベアーファイバーは真っ直ぐな光ファイバーの先端を垂直に切断したものです。レーザー光がファイバー先端から前方に照射されるので、先端部分が静脈壁にぶつかっていると、その部分の静脈が焼け焦げてしまうこともあったため、９８０nmレーザー＋ベアーファイバーでの治療は術後の痛みや内出血が生じることがありました。

現在主に使われているのは１４７０nmです。１４７０nmレーザーは静脈壁の組織の水分に吸収されやすい特性があり、

図31　ファイバーの種類

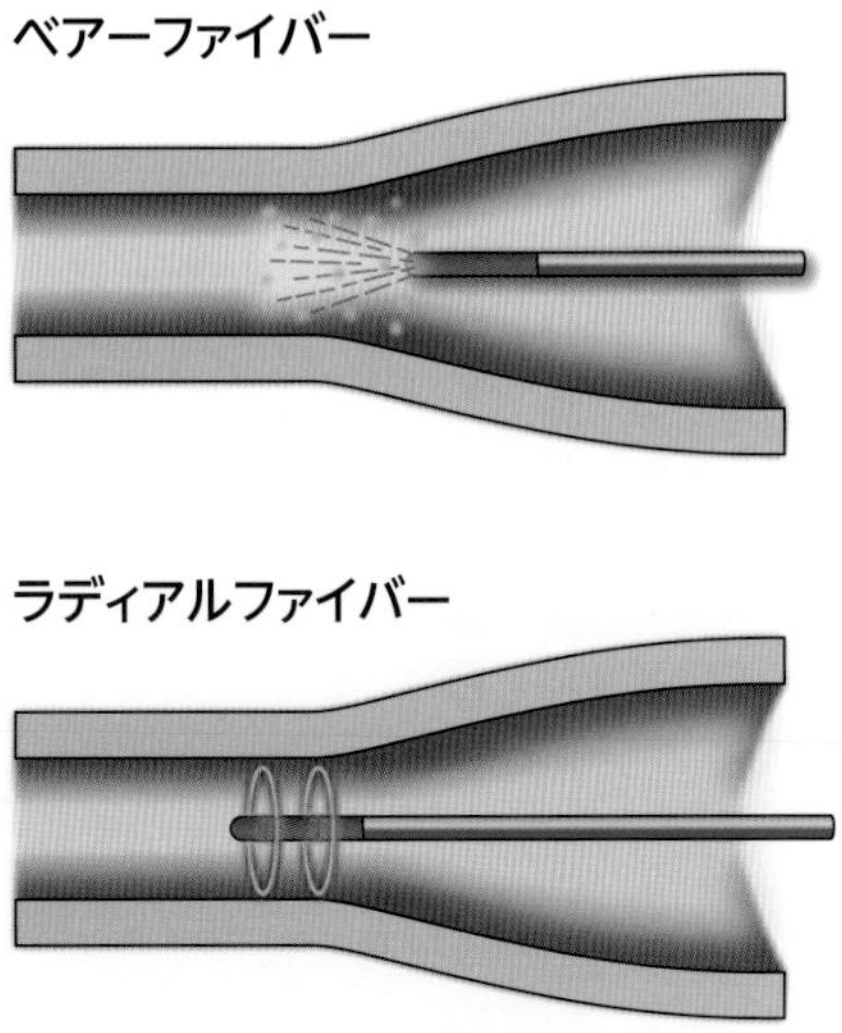

赤血球にも吸収させるために、エネルギーが分散してしまう980nmよりも血管内レーザー治療に適しています。

また、1470nmレーザーが保険適用されたときに、ファイバーも改良されてラディアルファイバー（前ページ図31下）になりました。ラディアルファイバーは、レーザー光がファイバーの先端から集中して照射されるのではなく、ファイバー側面から広い範囲に均等に照射されるので、980nm＋ベアーファイバーで生じる焼灼の不均等は起こりにくくなっています。

なお、レーザー治療を行うときには適切な出力の設定が必要です。出力が低ければ、静脈の内側の細胞を不充分に焼くことになり、残っている静脈の組織によって再開通してしまいます。一方、出力が高すぎると、静脈壁はふさがっても、周りの組織に過剰な熱量を与えることになります。

そのため、各波長やファイバーの性質によって異なりますが、適切な照射条件（照射エネルギー密度）で治療する必要があります。この照射エネルギー密度を「LEED」（静脈1cmあたりに照射されるエネルギー量）といいます。

レーザー治療時は、医師が血管内に入れたファイバーを一定の速度でプルバック（引き戻し）して出力を調整します。早く動かすと弱く（あっさりと）焼灼することになり、ゆっくり移動させると強く（じっくりと）焼灼することになります。LEEDは、レーザー機器の出力設定とこのプルバックのスピードから計算されます。

LEEDが低すぎると、焼灼して閉ざした静脈が再開通して静脈瘤が再発するリスクが高まり、逆にLEEDが高すぎると、静脈周囲の組織にもエネルギーが波及する可能性が高くなります。

コラム

なぜベアーファイバーで痛みや皮下出血が多いのか

ベアーファイバーとラディアルファイバーでは、次のように同じ出力（10W）でも焼灼密度が大きく異なります（次ページ図32）。

・ベアーファイバー（直径600㎛）を使用する場合

焼灼密度は35・3W／㎟とかなり大きくなります。

・リングライトファイバープローブ（直径1・8㎜）の場合

ラディアルファイバーの照射部分（出力部分の幅）は346・41㎛で、焼灼密度は5・11W／㎟と低くなります。

・リングライトスリムファイバープローブ（直径1㎜）の場合

ラディアルファイバーの照射部分は230・94㎛で、焼灼密度は13・8W／㎟とやはり低くなります。

このように、ベアーファイバーは、ラディアルファイバーのように静脈壁に均等にエネルギーをかけるのではなく、周辺部は蒸気の間接作用で治療し、中心部は出力密度がかなり高いために静脈壁を強く焼きすぎることになり、治療により疼痛や皮下出血が起こりやすかったのです。

図32 ベアーファイバーとラディアルファイバー2タイプとの比較

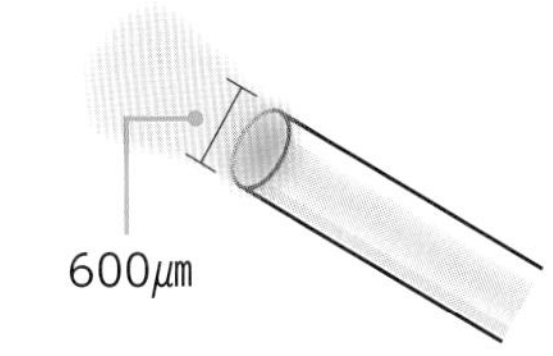

ベアーファイバー

先端からしかエネルギーが出ないので、静脈の中でエネルギーの偏りがあり、静脈壁が強く焼けすぎた部分にはあざや痛みが起こりやすい。

10Wの出力の場合：**35.3W/㎟** の焼灼密度

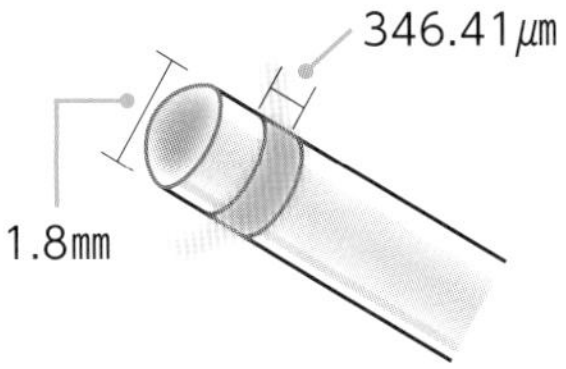

リングライト ファイバー プローブ

（LSOメディカル社製）

先端のプリズムにより、エネルギーの向きが変わり、静脈壁に万遍なくエネルギーが作用する。

10Wの出力の場合：**5.11W/㎟** の焼灼密度

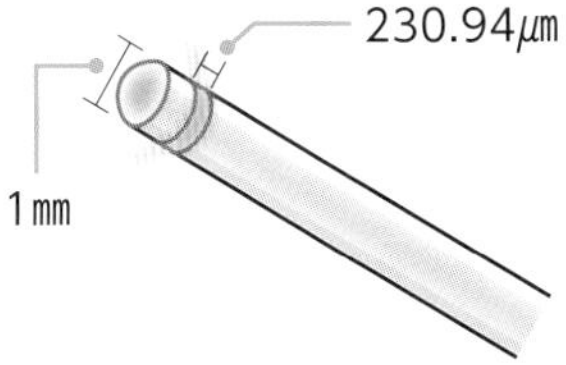

リングライト スリム ファイバー プローブ

（LSOメディカル社製）

細い径のため、不全穿通枝や側枝静脈瘤にも使用しやすい。

10Wの出力の場合：**13.8W/㎟** の焼灼密度

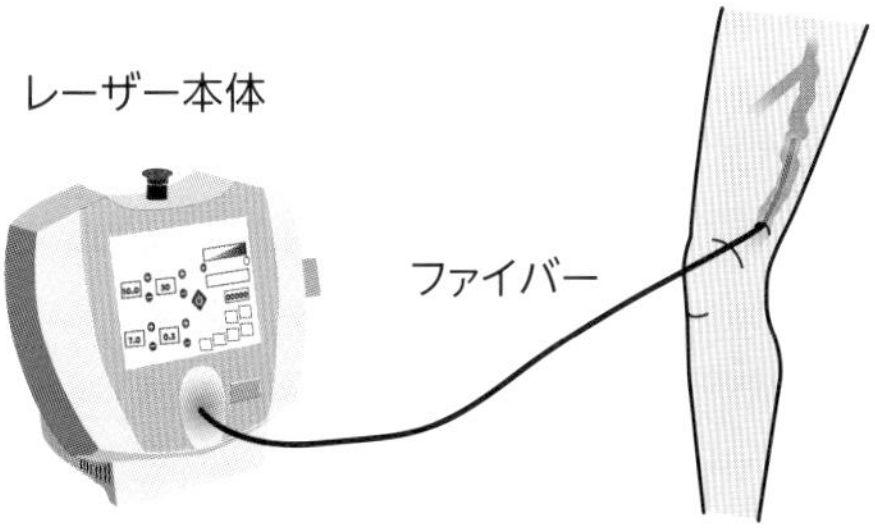

(3) 血管内焼灼術の手順

次に、血管内焼灼術で大伏在静脈あるいは小伏在静脈をレーザーや高周波で焼灼する手順を説明しましょう。

まず、エコーで患部を見ながらレーザーを通すファイバーや高周波を流すためのカテーテルを静脈内に挿入します。

次に、TLA麻酔を行います（図33）。これは薄めた麻酔薬を静脈瘤周囲に注入する方法です。濃度が薄いので大量に使って広い範囲を麻酔することができます。静脈瘤の周りの組織に注入する希釈した麻酔液がレーザーの熱から守り、かつ麻酔液が静脈瘤を外から圧迫することにより、ファイバーやカテーテルと静脈瘤とを密着させる効果があります。

焼灼する前には、皮膚から焼灼する静脈瘤を1cm以上離すように麻酔薬を静脈瘤周囲に注入します。その際は、ちょうど1cm径ほどの麻酔液のプールをつくり、中心に静脈瘤を浮かべるようなイメージで充分量の麻酔薬を静脈瘤の周囲に注入することが推奨されています。

伏在静脈本幹を焼灼した後、側枝の瘤切除などを行い、残存瘤があれば、後日に硬化療法を行って治療を完了します。

図33 TLA麻酔とその作用

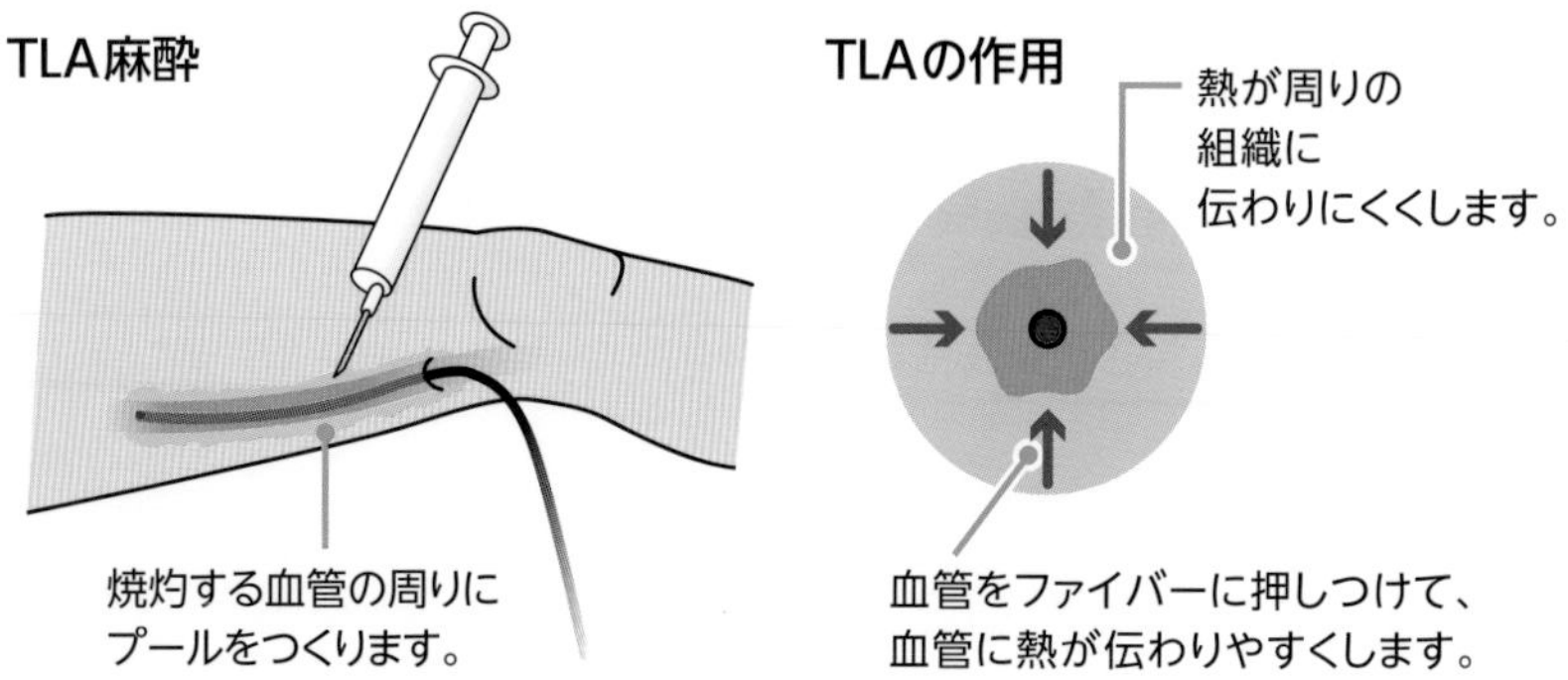

TLA麻酔
焼灼する血管の周りにプールをつくります。
TLAの作用
熱が周りの組織に伝わりにくくします。
血管をファイバーに押しつけて、血管に熱が伝わりやすくします。

TLA麻酔（Tumescent local anesthesia）は、レーザーや高周波での血管内焼灼術に不可欠な麻酔です。

(4) 血管内焼灼術後の組織の変化

レーザーで焼灼した後の大伏在静脈の組織を顕微鏡で見ると、静脈壁の全体にわたって細胞が変化し、核がまばらになっていることがわかります。静脈壁の細胞成分が残っていると、残った組織の回復に伴って静脈瘤が再発する可能性が出てくるのですが、図34のように静脈壁全体の熱変性が達成できていれば、焼灼は充分です。

図34 レーザーで焼灼した後の大伏在静脈の組織

大伏在静脈本幹標本（HE染色）の横断像 1

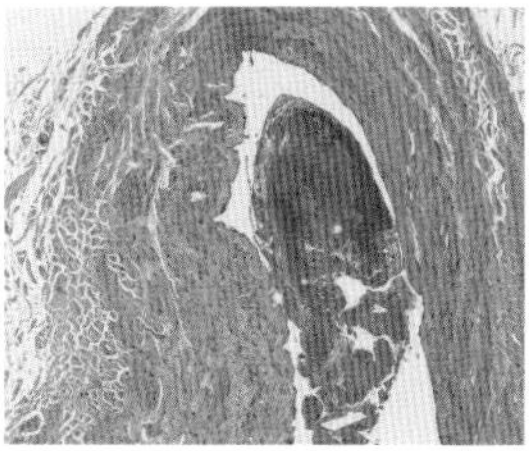
弱拡大

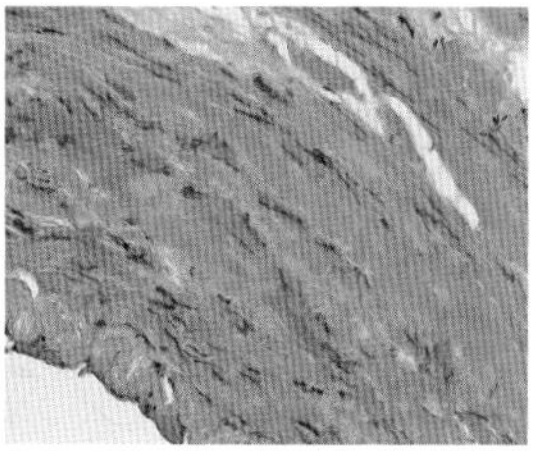
強拡大

静脈壁全層にかけて好酸性の変性を認め、核もまばらとなっています。これは、ELVeSレーザー1470およびラディアル2リングファイバー（バイオリテック社製<ドイツ>）によりLEED 70 J/cmで焼灼した組織です。

大伏在静脈本幹標本（HE染色）の横断像 2

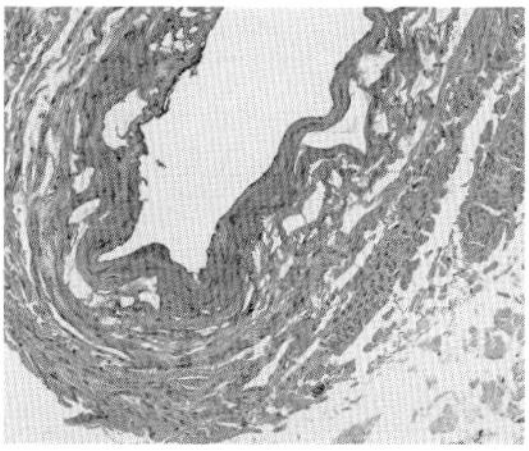
弱拡大

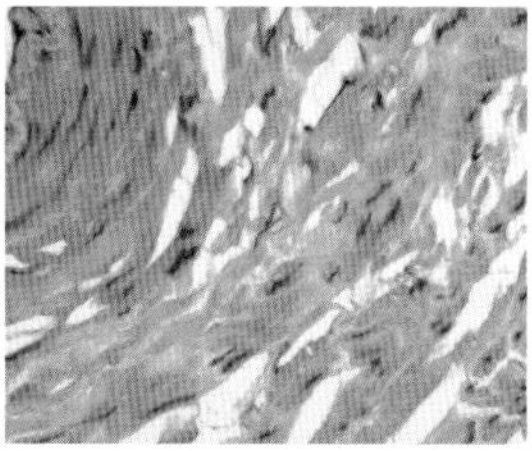
強拡大

不規則な裂隙形成が目立つ血管壁であり、核の染色性の低下もみられます。いずれもレーザー治療による変性が示唆される所見です。これは、LSO1470レーザーおよびリングライトファイバープローブ（LSOメディカル社製<フランス>）によりLEED65J/cmで焼灼した組織です。

(5) 血管内焼灼術後の血管の変化

焼灼した血管の姿は、直後は内側が狭くなった程度の変化ですが、数か月かけて径が縮小しながら周囲となじんでいき、最終的には糸のような形に変化して吸収されます（図35）。

術後は、焼灼した静脈が変化する様子をエコーでチェックし、通院終了時期を判断します。

Aの症例（伏在静脈本幹のみの静脈瘤）　32歳女性

約2、3年前より、左膝の下に血管が浮き出てきており、最近になって下肢の重だるさ、むくみが気になるようになりました。自分ではコブができているとはそれほど思いませんでしたが、いままでないむくみだったので、念のために受診することにしたそうです。

エコー検査を行ったところ、左脚の大伏在静脈に血液の逆流が認められ、下肢静脈瘤と診断しました。逆流の程度が強く、むくみも同じ左側にあるため、むくみは下肢静脈瘤が原因と考えられました。

図35　エコーで見る血管内焼灼術後の血管構造の変化

焼灼術直後の静脈は層構造も認識でき、中心側の血液成分や周囲の皮下組織と分かれて存在します。次第に焼灼静脈が細くなり、静脈と周囲組織との境界もなじんできます。

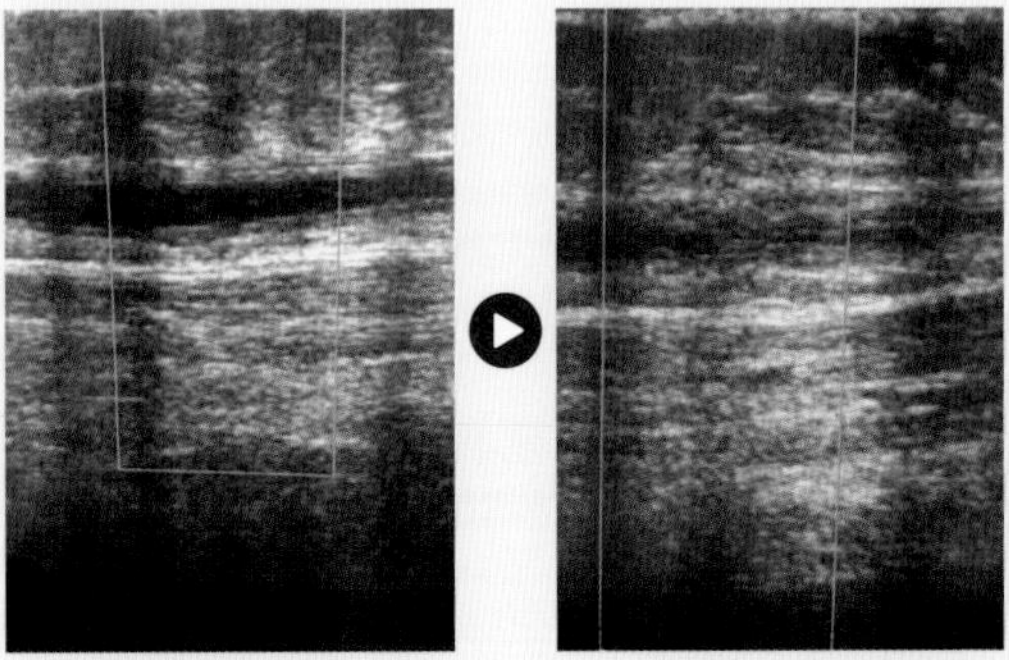

治療は高周波による血管内焼灼術を行いました。治療後まもなくは麻酔薬のせいで、むくみがまだありましたが、2～3週間して徐々にむくみが引いてきました。

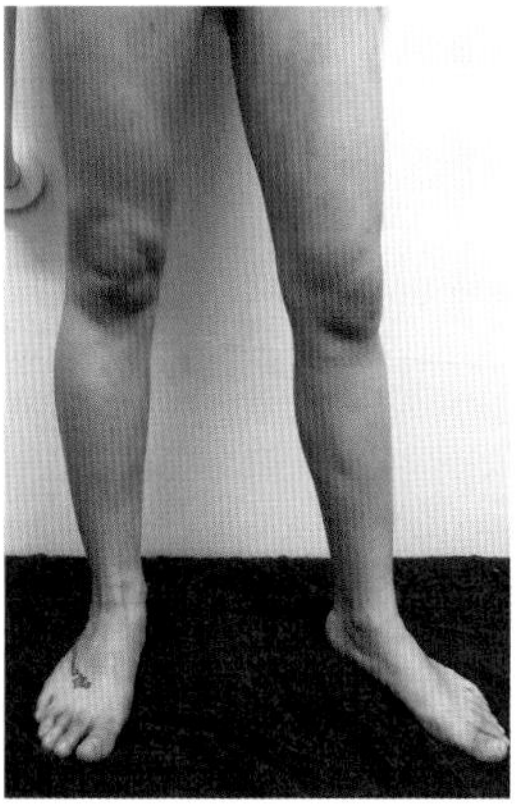
術前

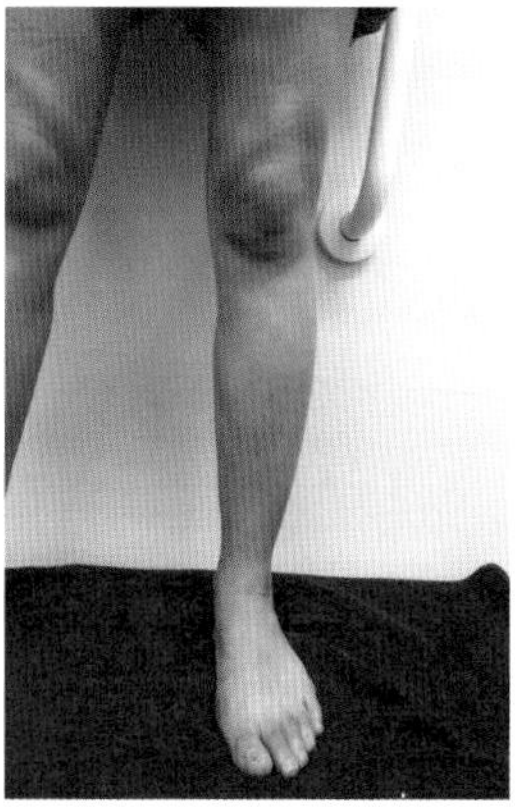
術後

B C 伏在静脈本幹に弁不全がない下肢静脈瘤（側枝静脈瘤、陰部静脈瘤）

下肢静脈瘤を治療するのに、コブは治ったけれどきずだらけということでは困ります。過去の静脈瘤治療は、そういった美容の観点では不利な面もあり、敬遠されてきました。

しかし、とくに硬化療法が盛んになった1991年頃より、機能的な側面はもちろん、美容的な面でも患者さんの要求に応えられるようになってきました。

伏在静脈本幹の治療にはレーザーや高周波による血管内焼灼術がよく行われるようになり、切開する範囲は、レーザーのファイバーや高周波のカテーテルが通過できる幅があれば十分です。シース幅で考えても4㎜を超えることはありません。

したがって、側枝の治療も最大でも4㎜以下のきずで済ませることが望まれます。

現在行われている側枝静脈瘤の代表的治療は、①瘤切除、②硬化療法です。

これら①②の側枝静脈瘤への対処法は、美容的な面でも優れており、患者さんのコブの程度や体質によって適宜組み合わせて治療が行われます。

また、2018年には細い径（スリム）のレーザーファイバーが保険適用されたので、本幹の治療が細径ファイバーで支障がなければ、本幹と側枝静脈瘤をともに血管内焼灼術で治療できるようになりました。

瘤切除

最近の瘤切除は、スタブアバルジョン法といって、TLA麻酔で切除する血管と周囲の組織との結合をゆるくしてから、専用のフックという特殊な器具を使って切除する方法で行われます。きずは針穴程度の1～2㎜と非常に小さくてすみ、縫う必要がなく、ほとんどきずあとは残りません（図36）。

図36 スタブアバルジョン法

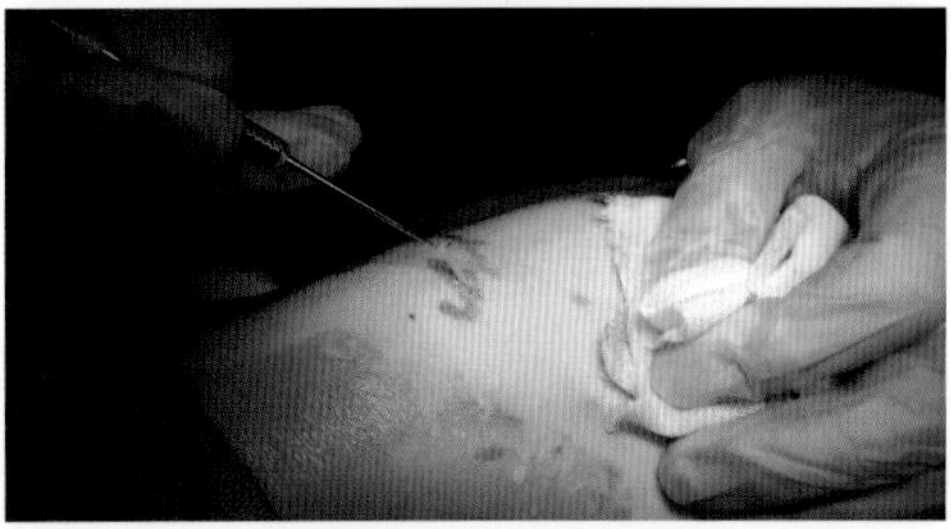

静脈瘤周囲にTLA麻酔を行った上で1～2㎜のきずより、専用のフックでコブを引き出し、切除します。

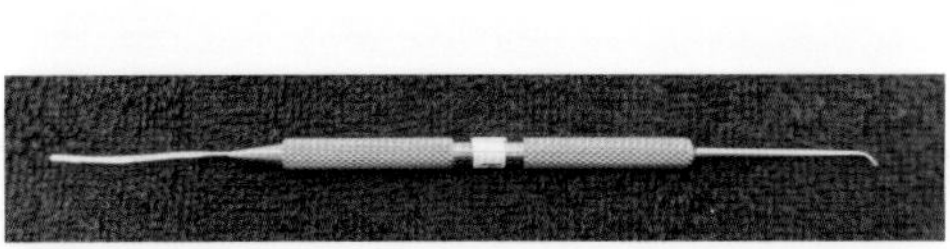

スタブアバルジョン法に用いるフック。形状、サイズはさまざまあり、ミューラー、バラディ、カブニックが知られています。写真はカブニックで、フックの反対側がヘラとなっているタイプです。

硬化療法

(1) フォーム硬化療法がスタンダードに

コブのところに硬化剤の注射を打ち、包帯や弾性ストッキング（第3章）で圧迫して、血管の内側をくっつけて患部の静脈を閉塞させます。治療直後は注射した部分がコリコリと硬くなっていますが、2～3か月で軟らかくなり、血管は細く変化してきます。

治療の際には包帯や弾性ストッキングによる圧迫療法を行うので、脚を圧迫するのが苦手な人や皮膚がかぶれやすい方には不向きです。

しかし、弾性ストッキングは以前より種類が豊富になり、綿を使ったものや、軟らかく履きやすいソックスを2枚履きにして強く圧迫するタイプもあります。硬化療法を受ける際には、自分に合ったストッキングがないか相談しましょう。

硬化療法のメリットは、何よりもきずができずに治療できること、そして静脈の曲がりが強いためにカテーテルを入れられない場合や、炎症による癒着のために瘤切除ができない状況でも治療ができることです。硬化療法は、きずができずに治療できる血管内焼灼術と相性の良い治療法です。

硬化療法は最近になってさまざまに進化しています。

2000年頃からは、硬化剤を泡状にして注入する「フォーム硬化療法」がよく行われるようになりました。泡状に加工したフォーム硬化剤を注入すると、血管が収縮して硬化剤が注入部分にとどまりやすくなるため、血管と硬化剤との接触が確実となり、効果が高まるのです。

なお、従来の硬化療法はフォーム硬化療法と区別するために「液状硬化療法」と呼ばれています。

また最近は、フォーム硬化剤を注入して血管が収縮する反応をエコー検査で確認しながら進める「エコーガイド下硬化療法」（Ultrasound Guided Foam Sclerotherapy）がよく行われるようになりました（図37）。当クリニックでも2016年からこの方法を取り入れ、フォーム硬化剤の到達範囲をエコー検査で確認しながら硬化療法を行っています。

ただし、硬化療法にも注意する点があります。

図37　エコーガイド下硬化療法

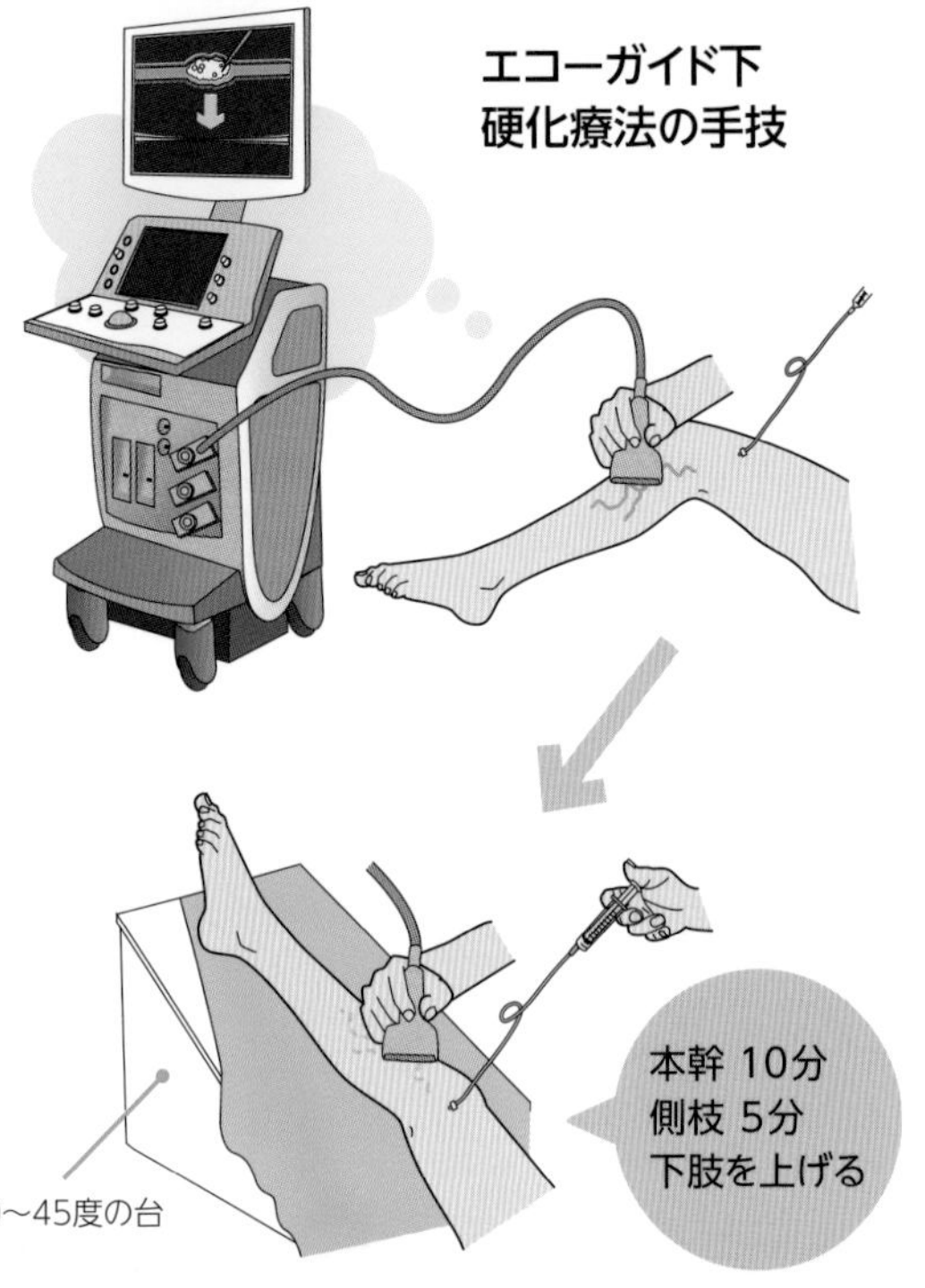

フォーム硬化剤に反応して収縮する静脈瘤

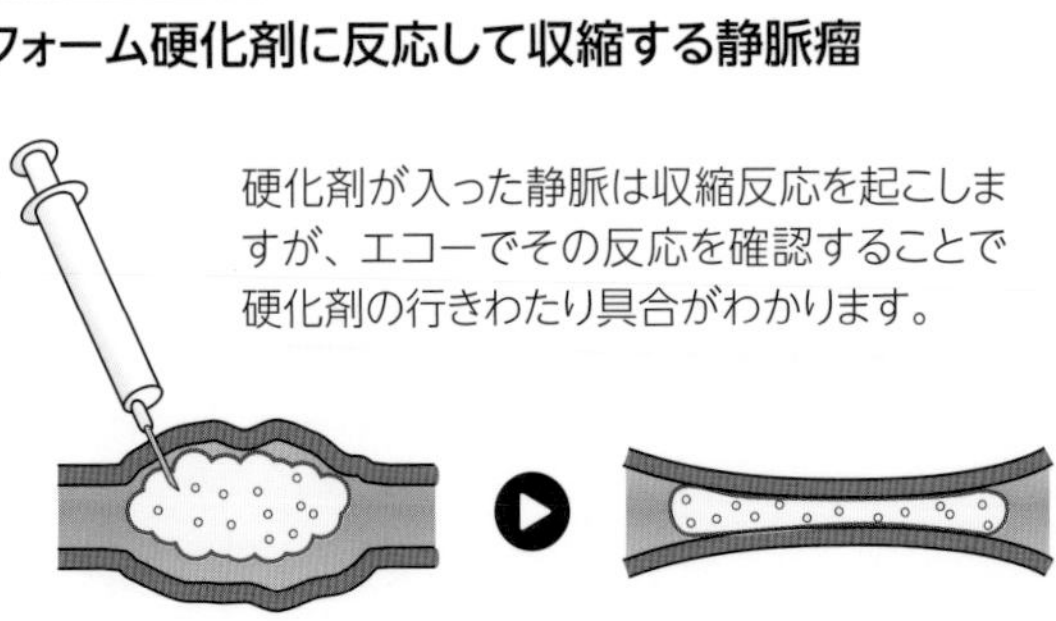

硬化剤が入った静脈は収縮反応を起こしますが、エコーでその反応を確認することで硬化剤の行きわたり具合がわかります。

とくに過量のフォーム硬化剤を卵円孔開存症（胎児期に心臓の中央に開いている卵円孔という穴が生後も閉じずに残っている病気）の患者さんに使用すると、硬化剤が下肢静脈から下大静脈を通って心臓に回り、それが頭の血管に達して脳卒中や一過性脳虚血発作を起こすリスクがあります。これを予防するため、注入する際には下肢を持ち上げて行うこととして、静脈瘤1か所あたり2～6ml、総量として10ml以下に抑えて使用することになっています。またフォーム硬化剤を作成する際に、血液に吸収されやすいCO_2を使うと、この合併症を防止することができます。

(2) フォーム硬化療法の手順

当クリニックでは次のような手順でフォーム硬化療法を施行しています。

①治療部位を決めるために、皮膚にインクなどで印をつける場合があります。
②治療部位を消毒します。
③エコーで確認しながら、治療部位の静脈に細い注射針を刺します。
④生理食塩水を注入して、安全にフォーム硬化剤が注入できるか確認します。
⑤フォーム硬化剤を注入し、注射針を抜きます。
⑥下肢を5～10分間持ち上げておきます。
⑦治療部位に柔らかい棒状の枕をあて、包帯を巻き、さらに上から弾性ストッキングを着用してもらいます。
⑧包帯は2日間巻いたままにして、自宅で外してもらいます。
⑨その後、3～4週間、日中は弾性ストッキングを着用します。

血管内焼灼術

側枝静脈瘤でも、レーザーのファイバーが通過できる程度の静脈瘤の径と曲がり具合であれば焼灼することができます。２０１８年に保険適用されたリングライトスリムファイバープローブであれば17G、ラディアルスリム２リングファイバーであれば16Gの留置針を通過させることが可能です（図38）。

なお、Gとは針の外径の単位で、ゲージと読みます。14Gは２・１㎜、16Gは１・６㎜、17Gは１・４㎜、20Gは０・９㎜、23Gは０・６㎜と、数値が上がるほど細くなります。スリムでない標準径のファイバーでは、14G以上の留置針を使わないと側枝静脈瘤の治療が不可能でしたが、スリムファイバーが使用可能となって側枝静脈瘤への血管内焼灼術はとても容易にできるようになりました。

血管内焼灼術は、周囲の神経に気をつけながらＴＬＡ麻酔下で行われます。とくに、周囲組織との癒着のために瘤の切除が難しい場合や、硬化療法が効きにくい静脈瘤に対して有用です。

なお、側枝静脈瘤の血管内焼灼術は、単独で保険適用となっていないため、伏在静脈本幹の焼灼と併せて行うか、自費診療の範囲となります。

図38　側枝静脈瘤への焼灼

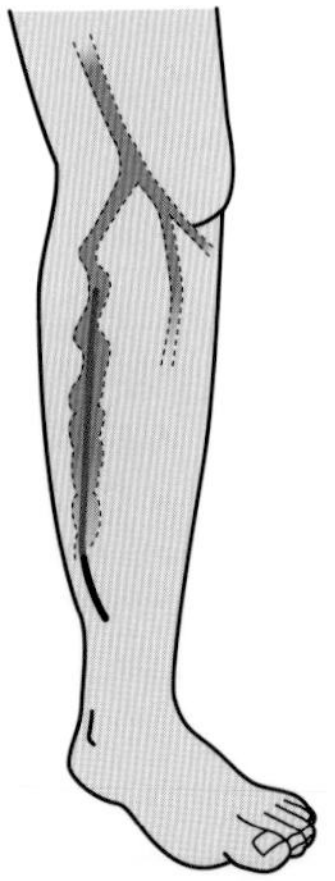

2018年にスリムファイバーが
保険収載となり、
より手技が容易になりました。

Bの症例（側枝静脈瘤）　75歳男性

以前より左脚の膝下に血管の浮き出ているところがありました。日頃、トレーニングをしていましたが、最近左脚がつりやすくなり、血管が強く浮き出るようになってきたために受診されました。

エコー検査を行ったところ、膝下に、奥の静脈からの血液が逆流している部分（不全穿通枝）があり、それも下肢静脈瘤を悪化させているものと思われました。

治療として側枝静脈瘤を焼灼しましたが、それにより穿通枝から血液が逆流する部分もふさぐことができました。

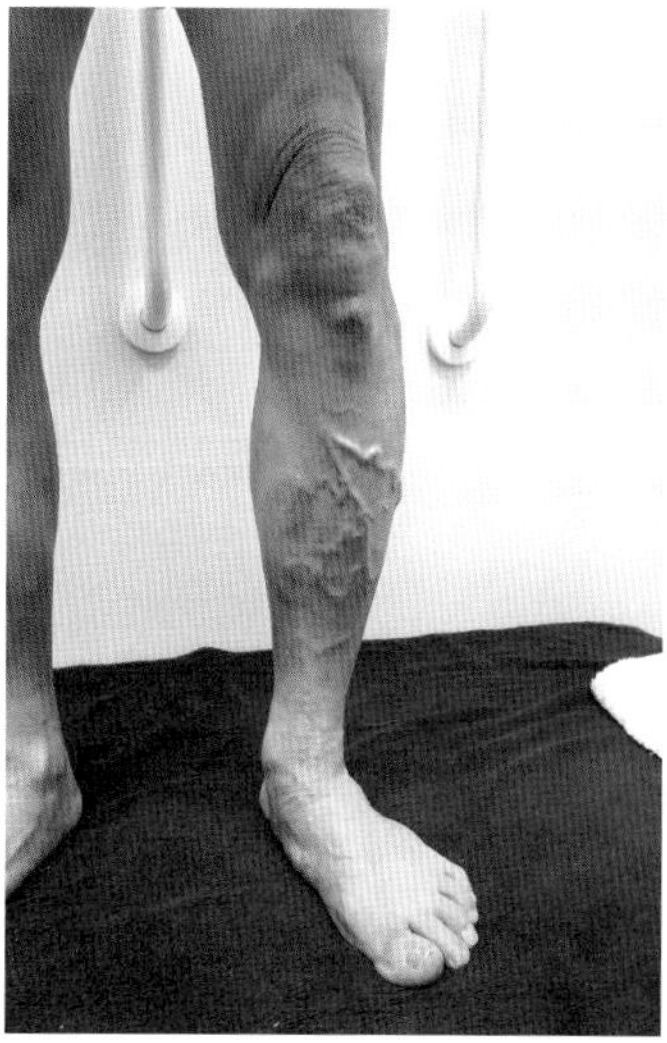
術前

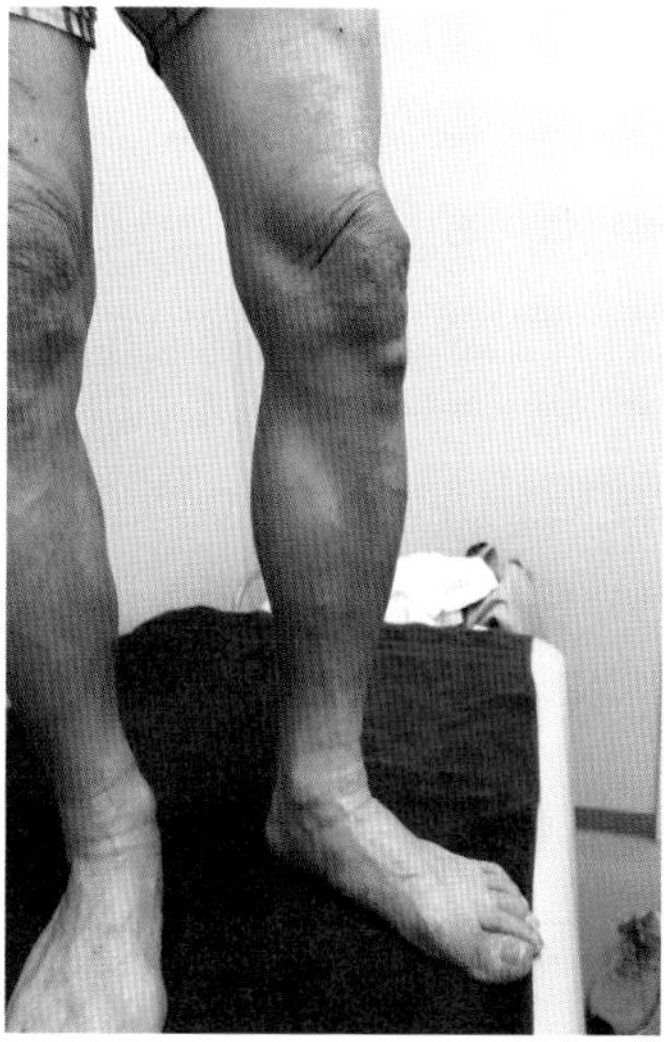
術後

A＋Bの症例

（伏在静脈本幹＋側枝の静脈瘤）　47歳男性

3年前から血管が脚に浮き出ていたそうです。最近よく脚にこむら返りが起こるようになりました。また、1年前より静脈に沿って皮膚が黒ずんできており、かゆみも出てきました。

皮膚科にかかったところ、軟膏処置だけでは治らないと説明され、血管の専門家を受診するようにいわれたため、当クリニックに来院されました。

エコー検査を行ったところ、脚に血液の逆流があり、この逆流を治さないと皮膚炎は改善しないと考えられました。

そこでレーザーによる治療を受けていただき、改善しました。

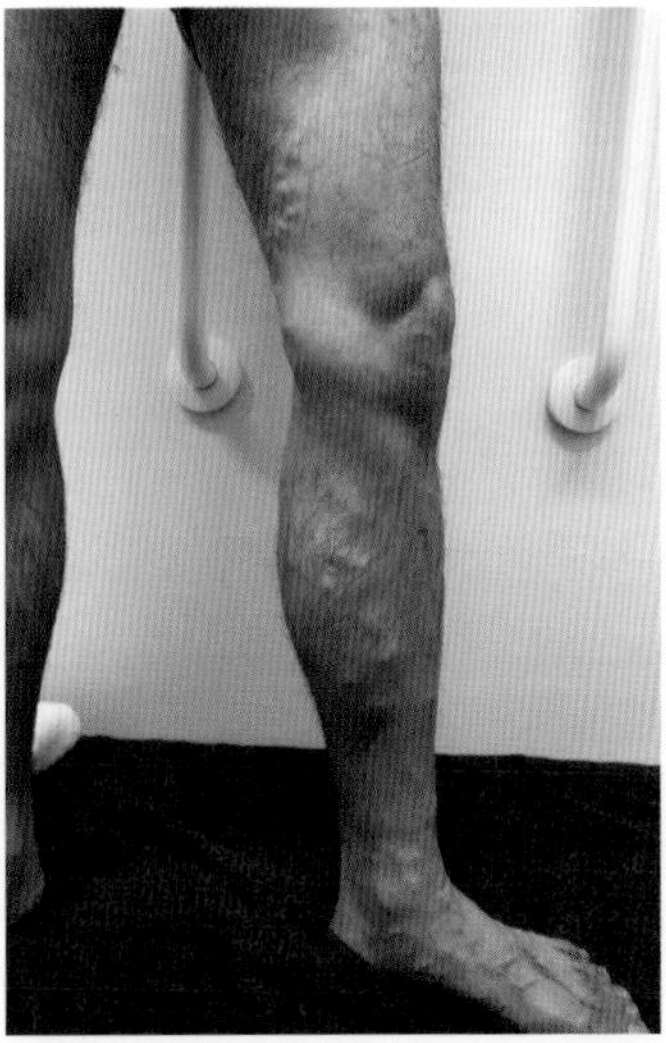

術前

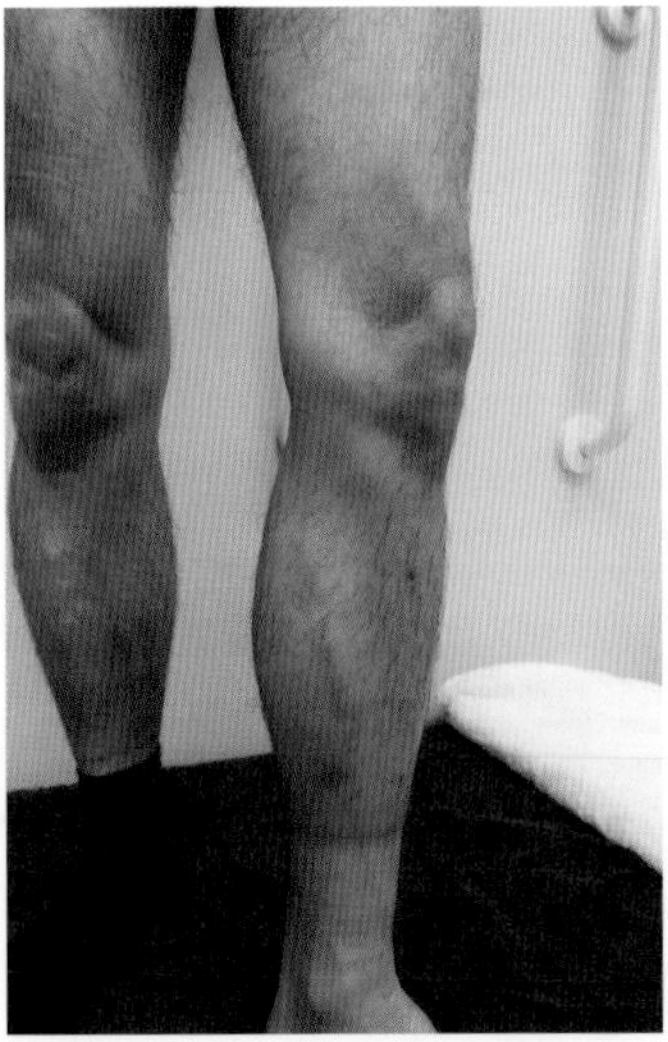

術後

Cの症例（陰部静脈瘤）　74歳女性

　第2子出産後から、陰部から太ももの裏側にかけて静脈瘤があることに気づいており、生理の際に痛むことがありましたが、様子を見ていました。次第に静脈瘤が広がってきて、半年前にはふくらはぎまでコブの範囲が伸びてきました。その頃からはコブに痛みが伴うようになり、2～3か月前からはとくに膝下の静脈瘤に沿って湿疹ができ、かゆくなってきたため来院されました。

　エコー検査を行った結果、とくに出産後の女性に起こりやすい陰部静脈瘤だと診断しました。治療する範囲が広く、静脈瘤の蛇行がかなり強いため、後述するPEM療法（バリテナ）による治療を行いました。治療後1か月半でコブは全体的に縮小し、痛みやかゆみもなくなりました。さらに静脈瘤は小さくなり、治療後4か月で受診終了となりました。

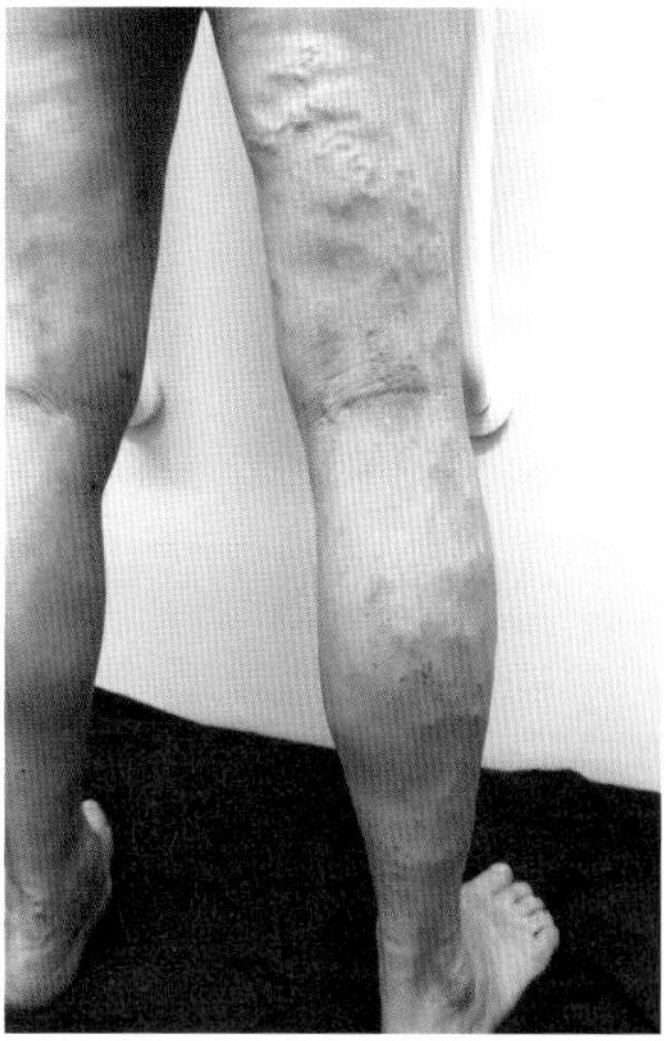

術前

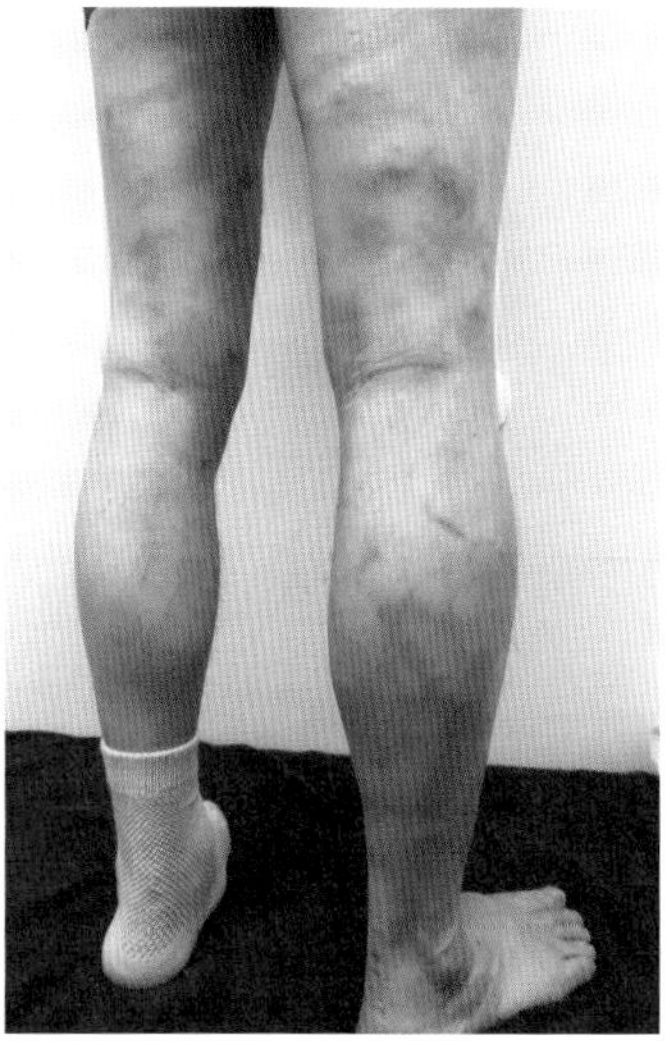

術後

D クモの巣状静脈瘤

クモの巣状静脈瘤は静脈の径が細くて切除ができないので、硬化療法が選ばれます。さらに径が細くて注射することが難しい場合には、体外から皮膚に向かって行うレーザー外照射を行います。

クモの巣状静脈瘤は、CEAP分類のC1に分類されていますが、悪化してC2となってコブになることはほとんどありません。したがって、瘤内に血栓ができることは稀ですし、重症化して皮膚炎や皮膚潰瘍を起こすことはありません。

しかし、クモの巣状静脈瘤の範囲が広がってくると、美容上の問題で女性がスカートを選ばなくなったり、泳ぎに行かなくなったりするなど、消極的な心理になることが少なくありません。肌が白い方はより目立つためか、とくに気になるようです。

当院で治療した患者さんの中にも、脚全体に広がったクモの巣状静脈瘤を治療することで、晴れやかな表情になり、心理的にも改善効果を認めた方がいました。

クモの巣状静脈瘤の治療で注意したいのは、1回の治療で終了させようとしないことです。硬化療法でもレーザー外照射でも、弱めの治療を何回かに分けて行うほうが患者さんの特性を把握しながら治療でき、良い結果に結びつきます。

硬化療法

クモの巣状静脈瘤に対する硬化療法には0・25〜0・5％の薄い硬化剤ポリドカノールを用います。まず、過剰に効くことのない弱めの作用の液状硬化剤を選び、効果が不十分な場合にはフォーム硬化剤を使います。また、一般的にフォーム硬化剤を用いる際には液状で使用した硬化剤と同等以下の濃度の硬化剤を使用することが勧められています。

硬化剤注入後は弾性包帯あるいは弾性ストッキングで2〜3週間の圧迫を行います。また、硬化剤注入後から圧迫開始までのタイミングは、他の静脈瘤の治療のように時間をあける必要はなく、当クリニックでは3分以内で開始しています。

レーザー外照射

静脈瘤が太い場合は硬化療法が優先されますが、硬化療法ができない非常に径の細いクモの巣状静脈瘤に対しては、皮膚の外から照射するレーザーを使って治療しています。

使用するレーザーの種類には、ダイレーザーとヤグレーザーがあり、両者を併用した連続照射によって相乗効果を得る機器もあります。日焼けをしているとレーザー照射の効きも変わってくるため、治療前後は日焼け止めを使用するとともに、皮膚を露出しない服装で日焼けを防ぐことが必要です。

なお、ダイレーザーの585〜595㎚の波長は酸化ヘモグロビンに吸収されやすく、赤血球を介して血管に熱変性を起こす効果があります。

波長1064㎚のヤグレーザーは酸化ヘモグロビンの吸収はダイレーザーより劣りますが、5㎜程度の皮膚の奥深くまで届く利点があります。

Dの症例（クモの巣状静脈瘤）58歳女性

左脚にクモの巣状に血管が浮き出ていて、気になったため受診されました。

エコー検査を行ったところ、クモの巣状の血管に血液の逆流はなく、血行障害の原因にはならないと判断しました。

クモの巣状静脈瘤がコブのようにふくらんだり、皮膚潰瘍を起こすことはないと説明すると、患者さん本人は安心したようですが、外見的に改善させたいとの希望があり、治療しました。

治療する血管のサイズによって、硬化療法かレーザー外照射か判断が分かれるところですが、この方の場合はレーザー外照射を選択し、クモの巣状に浮き出ていた静脈瘤は消失しました。

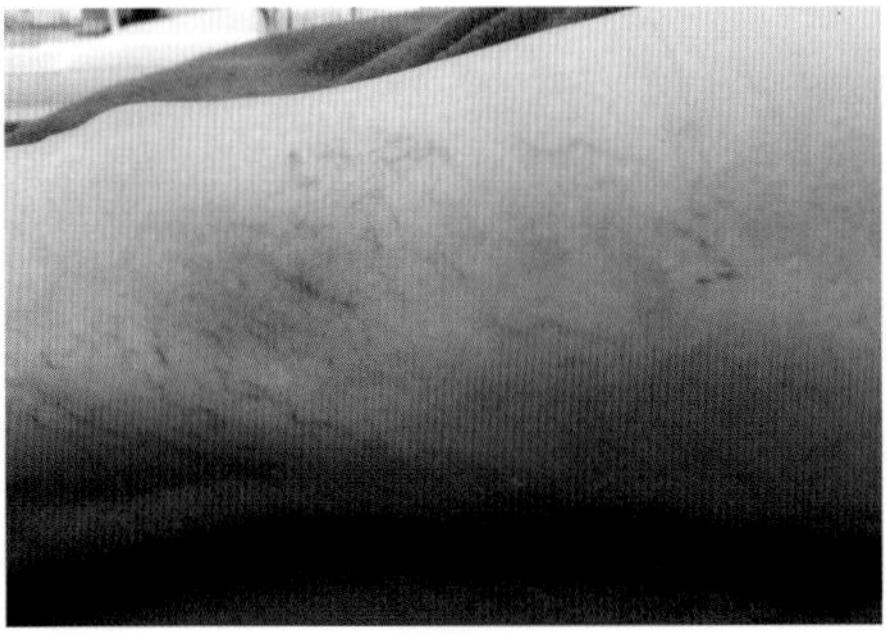

術前

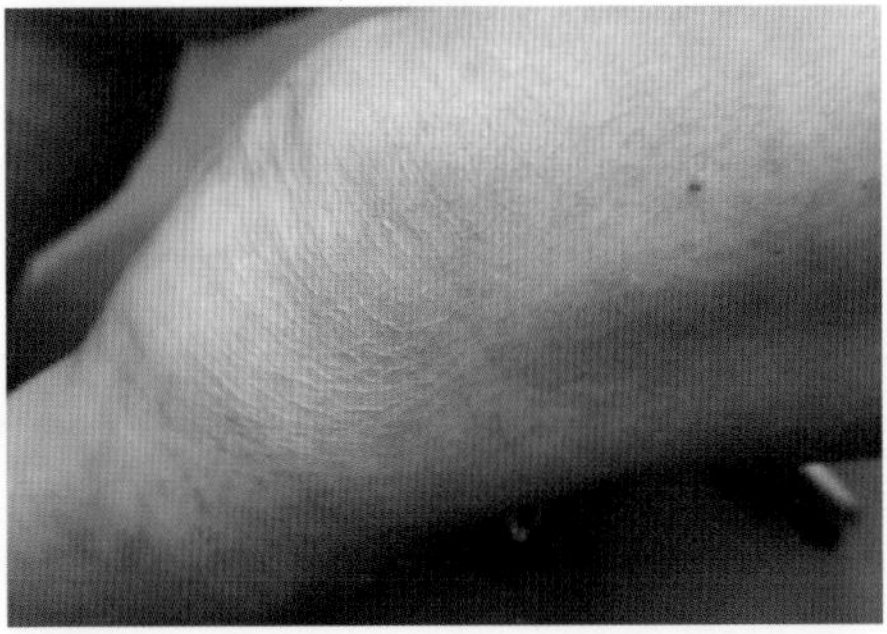

術後

重度の皮膚病変を伴っている場合の治療（不全穿通枝治療）

ほとんどの下肢静脈瘤に対する治療方針はここまで説明してきたものです。つまり、伏在静脈本幹に弁不全があれば本幹をレーザーか高周波あるいはストリッピングで対処し、側枝静脈瘤については、基本的には瘤切除あるいは硬化療法で治療します。

最近は、細径のレーザーファイバーも使用可能であり、側枝静脈瘤の治療に活用することができます（保険適用は側枝静脈瘤用とはなっていませんので、本幹治療との併用あるいは自費での治療となります）。しかし、本幹や側枝の静脈瘤のみでなく、具合の悪い穿通枝（不全穿通枝）についても治療を要することがあります（次ページ図39－A）。

ふつう、穿通枝の血流は表在静脈から深部静脈へ向かうようになっています。ところが、不全穿通枝という弁が壊れた穿通枝があると、深部静脈の血液は表在静脈の方向に逆流し、下肢静脈瘤を悪化させます。とくに皮膚潰瘍を伴うような重症な静脈瘤では、しばしば不全穿通枝の影響がみられます（次ページ図39－B）。

規模の大きな不全穿通枝（エコー検査で径3・5㎜以上、逆流時間500msec以上）は皮膚症状に悪影響を及ぼしていると見極めた上で（次ページ図39－C）、レーザーなどを用いた不全穿通枝焼灼術による治療が行われます（89ページ図40）。

図39 不全穿通枝

A 穿通枝の構造

穿通枝は表在静脈と深部静脈をつないでおり、本来は図のように表在から深部へ流れるようになっています。しかし重症な静脈瘤では弁が壊れて逆流する不全穿通枝の治療が必要になることがあります。

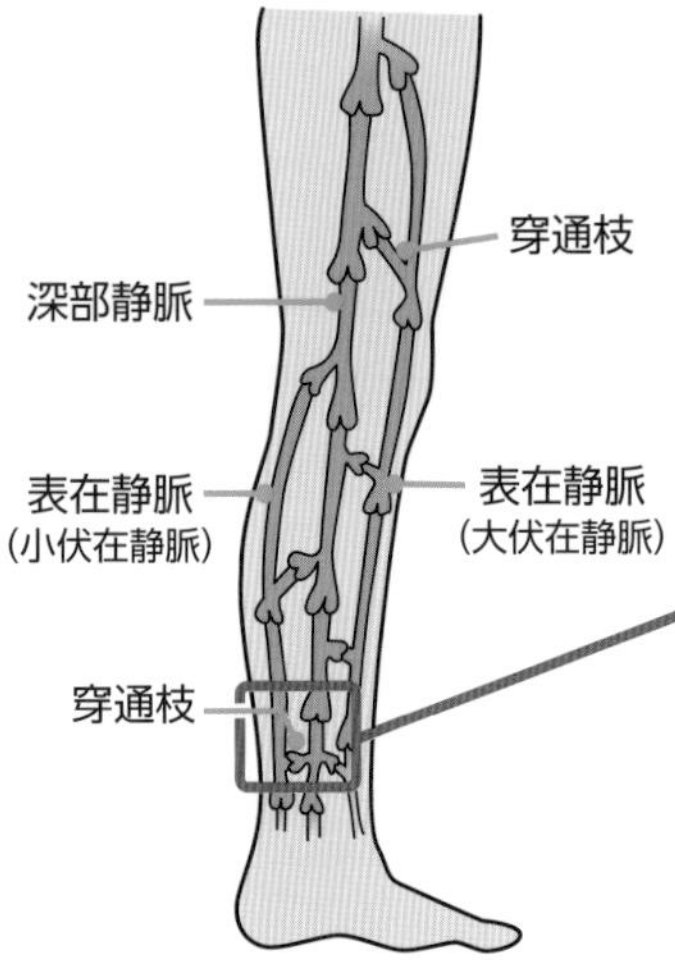

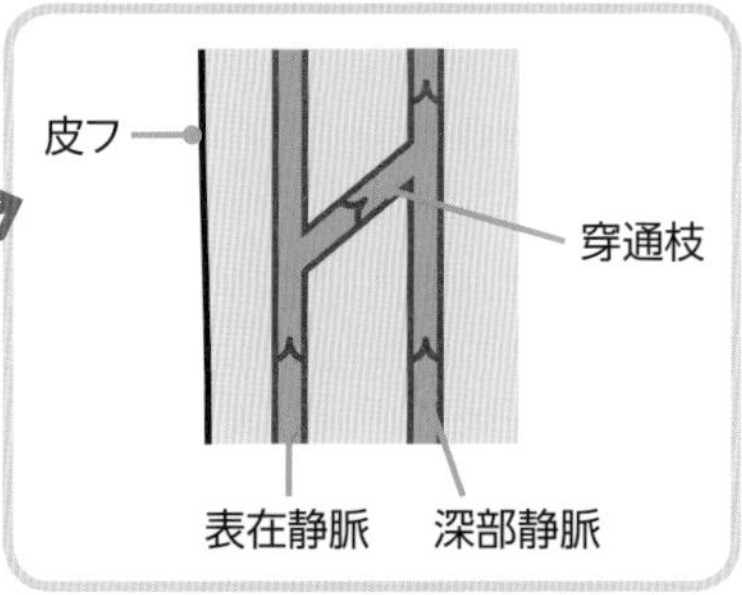

B 不全穿通枝を伴う重症な静脈瘤

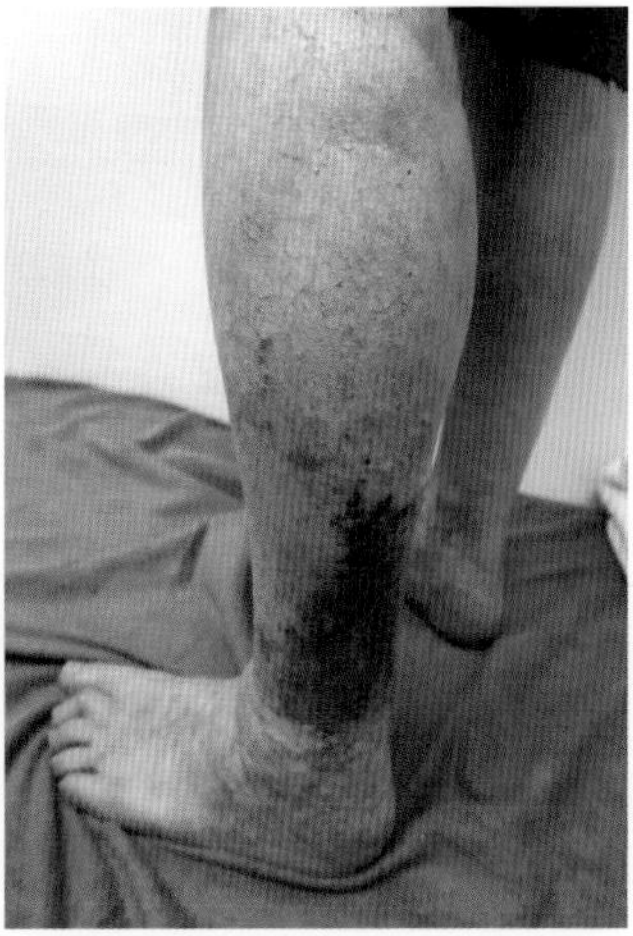

◀うっ滞性皮膚炎による色素沈着と
脂肪皮膚硬化症(C4b)が認められます。

C 不全穿通枝のエコー検査画像

奥に存在する深部静脈より蛇行した不全穿通枝を通って、血液逆流が表在静脈に注いでいる様子が観察されます。

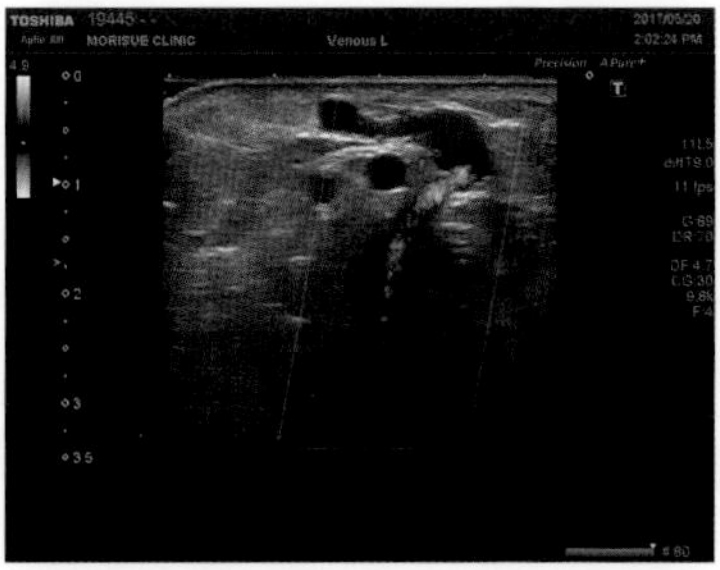

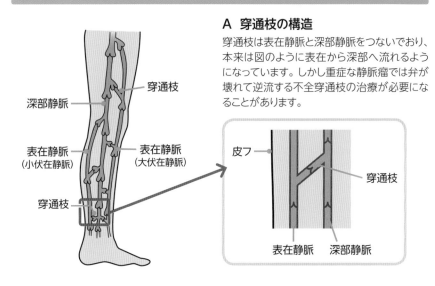

不全穿通枝焼灼術は保険が適用されていないため、伏在静脈本幹の焼灼と併せて行うか、自費診療の範囲となります。

不全穿通枝に対する治療には、他に内視鏡を使って行う筋膜下不全穿通枝切離術（SEPS）もあります。こちらは保険適用ですが、入院が必要です。病変の場所の皮膚を避けて、健常な皮膚を数㎜切開して内視鏡を入れ、単一あるいは複数の不全穿通枝を切り離します。

新世代の治療・NTNT療法

血管内焼灼術が日本でも開始されて5年以上が過ぎ、信頼に足る治療法と評価も定まってきました。そのような中、早くも新たな治療法が注目されています。

図40　不全穿通枝の血管内焼灼術

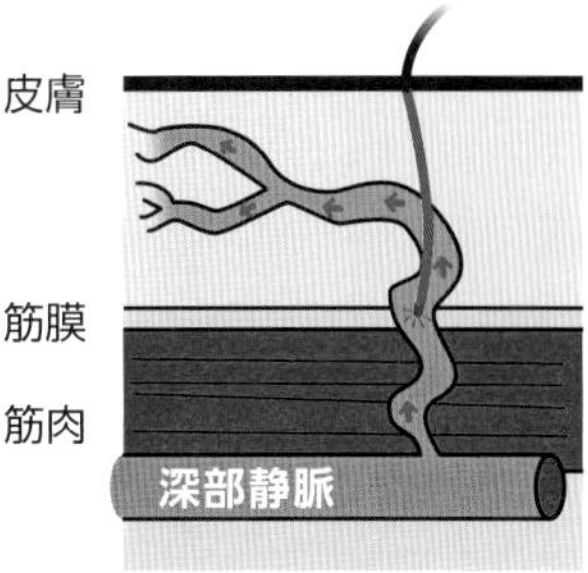

不全穿通枝の血管内焼灼術では、上図のようにレーザーファイバー先端を不全穿通枝に通し、焼灼を行います。

穿通枝治療

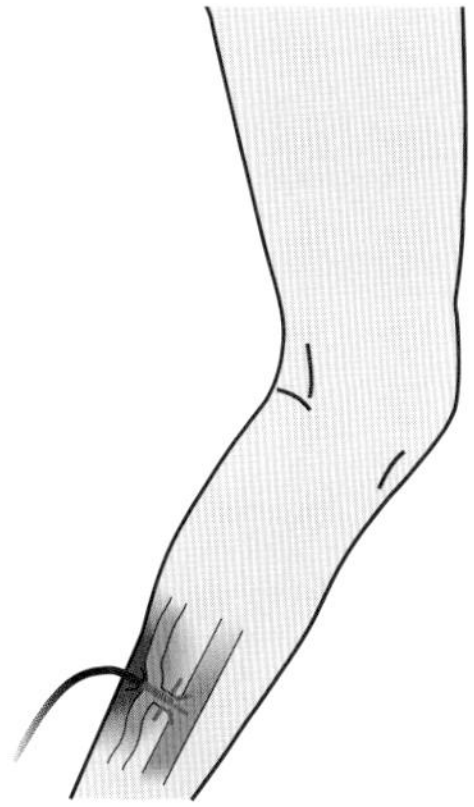

レーザーなどによる不全穿通枝の血管内焼灼術は、入院せずに治療できます。

レーザーにしても高周波にしても現在の焼灼術は熱を使う治療ですし、実施に際してはＴＬＡ麻酔が必要になります。

そのため、神経と静脈が接しているような部分、とくに膝下の大伏在静脈本幹については強力な治療が行えない状況でした。しかし実際には、膝上の大伏在静脈本幹に治療が必要なケースのうち、かなりの割合で膝下の大伏在静脈本幹も異常がみられる患者さんがいます。また膝下のみの大伏在静脈本幹の異常でも症状の重い方を見かけます。

つまり、いままでの治療では、必要性があっても十分に治療できない範囲がありました。それに対して、新世代の治療法は熱を使いませんし、ＴＬＡ麻酔も必要ありません。したがって、患者さんへの負担が少なくなり得るだけでなく、この治療法によって下肢静脈瘤の治療できる範囲が広がります。

この新世代の治療はＮＴＮＴ（non thermal non tumescent の略）療法と呼ばれています。

下肢静脈瘤の治療は、「引き抜く治療」（ストリッピング手術）から「焼く治療」（血管内焼灼術）に、そして新たに「焼かない治療」（ＮＴＮＴ療法）へと進化してきたのです。

ＮＴＮＴ療法が日本でも広まれば、さまざまな静脈瘤により適した治療が可能になるでしょう。ただ、ＮＴＮＴの長期成績が明らかになるまでは血管内焼灼術のほうが信頼性で勝りますし、閉塞させる部位を細かく設定する治療では血管内焼灼術が有利と思われます。

しかし、ＴＬＡ麻酔を行いにくい事情のある患者さんや、下腿の大伏在静脈本幹などで神経が近い静脈を治療する際には、ＮＴＮＴが望ましく、焼灼術とＮＴＮＴはしばらくの間、併存すると考えられます。

ＮＴＮＴ療法の代表は、ベナシール（VenaSeal）、クラリベイン（ClariVein）、そしてバリテナ（Varithena）の3種類です。それぞれについて説明していきましょう。

①ベナシール（VenaSeal）

下肢静脈瘤治療用の強力な接着剤（シアノアクリレート）による治療です。伏在静脈本幹の焼灼やストリッピングの代わりに、この接着剤を使って伏在静脈本幹の内膜同士を接着します。カテーテルを伏在静脈本幹に挿入し、カテーテル先端から静脈内に接着剤を注入します。

この方法では接着剤を注入した部分への圧迫は手技の最中に終わるため、術後の圧迫処置はカテーテルを入れた部位だけですみます。接着剤に対するアレルギー反応などで注意する点はありますが、すでに良好な5年成績が出ており、２０２０年初旬より保険適用で使用開始となりました。

②クラリベイン（ClariVein）

機械的カテーテル硬化療法（ＭＯＣＡ）と呼ばれ、硬化療法と機械的刺激を組み合わせた治療です。硬化療法には、刺激（ダメージ）を受けた静脈壁により強く作用するという特性があります。これを利用したもので、回転式カテーテルを使います。

カテーテルの先端に硬化剤散布ワイヤーがついており、これがモーターで回転して伏在静脈の内側をこすることで刺激を与え、硬化療法をより強く作用するようにしています。

施行する際は、伏在静脈本幹にカテーテルを移動させながら、液状硬化剤を注入します。静脈の内側をこすりながら、硬化剤を吹き付けるという仕組みの治療法です。

③バリテナ（Varithena）

バリテナは新しい硬化療法の薬剤で、これを用いたフォーム硬化療法を「ＰＥＭ療法」といいます。現在行われているフォーム硬化療法は、それぞれの医療機関で、液状の硬化剤（ポリドカノール）に空気あるいは二酸化炭素（CO_2）を混合し、注射器を使ってハンドメイドでフォーム状に泡立てて使用しています。しかし、そのフォームの粒子のサイズは不均一で、短時間で粒子が崩壊してしまいます。

それに対して、バリテナはあらかじめCO_2と酸素（O_2）を混合したフォーム状の硬化剤が専用の器具からつくり出されるようになっています。フォームの泡は細かく均一であり、そのため硬化剤の効果が安定しています。

バリテナによる治療は、いまは主にアメリカと台湾で行われています。アメリカでは２０１５年にＦＤＡの承認を受けていますが、日本ではまだ保険適用となっていません。当クリニックでは、２０１８年２月にバリテナによる治療を開始し、すでに２４８の脚に対して実施しました（２０１９年11月現在）。

バリテナ（PEM療法）による治療

バリテナによる治療の手順

バリテナは1％ポリドカノールにCO_2とO_2が35：65の割合で混合されたフォーム硬化剤です。体内に残留しやすい窒素を含まないので、ガス成分が血液に吸収されやすく、さらに酸素の配合により泡の粒子が最後まで細かく保たれるため、泡が肺や脳の血管に詰まりにくい一方、安定して静脈瘤に作用します。

TLA麻酔は必要ありませんし、もちろん全身麻酔も腰椎麻酔もいりません。ただし、伏在静脈本幹を治療する際は太めの点滴の針（17G）を用いるので、点滴の針を入れるところに0・5cc程度の局所麻酔を打ちます。麻酔はわずかしか使いませんので、麻酔薬による術後の腫れやむくみを心配される方にも最適です。

バリテナは従来の硬化療法と比較して、静脈瘤がしっかりとふさがります。また、側枝の静脈瘤も治療対象にしているので、中枢側の伏在静脈本幹と末梢側の両方に対して途切れることなく治療ができます。

治療の手順は次の通りです。

①あらかじめバリテナの準備を行います（次ページ図41－A）。

図41　バリテナ治療のポイント

A　バリテナの準備

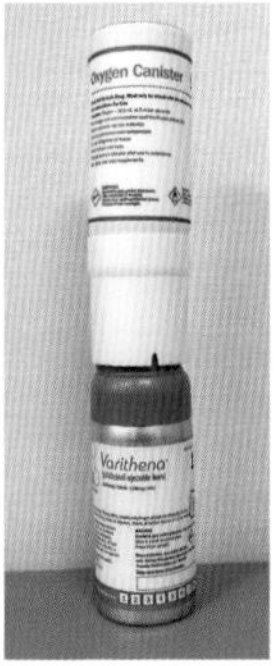

治療前に、あらかじめ白の酸素キャニスターと青のポリドカノール・キャニスターを結合させ、バリテナに酸素を混合させて活性化させます。

B　フォーム硬化剤の抽出

ポリドカノール・キャニスターの上部にバリテナ抽出ユニットを装着して使用します。注射器は気泡を崩壊させにくいシリコン除去した注射器を用い、抽出したバリテナは、75秒以内に使用します。

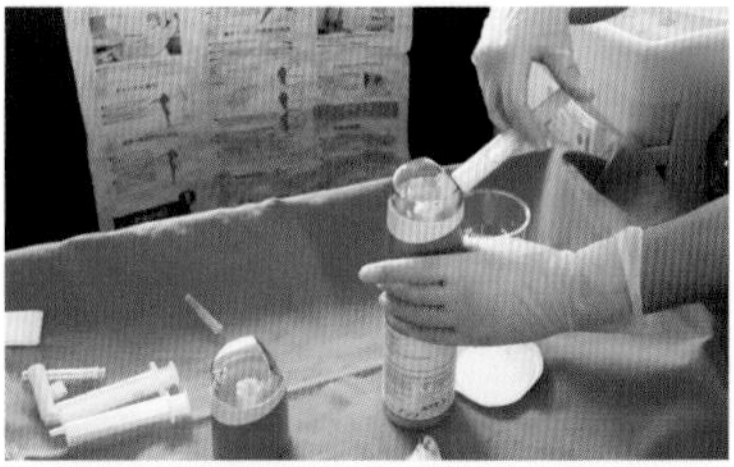

C　バリテナの注入

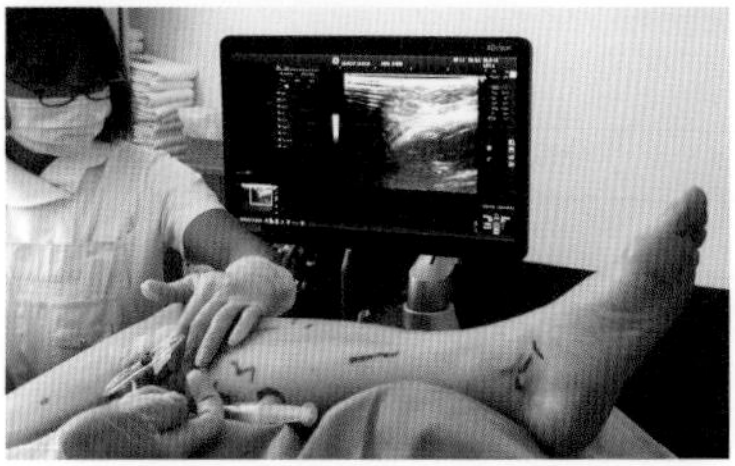

②手術前に静脈瘤の形状にマーキングを行い、その注入プランに従って、静脈瘤に注射針を入れていきます。バリテナは準備したものに抽出ユニットを装着して使います（図41－B）。

③生理食塩水を一時的に注入し、静脈瘤内をスムーズに流れるかを確認します。硬化剤が行きわたるための水路のシミュレーションです。もし、注入した際に穿通枝のほうに多く流れて、静脈瘤末梢側に十分に流れないようであれば、針を刺す部位を変えます。

④バリテナを注入する際には、脚を45度に上げておくことが重要です。これにより、バリテナを脚先に届くようにするのです。また、脚を上げると静脈内の血液が下がって空になるので、注入したバリテナが静脈に密着しやすくなります。

⑤バリテナを注入します（図41－C）。健常な静脈の場合は弁の働きにより、血液は足先から脚の

図42 バリテナの手技の1例

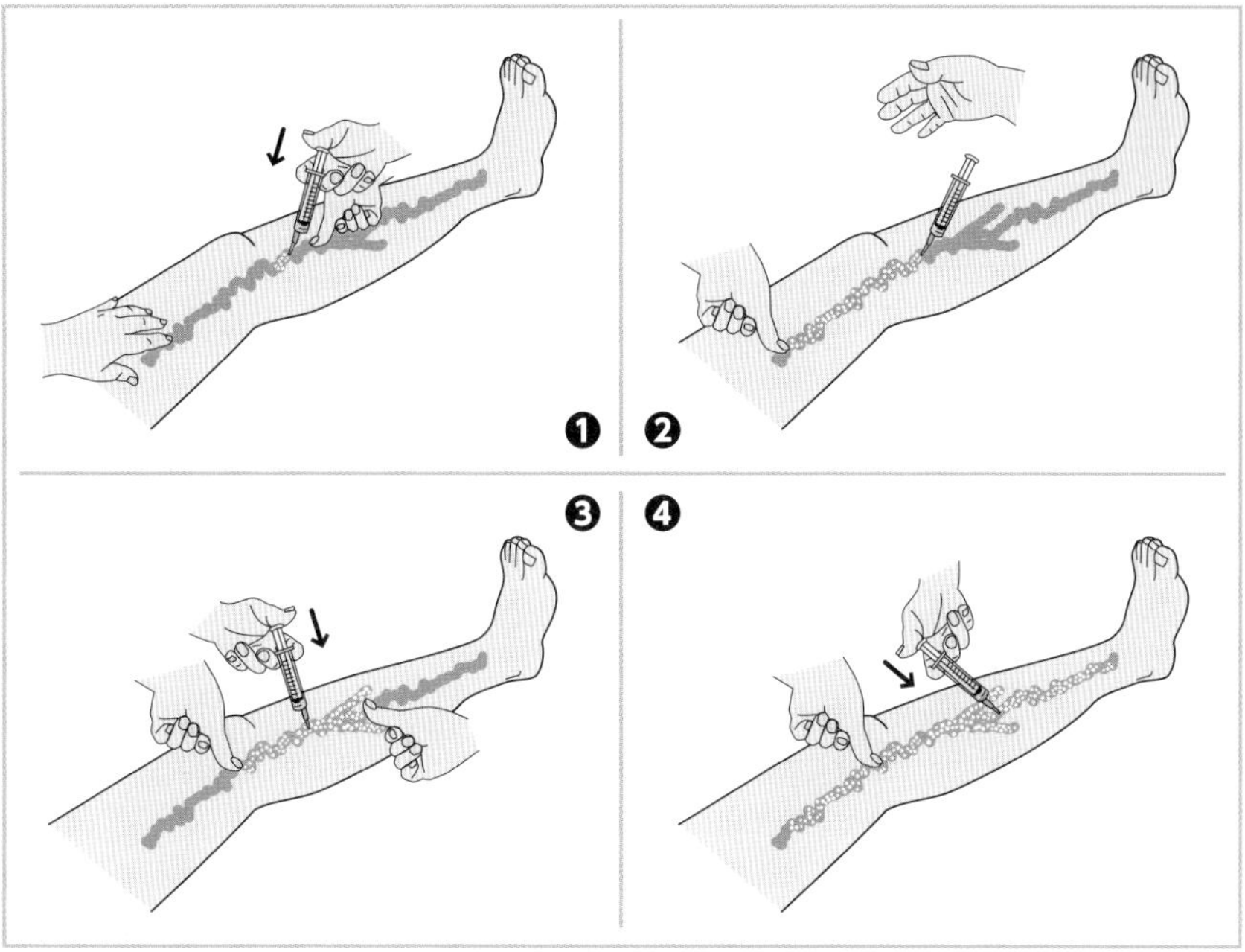

❶ 脚を上げた状態で大伏在静脈の膝部よりバリテナを注入します。

❷ バリテナが大伏在静脈根部に到達した時点で、根部を圧迫閉鎖します。
バリテナは大伏在静脈根部で反転し、大伏在静脈の末梢側に向かいます。

❸ 追加のバリテナを大伏在静脈本幹末梢側へ注入します。
下腿大伏在静脈本幹末梢を圧迫閉鎖し、バリテナを側枝静脈瘤へ誘導します。

❹ 大伏在静脈本幹の中枢側を圧迫閉鎖しつつ、本幹末梢へバリテナを追加注入します。

バリテナ注入後は10分間下肢挙上を維持します。その後、静脈瘤に圧迫沈子を当てた上で弾性包帯および弾性ストッキングで圧迫します。そして10分間、院内歩行して手技終了となります。
術後は2日間弾性包帯+弾性ストッキング、その後12日間弾性ストッキング着用とし、1日最低10分間歩行していただきます。

付け根に向かって流れるだけですが、静脈瘤の中は弁が機能していないので血液は脚先方向へも流れます。その特性を利用して、CO_2とO_2の気泡を含んだバリテナは、脚を上げて注入すると、静脈瘤の中を優先的にたどって脚先へとのぼっていきます。

⑦注入後10分経過すると、大部分の気泡は消え、バリテナの移動が落ち着いてきます。

⑧包帯と弾性ストッキングを着用して手技は終了です。その後、引き続いて10分ほど院内を歩行してもらいます。

⑨施行後は圧迫処置が重要で、とくに術後48時間は包帯と弾性ストッキングを着用し続け、その後は12日間弾性ストッキングを着用します。

⑩治療後は1日10分以上歩く必要があります。

前ページ図42にバリテナの手技の1例を示します。

バリテナのメリットとデメリット

バリテナのメリットは、熱を使わないため、神経がすぐ近くにある静脈瘤にもためらうことなく治療ができることです。

また、伏在静脈本幹から末梢の静脈瘤まで途切れることなく、ひとつながりに治療できるので、病気の期間が長かったり再発したりして複雑な構造になった静脈瘤には有効な治療法だと思われます。詳細は後述しますが、病気の期間の長いうっ滞性皮膚炎・皮膚潰瘍を伴うような下肢静脈瘤の治療には最も効果的です。

具合の悪い静脈が枝分かれして広がっている場合でも、バリテナには枝分かれを満たして治療できるメリットがあり、少ない工程で仕上げることができます。

一方、バリテナのデメリットは14日間にわたって治療部位を圧迫する必要があることです。寝ているときも弾性ストッキングを着用しなければなりません。ですから、夏場にはお勧めしません。また、かぶれるなどの皮膚トラブルが心配されるからです。また、治療部分の血管はゆるやかに変化し、数か月して治療効果が安定します。

しかし、TLA麻酔を使った場合に伴うむくみはなく、血管を焼灼した後の引きつれ感や、通常のフォーム硬化療法で一時期生じるしこりはほとんど認められません。そのため、治療後の違和感の少ない治療法となっています。

また、他の下肢静脈瘤治療と組み合わせて活用できる点は、これまでの硬化療法と同様であり、応用範囲の広い治療法となっています。

バリテナが適している症例

バリテナがとくに適している静脈瘤は次のようなものです。

(1) 皮下脂肪が少なく、静脈瘤と皮膚がとても接近している静脈瘤

静脈瘤が皮下脂肪の少ないところにあると、血管内焼灼術を行った後に皮膚の引きつれを生じることがあります。バリテナで治療した場合、静脈瘤の周囲の組織への影響は少なく、術後の引きつれを避けることができます。

(2) 下腿の大伏在静脈本幹の弁不全、神経が近いところにある静脈瘤

下腿の大伏在静脈本幹は、伏在神経とかなり接近しています。そのため、ストリッピング手術でも下腿側（膝下）の本幹は治療せずに残す場合があります。また血管内焼灼術でも、下腿では出力を落とすなどの配慮を行っています。

しかし、バリテナではそうした配慮はまったく必要ありません。

(3) コブが広範囲で複雑な静脈瘤

病気の期間が長くなり、広範囲かつ複雑になった静脈瘤では、血管内焼灼術や瘤切除、硬化療法では病変全体を治療しにくいこともあります。バリテナは治療する静脈瘤のほぼ全域を満たすように注入することが可能で、より少ない工程で治療を終えることができます。

(4) うっ滞性皮膚炎・皮膚潰瘍を合併した静脈瘤

うっ滞性皮膚炎・皮膚潰瘍の部分の静脈瘤は細かく、しかも入り組んでいます。バリテナの粒子は細かいので、病変の部位の細い静脈瘤にも流れ込み、静脈瘤を収縮させます。そのため潰瘍部分の循環を改善する効果があるのです。

(5) 陰部静脈瘤

陰部静脈瘤では従来から硬化療法や瘤切除が行われていますが、バリテナによる治療は皮膚の切開が必要なく、施行後の皮膚の色素沈着や静脈の硬結が少ない点で有利です。体外からのエコー検査で把握しにくい骨盤近くの静脈瘤へのバリテナ注入の場合は、レントゲンで静脈を透視して確認しながら治療することもあります。

(6) 蛇行が強く、範囲が広い静脈瘤（図43）

静脈瘤の中には、曲がっている部位がたくさん存在し、下肢の広い範囲に及ぶものもあります。

その場合、瘤切除であれば皮膚を切開する箇所が多くなり、これまでの硬化療法では色素沈着や静脈にしこりができることに気をつけなければなりませんが、バリテナでは皮膚切開の必要がなく、色素沈着やしこりは起こったとしても軽微です。

図43　バリテナに適した静脈瘤

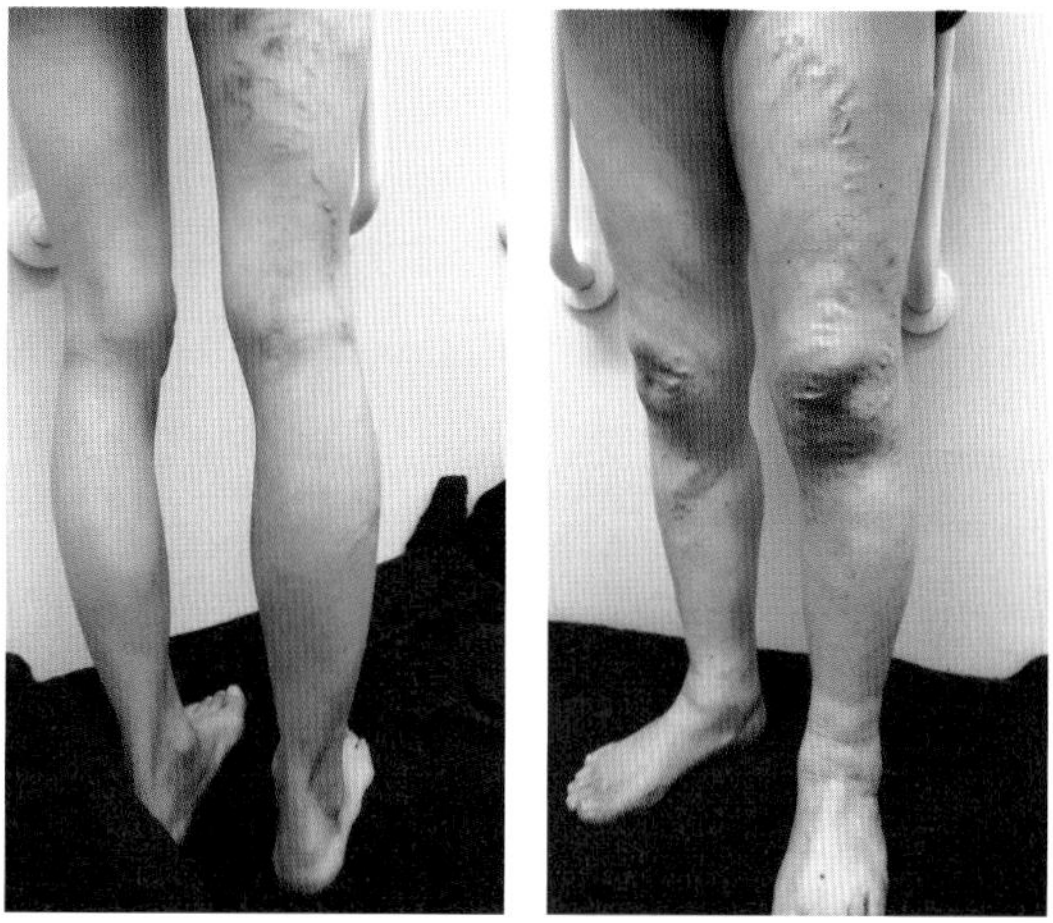

左の写真のように大腿後面に、あるいは右の写真のように大腿前面に、蛇行して下腿外側に伸びる静脈瘤はバリテナの良い適応の一つです。

バリテナの不得意な症例

バリテナは曲りの強い静脈瘤で効果を発揮しやすい特性があります。逆に、径が8㎜以上のまっすぐな膝上の大伏在静脈本幹や小伏在静脈本幹については、現在のところストリッピングや血管内焼灼術のほうが効果が安定しています。

バリテナの適応禁忌

①ポリドカノールに対するアレルギー
②深部静脈血栓症、肺塞栓症
③血液凝固異常
④妊娠
⑤弾性ストッキングを着用できない方

バリテナの慎重投与が必要な例

①脳卒中、一過性脳虚血発作
②血圧コントロール不良
③心不全、卵円孔開存、胸痛、狭心症
④肝・腎疾患
⑤下肢動脈疾患
⑥歩行困難
⑦深部静脈血栓症、肺塞栓症の既往
⑧3か月以内の大手術、長期入院直後
⑨18歳未満

バリテナの症例　35歳男性

半年前から右足首のきず口が開いたままとなり、痛みもあって皮膚科に通院しましたが、治らない状況が続いたために当院を受診されました。エコー検査の結果、右大伏在静脈本幹が逆流しており、下肢静脈瘤が原因で、うっ滞性皮膚潰瘍を生じたことがわかりました。

大腿から下腿の上3分の1の範囲の大伏在静脈本幹をレーザーにより治療しましたが、その後の1か月も下腿潰瘍部の疼痛が続きました。

そこで、バリテナによる治療を下腿静脈に行ったところ、速やかに皮膚潰瘍は閉じ、疼痛もなくなりました。

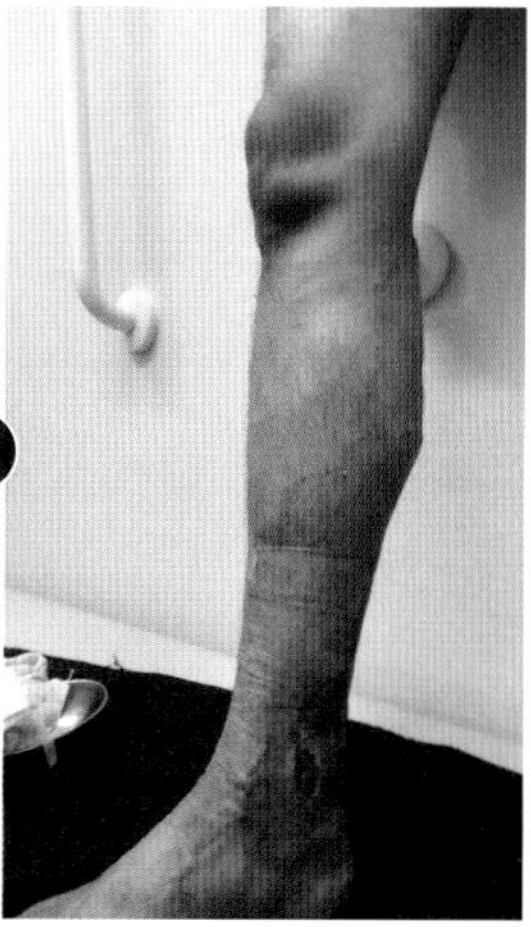

レーザーによる
血管内焼灼術術後
（バリテナ前）

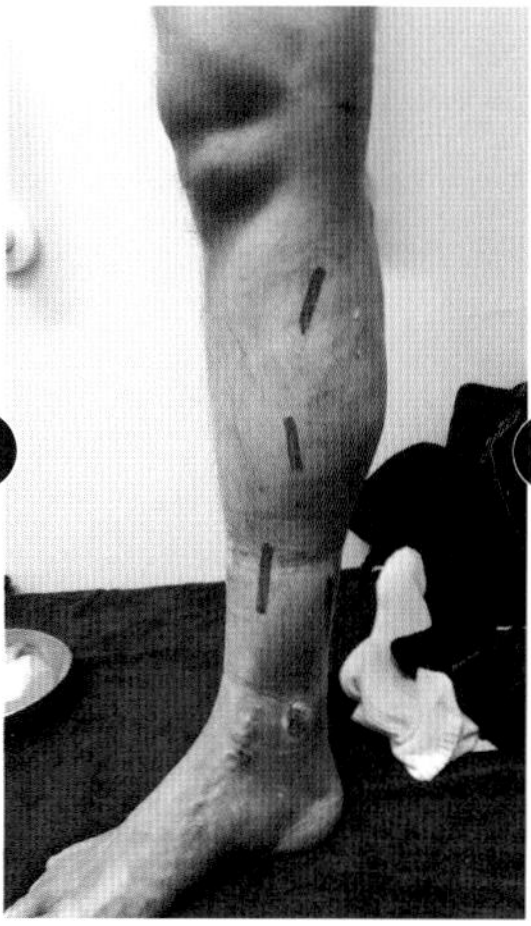

バリテナ直後
（赤のラインから注入）

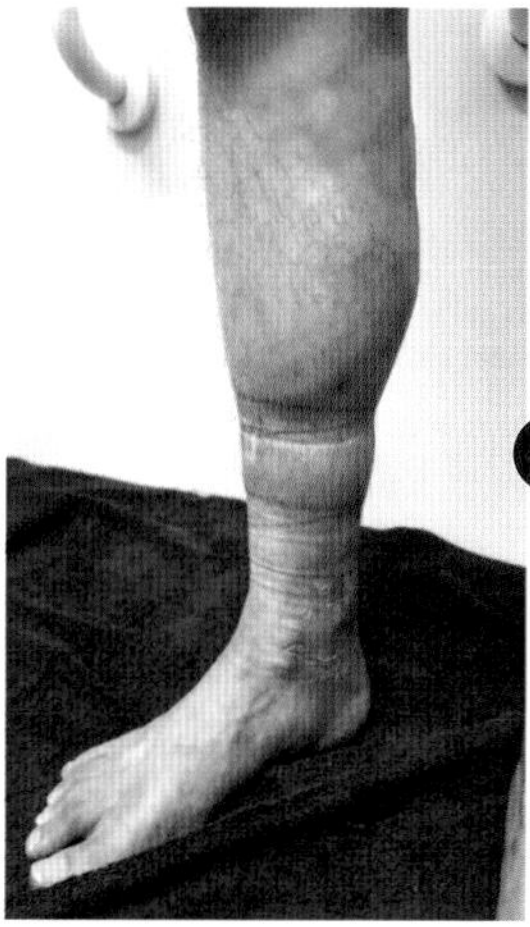

バリテナ1か月後

第3章

弾性ストッキングはどのように活用するのか

弾性ストッキングにはどんな効果があるのか

この章では、下肢静脈瘤の治療に欠かせない弾性ストッキングについて解説します。

弾性ストッキングは、医療用のストッキングであり、脚に適度な圧力を与えて余分な血液がたまることを予防し、脚の奥の静脈の流れを助けます。これを「圧迫療法」といいます。極めて軽症の下肢静脈瘤治療、手術後や硬化療法後の静脈瘤の圧迫などの診療場面で多く用いられます。

下肢静脈瘤の治療（手術）後に弾性ストッキングを着用する目的は主に次の3点です。

①術後の血栓症の発症を予防すること

②ＴＬＡ麻酔による術後の浮腫（むくみ）を早期に改善すること

③止血すること

また、下肢静脈瘤に硬化療法を行う場合には圧迫療法は必須となるので、弾性ストッキングを着用できないのであれば、硬化療法以外の治療法を選択することになります。

弾性ストッキングによる圧迫療法は、あくまでも進行防止、現状維持が目的で、下肢静脈瘤そのものが治るわけではありません。そして、正しく使用しないと十分な効果が得られません。

弾性ストッキングの作用は大きく次の2つです。

まず、脚の静脈血は、筋肉が活動すると筋ポンプ作用によって胴体のほうへ押し上げられます。

弾性ストッキングを着用すると、下肢の静脈は運動する筋肉とストッキングに挟まれるような形になるため、静脈はより確実に筋肉に圧迫されるようになり、筋ポンプ作用が強まります（図44作用1）。

その改善効果により、静脈瘤のある部位も含めて血液停滞は減り、下肢組織の血流が改善します。

また、「下肢静脈瘤と区別する疾患」として後述しますが、リンパ浮腫という病気があります。これはリンパ管の通りが悪化し、リンパ液が停滞してむくみが生じる病気です。がんの治療などでリンパ節を切除した後でも見られます。

このリンパ浮腫の治療にも弾性ストッキングが用いられます。リンパ浮腫では間質《かんしつ》（組織の細胞の外ではあるが、血管内やリンパ管内ではない部位、つまり脚であれば皮下の脂肪組織や筋・腱の隙間）に液体がたまりますが、弾性ストッキングで圧迫することで下肢の間質の圧が高まり、血管内から間質への水分流出を抑えることができます（図44作用2）。

図44　弾性ストッキングの作用

作用1　弾性ストッキングを着用すると、静脈が筋肉と弾性ストッキングに強く挟まれるようになり、静脈の筋ポンプ作用が強まります。

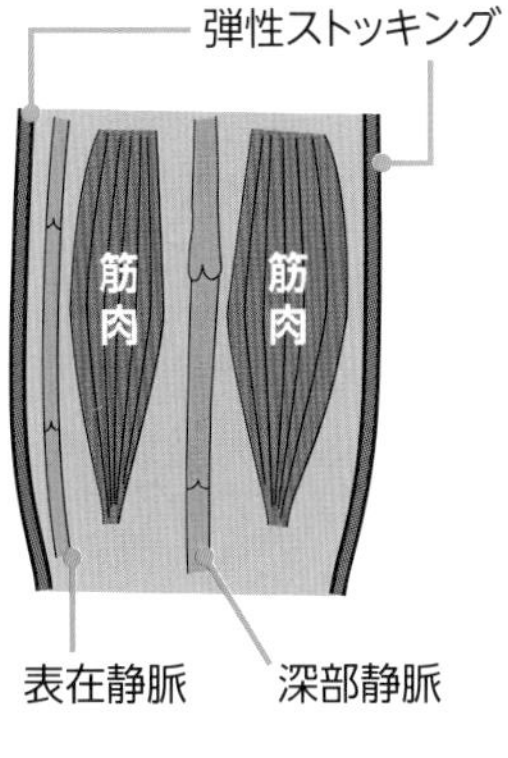

作用2　毛細血管の水分のバランスは、動脈側の血管内圧が高いため、水分や酸素、栄養分が間質に押し出され、逆に静脈圧は低いため、間質から水分、二酸化炭素や老廃物が回収されます。弾性ストッキングの圧迫により間質圧を上げると血管内から間質への水分流出を抑えることができます。

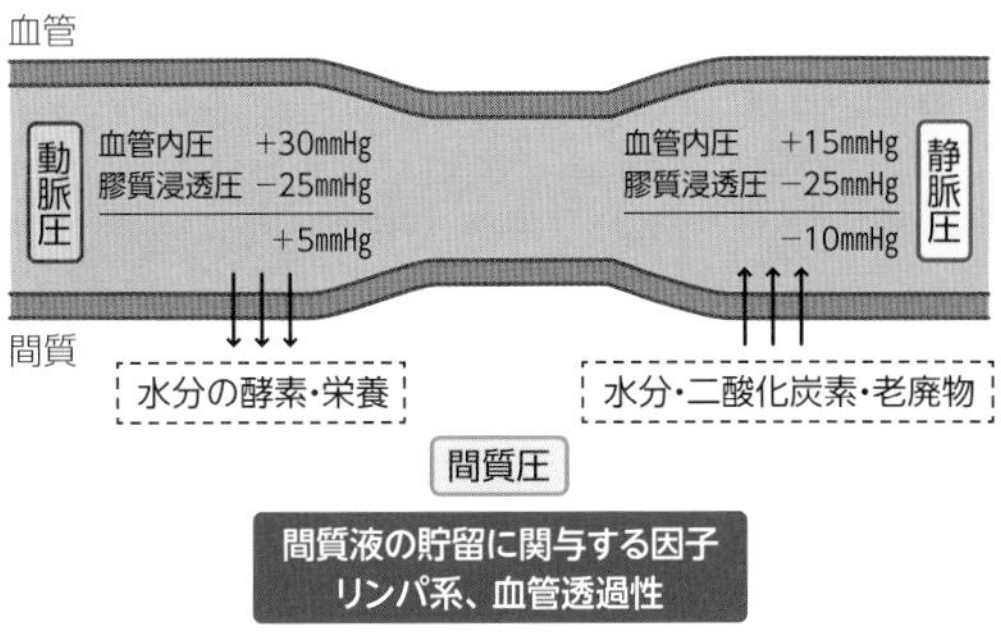

このように、弾性ストッキングは、リンパも含めた下肢脈管の循環改善に非常に有用です。

なお、下肢静脈瘤の硬化療法における弾性ストッキングの役割は、硬化剤の作用した静脈の内側同士を密着させ、炎症を引き起こす血栓を防ぐことにあります。

弾性ストッキングは「圧迫圧」と「伸び硬度」で選ぶ

弾性ストッキングにはさまざまな種類があります。治療効果を上げるためにも、それぞれの弾性ストッキングの長所と短所を把握した上で、自分の病態と生活に適した弾性ストッキングを選択することが大切です。適切なものを選ぶために、医師や弾性ストッキングコンダクターのアドバイスに従うことをお勧めします。

図45のように、基本は病態や圧迫する圧力、伸び硬度などでストッキングのタイプが決定されます。

図45　弾性ストッキングの選択法

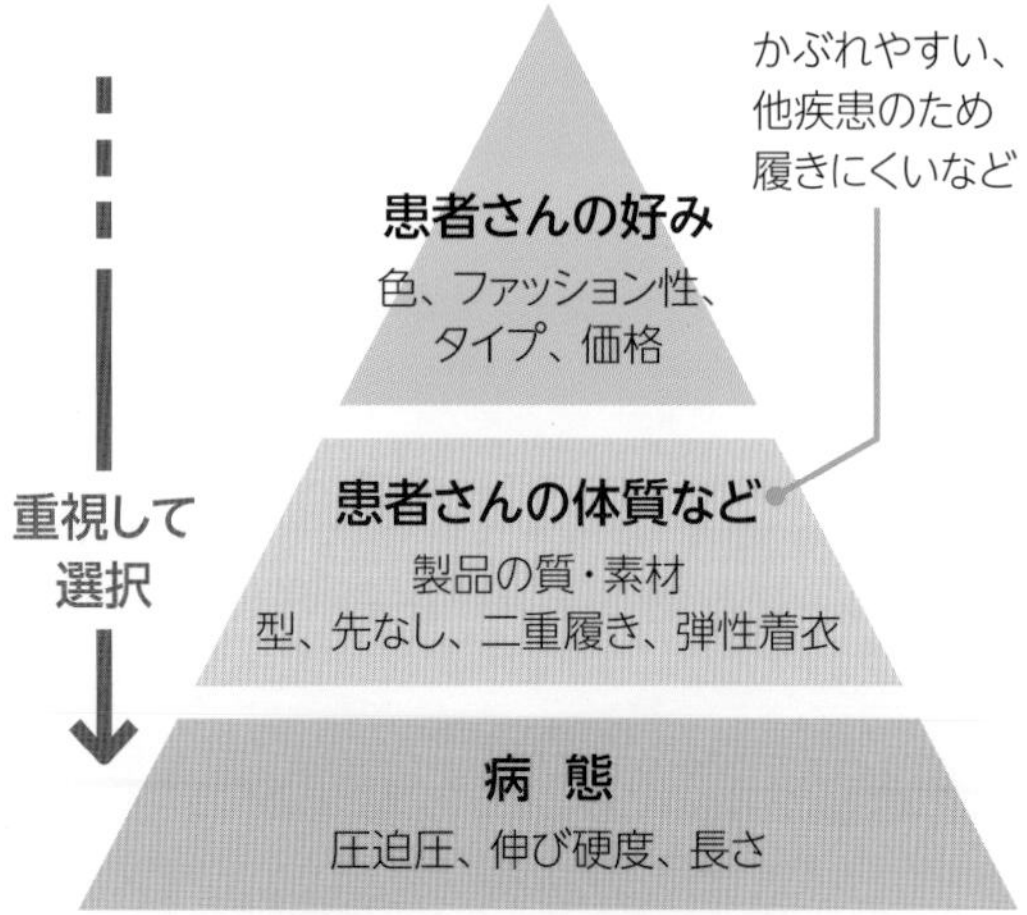

三角形の土台側から重視して、
弾性ストッキングを選択します。

その上で、自分の体質や好みに合ったものを選ぶことで、弾性ストッキングが有効に活用されるようになります。

①圧迫圧の選択

弾性ストッキングを選ぶ際には、まず「圧迫圧」の選択が重要になります。

医療で使われる弾性ストッキングは、単純にきつく足を締めつけるわけではありません。静脈血やリンパ液を心臓へと流れやすくするため、足首の圧迫圧がいちばん強く、足の上部に行くにつれて段階的に圧迫圧が弱くなるように設計されています。これは「段階的圧迫法」と呼ばれており、圧迫の強さは、「足関節10：下腿7：大腿4」の比率になっています。弾性ストッキングの圧迫圧の表示は、最も圧迫の強い足関節部の圧迫圧が基準になっています。

図46 病態に応じた弾性ストッキング圧迫圧の選択 *10

圧迫圧	病態
20〜30㎜Hg未満	深部静脈血栓症の予防（16〜20㎜Hg） 静脈瘤の予防 健常者、他疾患による浮腫
20〜30㎜Hg（18〜21）	軽度静脈瘤 高齢者静脈瘤
30〜40㎜Hg（23〜32）	下肢静脈瘤 静脈血栓後遺症（血栓後症候群）※ 軽度リンパ浮腫
40〜50㎜Hg（34〜46）	高度浮腫、静脈血栓後遺症（血栓後症候群）※ リンパ浮腫
50㎜Hg以上	高度リンパ浮腫

カッコ内の数値は、シグバリス社などの製品に表示されている圧迫圧
※静脈血栓後遺症：深部静脈血栓症になった後、静脈の詰まりや静脈弁の損傷によりむくみや皮膚炎・皮膚潰瘍などが生じる疾患。

前ページ図46に示すような病態によって、患者さんの受け入れをみながら圧迫圧を選択します。下肢静脈瘤の手術後の圧迫には、20㎜Hg前後の圧迫圧の弾性ストッキングを使用しますが、リンパ浮腫では、より高い圧迫圧のものを選択します。また、製品によって表示規格が異なることもあるので注意しましょう。

②伸び硬度と伸縮性

弾性ストッキングには、強く引っ張ったときによく伸びる製品と伸びない製品があります。この伸びやすさを決めているのが「伸び硬度」で、「伸縮性」とは反比例します。伸び硬度が大きくなるほど、弾性ストッキングの筋ポンプ作用はより強くなります。

弾性ストッキングによる圧迫圧は、歩行などの運動時に筋肉が収縮・弛緩するのに応じて変化します。この運動時の圧迫圧の変化は、伸び硬度が大きい（つまり伸縮性が小さい）弾性ストッキングで大きくなります。

そして、高度の慢性静脈不全、リンパ浮腫について治療効果を得るためには、伸び硬度の大きい弾性ストッキングを選択して、圧迫圧を上げるようにします。

伸び硬度は、ストッキングの編み方、糸の太さや素材によって変化します。一般に、丸編み（円形の編み機を使ってつくる筒状の製品）よりも平編み（針が横に直線に並んだ編み機を使ってつくる板状の製品）のほうが、そして糸の素材はポリウレタン（弾性糸）よりもナイロン（非弾性糸）のほうが伸び硬度は大きくなります。

したがって、高度の慢性静脈不全やリンパ浮腫の治療には、平編みのストッキングが用いられることがあります。

また、丸編み製品ではより強く安定した圧迫圧を得るために、横糸（インレイ糸）が使われることが多く、横糸はらせん状に挿入されています（図47－A）。

糸の素材は主にナイロンやポリウレタンなどの合成繊維ですが、耐久性を向上させるために、ポリウレタン糸（弾性糸）を核としてナイロン糸（非弾性糸）を巻きつけたSCY（シングルカバードヤーン）やDCY（ダブルカバードヤーン）に加工されています（図47－B）。

図47　弾性ストッキングの丸編みと糸の構造

A　高度圧迫圧の弾性ストッキングに採用されている横糸

B　非弾性を巻きつけたDCY（ダブルカバードヤーン）

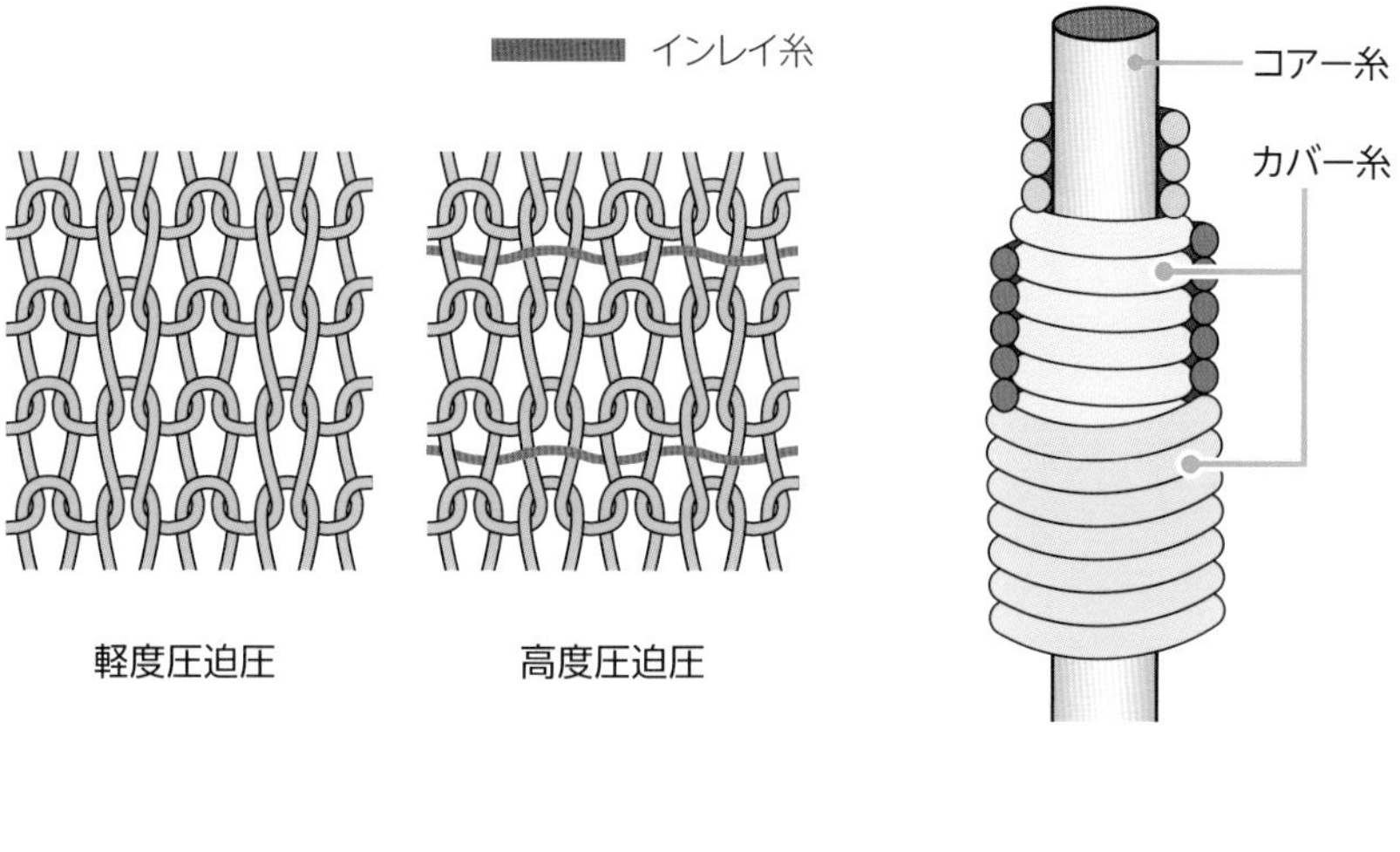

③ 弾性ストッキングのタイプ

弾性ストッキングのタイプには、膝下までのハイソックスタイプ、太ももまでのストッキングタイプ、お腹まであるパンティストッキングタイプの3種類があります。

下肢静脈瘤治療の際のストッキングの役割は、深部静脈の流れを改善する働きと、治療している表在静脈を圧迫する働きとがあります。深部静脈の流れを改善する目的だけであれば、ハイソックスタイプでもある程度効果があります。

硬化療法を行う場合は、治療する部位の静脈の圧迫が必須になるので、部位によってはストッキングタイプやパンティストッキングタイプが必要になります。

(1) ハイソックスタイプ

膝下までの長さのストッキングで、着脱が比較的容易で、安価です。しかし、大腿の静脈瘤に硬化療法を行うときは、治療時に追加で大腿部圧迫用の製品を購入することになります。

(2) ストッキングタイプ

太ももまでの長さのストッキングです。(4)のパンストタイプよりは着脱が容易で、蒸し暑さも少ないので暑い時期には好まれます。ただ、ずり落ちやすいためにストッキングが食い込んで、皮膚がかぶれたりする場合もあり、注意して着用します。

ずり落ちないようにガーターベルトを使用したり、シリコンなどのバンドが付いている製品もありますが、汗などで太ももがかぶれたり水疱ができることがあるので、パットを入れたり、ガードルを下に履いたりなどの工夫をします。

(3) ウエストベルト付き片足ストッキングタイプ

左右の下肢の太さに差のあるリンパ浮腫の方によく使われます。太ももにストッキングが食い込むことがあるので、パットを挟むなど工夫して使用します。

(4) パンティストッキングタイプ

パンストタイプは太ももまで圧迫でき、食い込みやずり落ちがなく、ファッションの面でも良いものです。ただ、夏場は履きにくく、片脚だけの病気の場合にも両下肢に履かなければならないという欠点もあります。

(5) 二重履きタイプ

弾性ストッキングは普通の靴下より硬くできており、履くときにはある程度の指先の力を必要とします。二重履きタイプは圧迫圧が弱めのストッキングを2枚重ねで履きます。そのため、指先の力が弱い方でも容易に使えます。製品はハイソックスタイプのみです。

(6) 綿素材のタイプ

やや価格は高くなりますが、綿素材の弾性ストッキングは肌ざわりが良く、かぶれにくいというメリットがあります。

なお、弾性ストッキングのサイズについては、原則的には足関節の周囲径の測定値で決定します。製品によりサイズ表示が異なる点や、治療前後でサイズが変わる場合があることに注意し、購入時にそのつど測定することが望ましいでしょう。

また、弾性ストッキングにはつま先のあるタイプとないタイプがあります。つま先ありタイプはファッション性が良く、そのまま靴下として使用できるのが利点です。

一方、つま先なしタイプは夏場などに蒸れにくく、フットスリップ（すべりをよくして着用しやすくする補助具）が使用できるために履きやすく、またつま先が締めつけられないという利点があります。

④弾性ストッキングの禁忌

弾性ストッキングを使えないのは次のような場合です。

・動脈血行障害

(a)足関節血圧：70㎜Hg未満

(b)ＡＢＩ（足関節の最高血圧／上腕の最高血圧）：０・７未満

・血栓性静脈炎、蜂窩織炎

・外傷

・うっ血性心不全

一般的にこの(a)(b)の数値以下では、動脈の血行不良により、歩行中に痛くなったり、重症になると、じっとしていても脚が痛くなるような症状が起こります。

弾性ストッキングの正しい使い方

①注意事項

当クリニックでは、購入時にサンプルで適切な着用法を指導し、患者さんに実践してもらうようにしています。また、しびれや痛み、皮膚トラブルを自覚したら使用を中止してもらい、早めに対処するために必ずクリニックへ連絡をいただくようにしています。

ハサミで切って縫って使いたいという方もいますが、圧迫圧が低下して治療効果が弱くなるので、弾性ストッキングの加工・修理は避けるようにお願いしています。

寿命は使い方にもよりますが、おおよそ1日おきに使用した場合で半年です。

②お手入れ方法

・洗濯は30℃前後のぬるま湯に中性洗剤を溶かし、できれば手洗いしましょう。
・洗濯機で洗う場合は、ストッキングが傷まないように洗濯ネットを使用してください。
・乾燥は、生地が劣化しないように陰干しします。柔軟剤は繊維を柔らかくしてしまって圧迫圧が弱くなるので、使用しないようにします。

③弾性ストッキングを履くときのポイント

・座った状態で着脱すること。
・かかとの位置を合わせること。
・しわをつくらないこと。
・皮膚状態を観察すること（皮膚炎、かぶれの有無）。
・適宜、補助具を使用すること。

④弾性ストッキングの着用時間

着用時間は、朝起きたら着用し、就寝時に脱ぐのが理想です。もし1日の着用時間を短くしたい場合は、着用開始時間を遅く設定するよりも、朝はいつも通りに着用し、夕方早めに脱いでくつろぐほうが効果的です。

下肢静脈瘤の治療においては、就寝中に中圧以上の弾性ストッキングを着用することはあまりありません。

⑤弾性ストッキングを履く際の工夫

・ゴム手袋を使用して少しずつたくし上げる（弾性ストッキングメーカーが販売しているものもありますが、安価な市販のゴム手袋でも十分活用できます）。
・市販のストッキングを先に履き、その上から弾性ストッキングを着用する。

・治療状況によっては、少し弱めの圧迫圧のものを2枚重ねて着用する（重ね履きをするストッキングの製品もあります）。
・弾性ストッキング着用の補助具を使用する（使用方法は後述）。
・圧迫圧を調整できる弾性着衣で、徐々に圧力を高めていく（詳細は後述）。
なお、年配の方など指先に力がなく着用困難な場合には、家族などのサポートが必要になります。

補助器具を使った弾性ストッキング着用法

弾性ストッキングにはいくつかの補助器具があり、これを活用することで履きやすくなります。

つま先なしの弾性ストッキング着用法

(1) 付属のフットスリップを用いる方法

①足先にフットスリップをかぶせる。
②フットスリップの上に弾性ストッキングをすべらせながら着用する。
③弾性ストッキングのつま先からフットスリップを引き出して完了。

詳しいやり方は、次ページ図48を見てください。

図48　付属のフットスリップを用いる方法

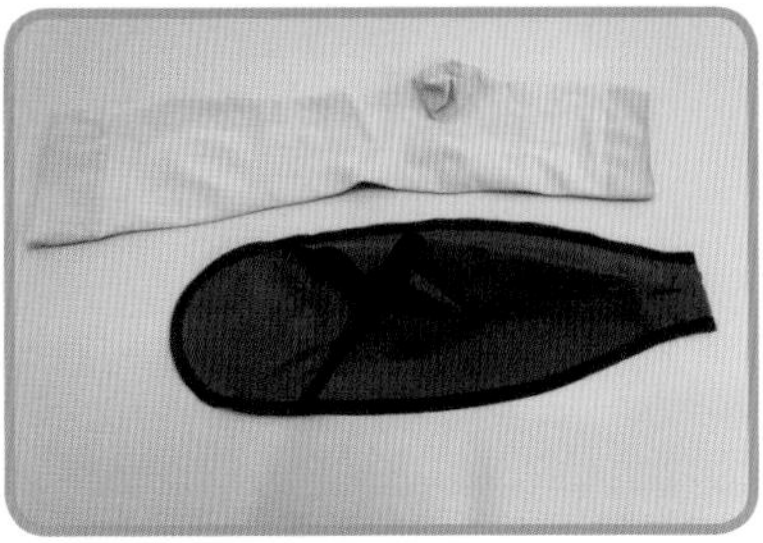

つま先なしのハイソックスタイプの弾性ストッキングと付属のフットスリップ

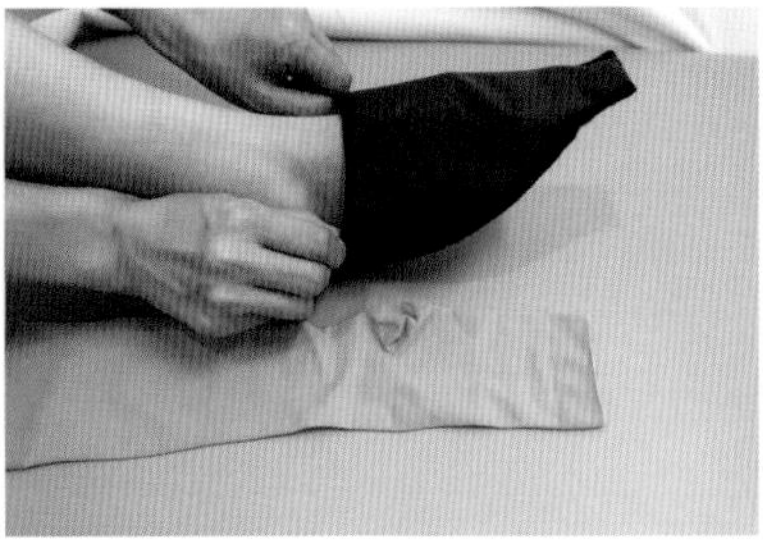

❶ 足先にフットスリップを掛けます。

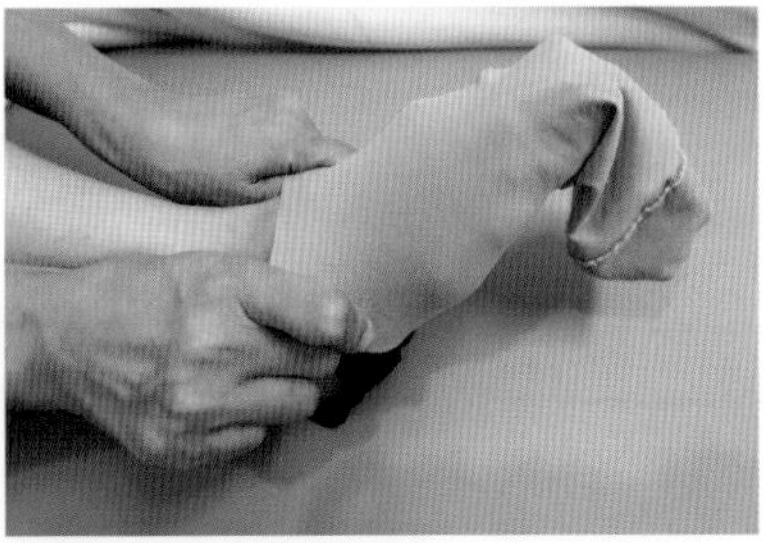

❷ フットスリップに滑らせてストッキングをかかとまで持ってきます。

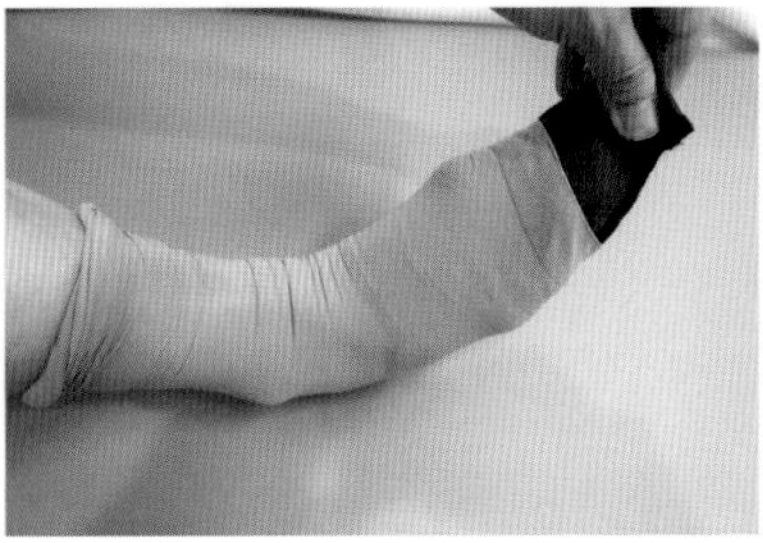

❸ ストッキングをかかとの上まで着用したら、フットスリップを引っ張ります。

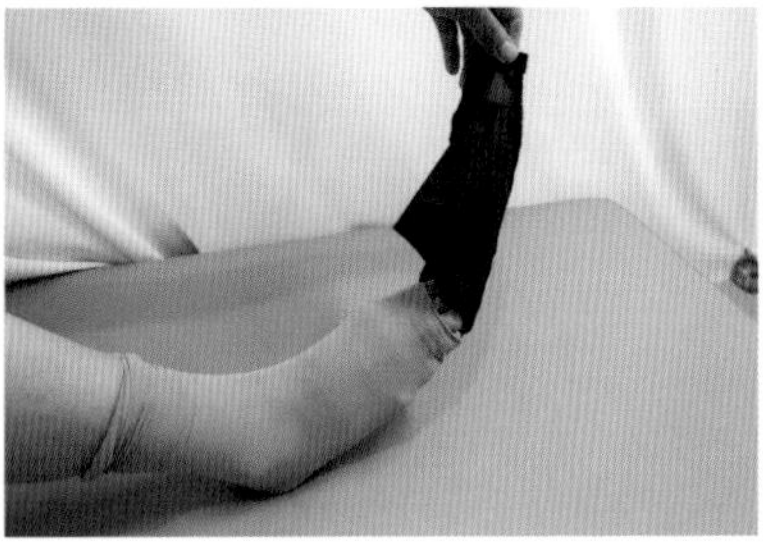

❹ さらに、フットスリップをストッキング先端より引き抜きます。

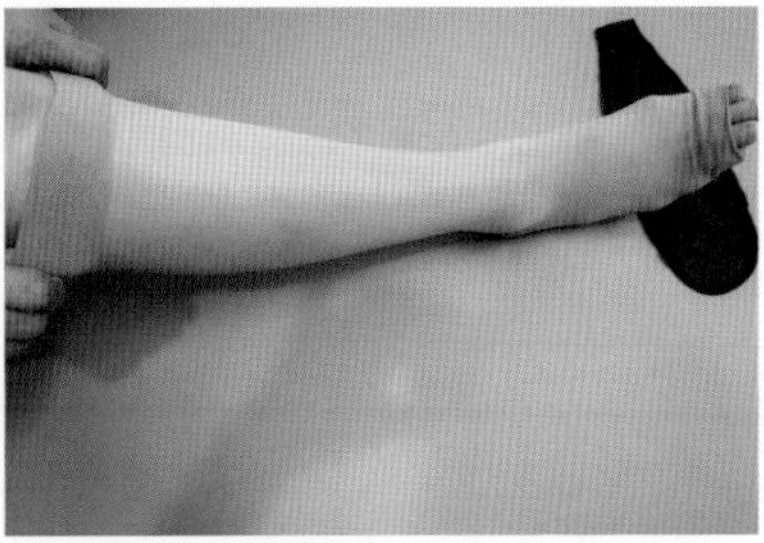

❺ ストッキングを膝下まで引き上げた後、しわや引きつれを整えます。

つま先ありの弾性ストッキング着用法

(1) マグナイド（アリオン社）を用いた方法

①マグネットで三角錐型のマグナイドを組み上げて、足にかぶせる。
②マグナイドの上をすべらせて、弾性ストッキングを着用する。
③マグナイドに付いたひもを引っ張ってマグネットを外し、弾性ストッキングの上方から引き出し、着用完了。

詳しいやり方は、次ページ図49を見てください。

(2) ドッフンドナー（シグバリス社）を用いた方法

①ストッキングをコーンにかぶせた上で、シリコンドーナツに巻き取る。
②ストッキングが巻かれたシリコンドーナツに足先を挿入し、膝に向かって転がして弾性ストッキングを装着する。
③シリコンドーナツを脚から抜いて外し、着用完了。

詳しいやり方は、119ページ図50を見てください。

図49　マグナイドを用いた方法

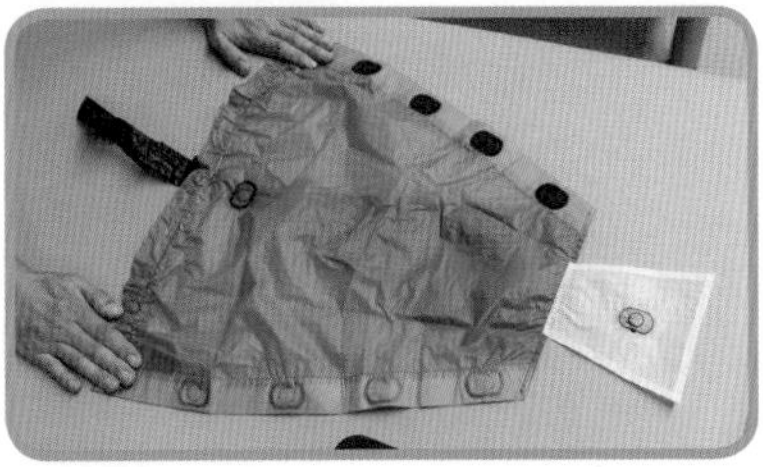

傘のような生地でできたマグナイド（アリオン社）

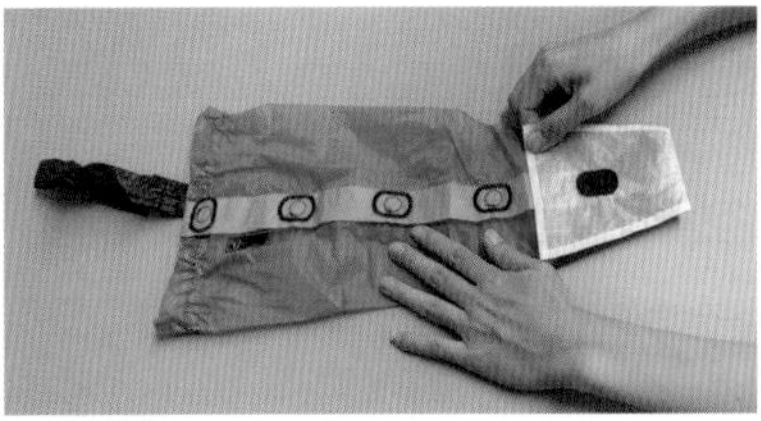

❶ マグネットを合わせてマグナイドを三角錐の形に組み上げます。

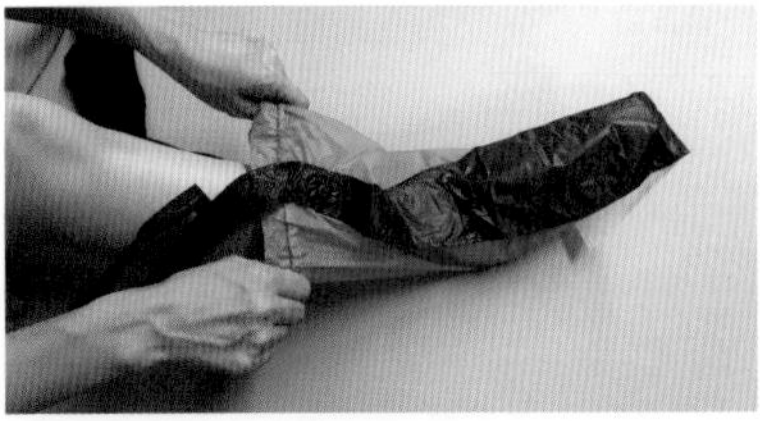

❷ 三角錐にしたマグナイドを足に入れます。

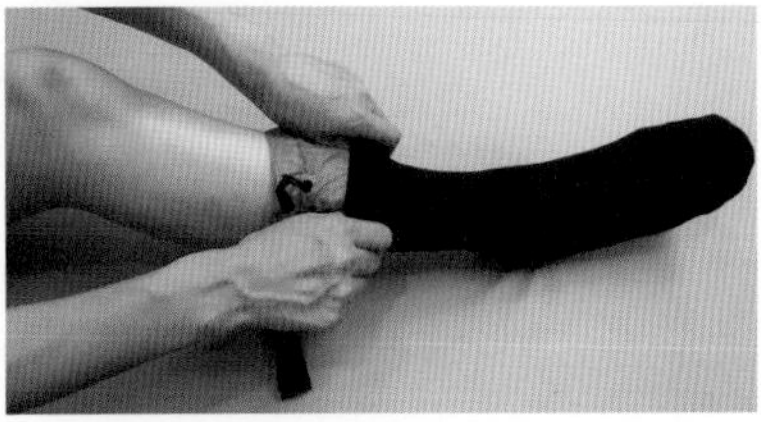

❸ マグナイドの上からストッキングを滑らせて着用していきます。

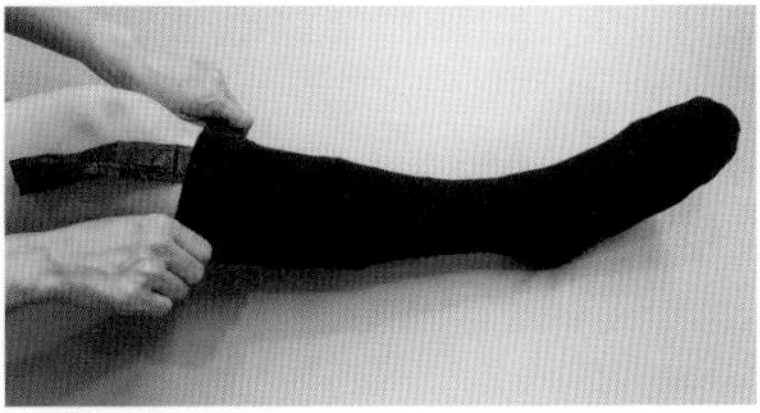

❹ マグナイドの上までしっかりストッキングを着用します。

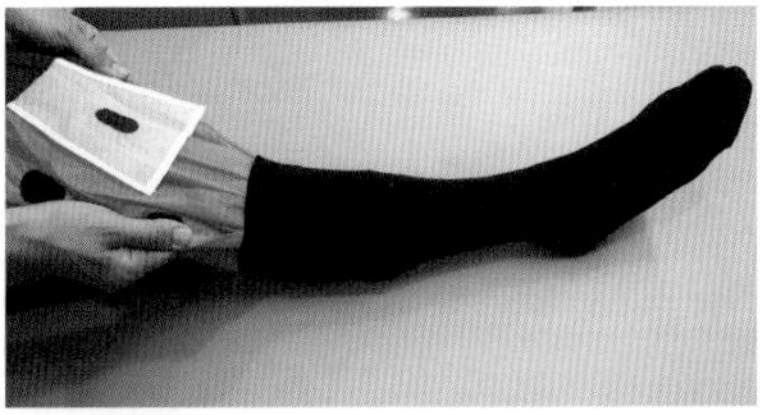

❺ 着用した後、マグナイドのひもを引っ張るとマグネットが外れるので、そのままマグナイドを引き上げます。

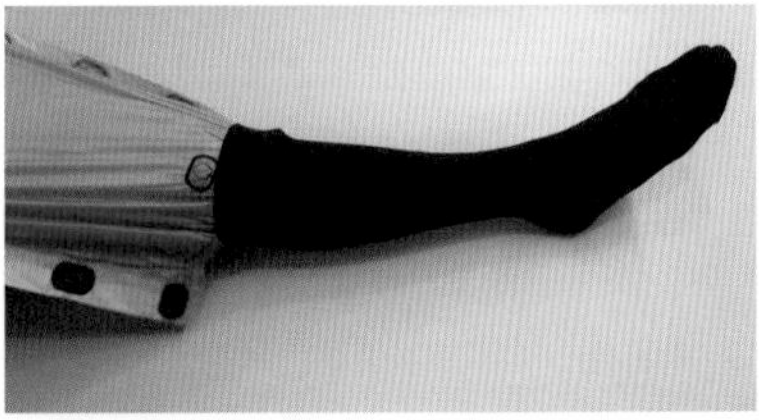

❻ ストッキング上方よりマグナイドを引き抜きます。

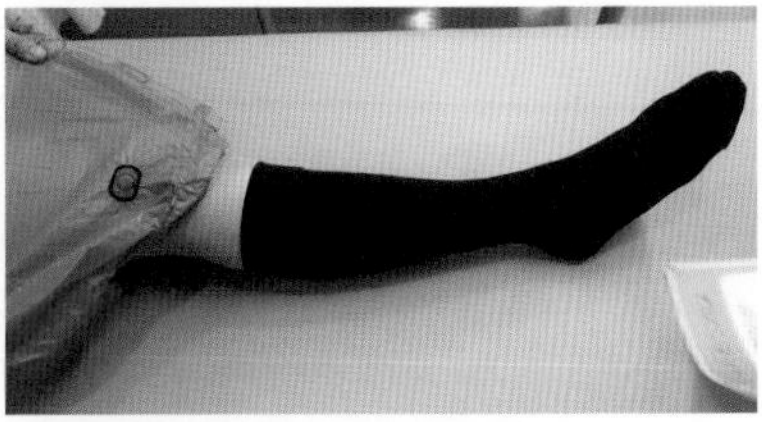

❼ 最後に弾性ストッキングのかかとの位置やしわを整えて着用完了です。

図50 ドッフンドナーを用いた方法

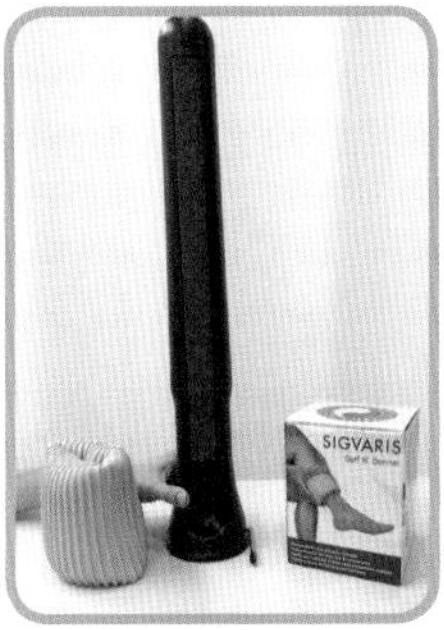

ドッフンドナー（シグバリス社）。
シリコンドーナツと滑り止めのついたコーンのセットで、コーンは底にある吸盤で立位に固定できるようになっています。

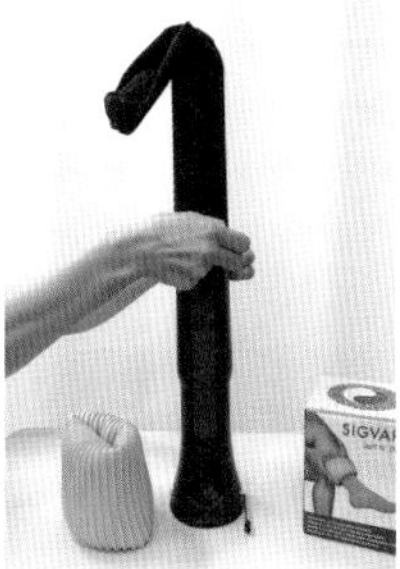

❶ ストッキングを広げるようにコーンにかぶせます。

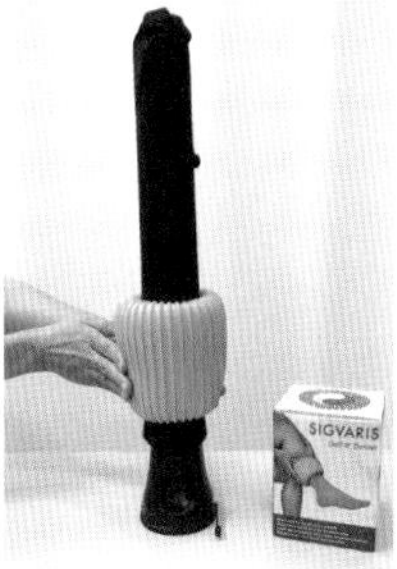

❷ シリコンドーナツを上方からコーンに通します。 ↙

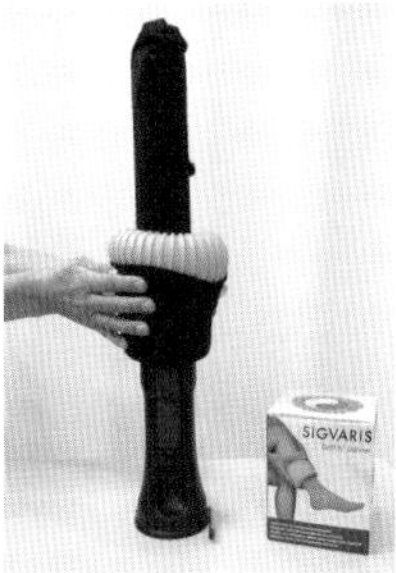

❸ シリコンドーナツを上方に移動し、ストッキングを巻き取ります。

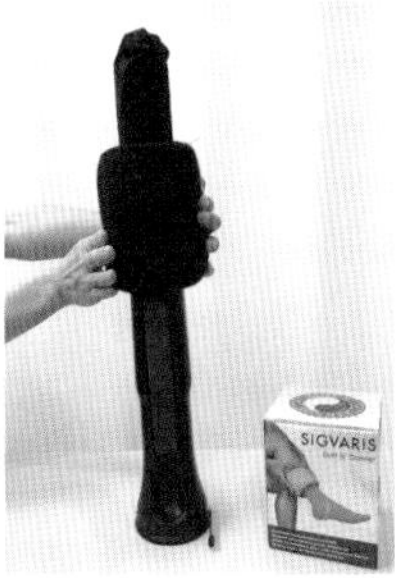

❹ ストッキングを巻き取って、シリコンドーナツをコーンからはずします。 ↗

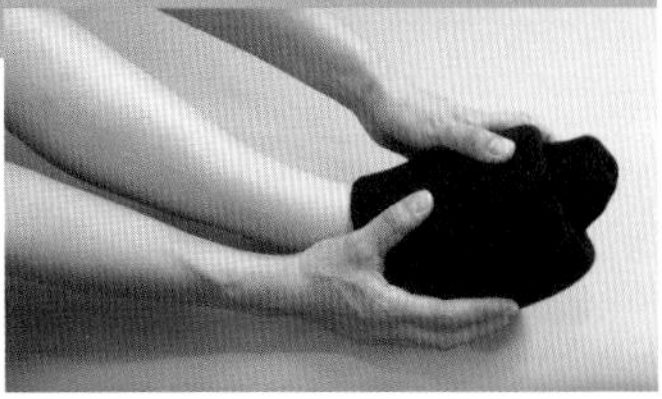

❺ ストッキングを巻き取ったシリコンドーナツに足先を入れ、膝に向かって転がします。

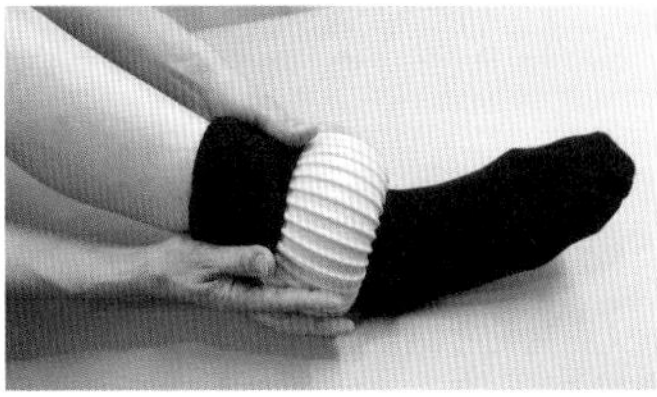

❻ 足首を越えるようにシリコンドーナツを転がすと、巻き取られていたストッキングが外れて、足先から脚を包んでいきます。

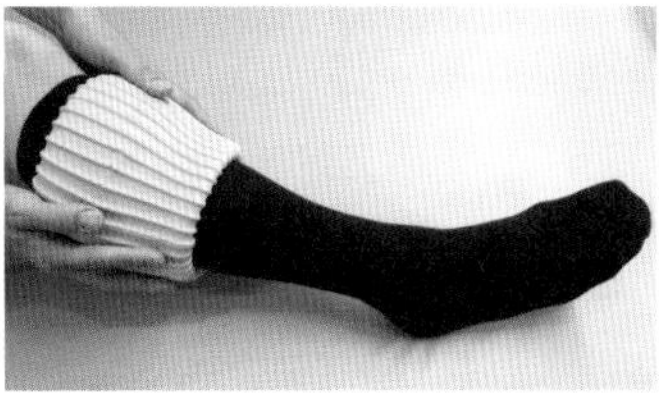

❼ そのまま膝の下までシリコンドーナツを転がします。

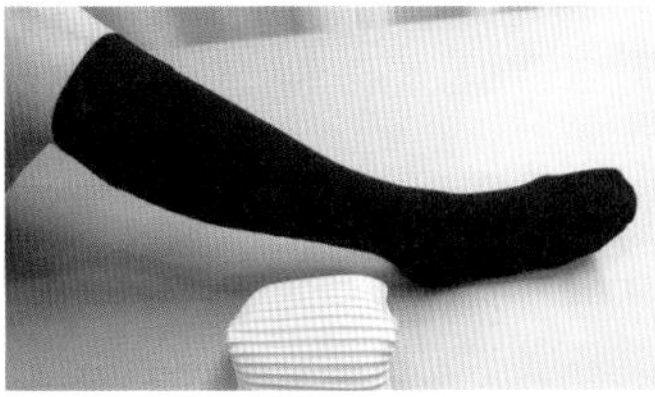

❽ シリコンドーナツを脚から抜き、ストッキングのしわや引きつれを整えて着用完了です。

弾性ストッキングを着用できない場合は弾性着衣を使用

弾性ストッキングの着用が困難な方の圧迫療法には、「弾性着衣」という治療装具が用いられます。弾性着衣には、次のようなものがあります。

(1) ファローラップ（ジョブスト社）

面ファスナーの締め方によって、ベルトの圧迫圧を調整できる弾性着衣です。自分の好みの圧迫圧から始めて、徐々に理想の圧迫圧に近づくように締めていきます（写真）。

脚を圧迫することが苦手で弾性ストッキングでは挫折しそうな方でも、このような弾性着衣であれば圧迫療法を実行できます。

また、脚にきずがあって、ガーゼなどをあてる際でも、容易に着用できます。

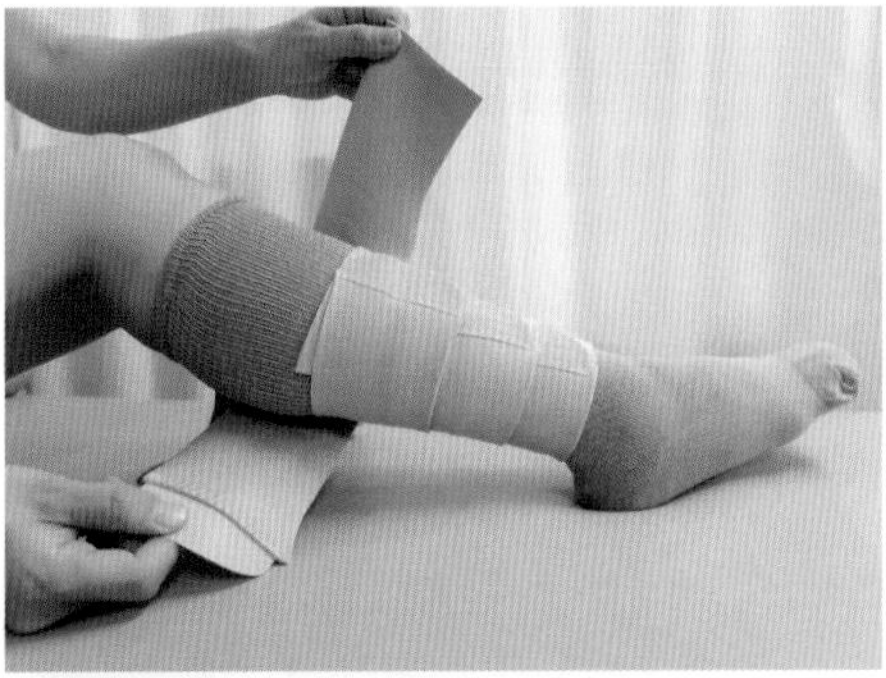

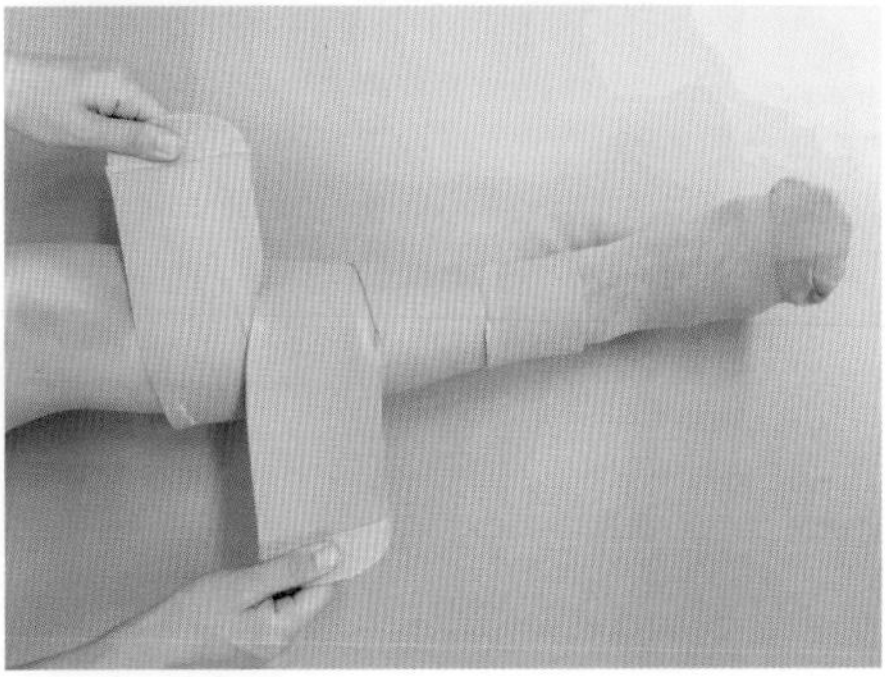

治療上は高い圧迫圧が理想でも、高圧迫圧の弾性ストッキングは着用困難な場合や、脚を圧迫することに抵抗がある方は、ファローラップのような面ファスナーで圧力を調節できる弾性着衣を使用して、徐々に理想の圧迫圧に近づけていくのも良い方法です。

(2) ファロークイック（ジョブスト社）

スリーブの中に脚を入れ、4つのベルトを締めることで簡単に着用できるファローラップの簡易型の弾性着衣です。低圧（20～30㎜Hg）ハイソックスのジョブスト・ハイブリットライナーと組み合わせて使用するようになっており、それにより40㎜Hg程度まで圧迫圧がかけられるようになっています。

写真のように、あらかじめ脚を弾性着衣に固定してから面ファスナーで調節します。ファローラップと比較して、圧力調節の範囲が狭まりますが、着脱がより容易です。

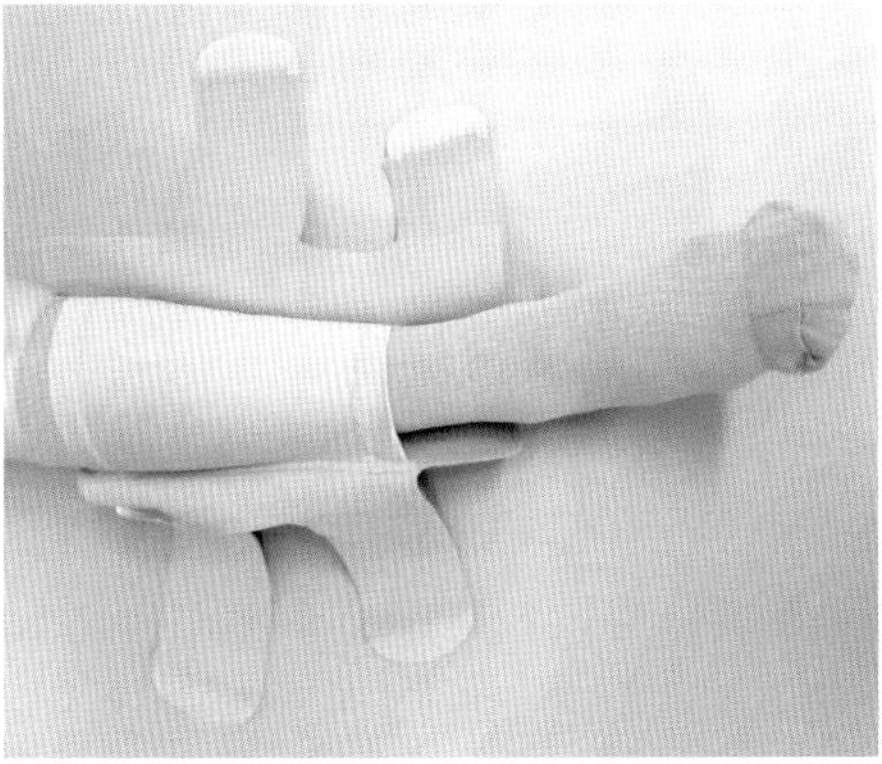

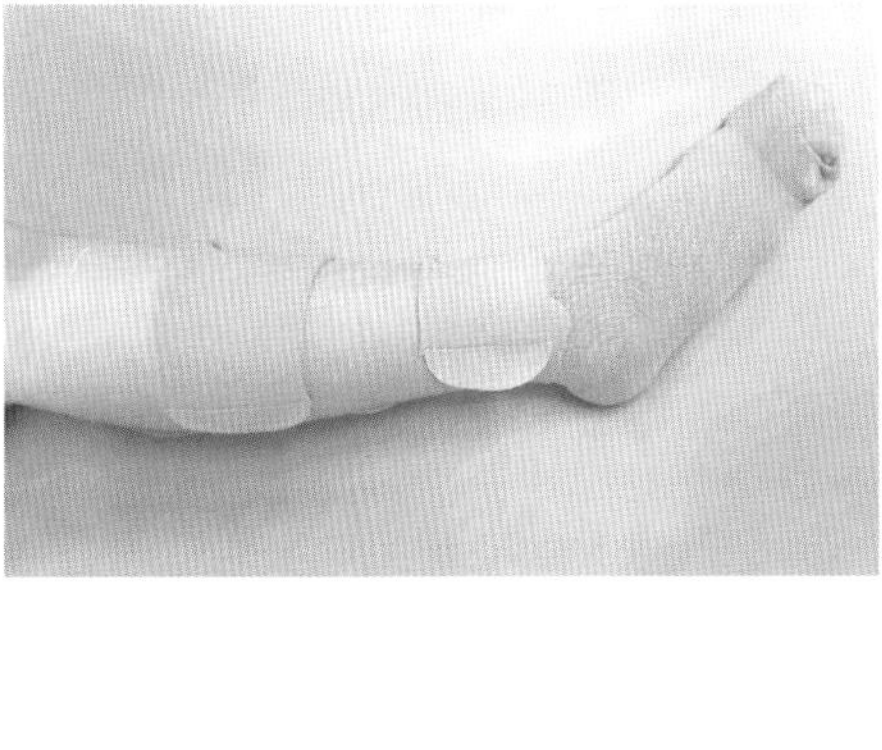

下肢静脈瘤以外の治療のための弾性ストッキング

①深部静脈血栓症予防のための弾性ストッキング

入院中に寝ている状態で使うことが多いため、圧力は低めの設定になっています（写真）。

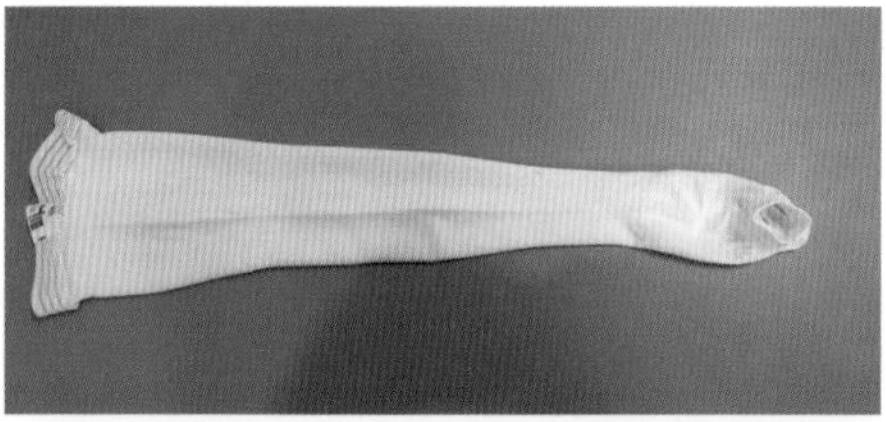

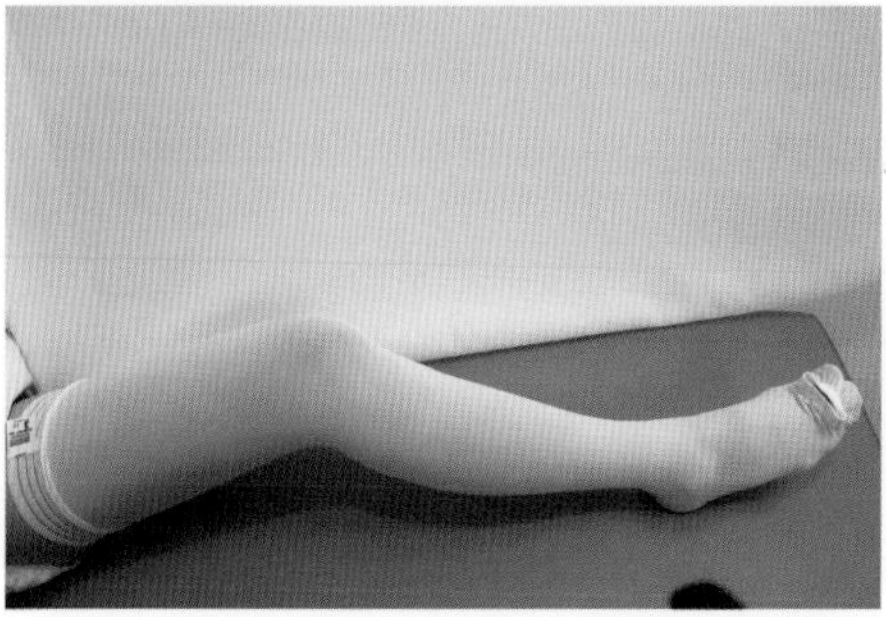

②リンパ浮腫を治療するための弾性ストッキング

リンパ浮腫の罹病期間が長いと皮膚および皮下組織が線維化して硬くなってくるため、圧力を高くしないと、脚の内部に圧迫力が伝わりにくくなります。そこで、パンティストッキングタイプで広く高めの圧力をかけるようにします。高度のリンパ浮腫の場合は、夜間の圧迫も必要となりますが、就寝時はやや圧迫圧を下げて使用します。

第4章

クリニックでの治療はどういう流れになるのか

下肢静脈瘤の専門クリニックの体制

当クリニックの下肢静脈瘤の診療に特化している体制について紹介します。

まず診療のたびに下肢静脈をエコー検査でチェックできるようになっています。また、通常のフォーム硬化療法もいつでも実施できるようになっています（エコー検査の費用は、一連の診療に1回のみの請求です。検査のたびに費用がかかることはありません）。

レーザーや高周波など保険で認められた3種の血管内焼灼の機器を揃えていて、静脈瘤の形態によって使い分けています。また、ＰＥＭ療法（バリテナ：Varithena）といった新世代の治療にも積極的に取り組んでいます。

そして、Ｄダイマーの迅速検査や、大静脈や骨盤内を含めた深部静脈を調べるためのＣＴやレントゲン施設も整えて、下肢静脈瘤と周辺の病気について診断ができるようにしています。

たとえば「脚が痛い」といって来院した患者さんについて、下肢静脈瘤ではない場合でも、変形性膝関節症なのか、腰椎から来る痛みなのかを調べることや、静脈形成異常を伴っているのかどうかを調べることができます。

下肢静脈瘤の診察の流れ

①受付（診察前）

初診でいらした方には、まず問診票を記入していただきます。

下肢に疼痛やしびれがある方の場合、部位によっては整形外科的な疾患と判断されますし、動脈疾患が原因であることもあります。また血栓症であれば、時間経過によって治療法（抗血栓療法）が異なります。

発疹や色素沈着の部位、かゆみ、浮腫（むくみ）などの症状の情報は重要です。

また、皮膚科や整形外科、循環器科など、隣接する科の治療歴や検査結果について、お薬手帳を対照しながら病状の把握に努めます。

②診察

問診票の内容を確かめながら、エコー検査を行います。

エコー検査はベッド（診察台）の上に立っていただいて行います（次ページ写真）。状況によっては座位で行う場合もあります。

脚の付け根から検査を行うので、ズボンやスカートは脱いでの診察になります。下半身は下着1

枚になるので、ガウンや巻くタオルはご用意してあるのですが、お好みでゆったりとした短パンなどを用意していただいてもかまいません。もちろん足の部分も診察しますので、靴下もお脱ぎいただきます。

エコー検査は痛みのない検査で、エコープローブ（エコー検査のために患者さんの身体に直接当てる器具）にゼリーをつけて検査します。

超音波を当てることで、血流の方向や血管の大きさ・走行・逆流の有無を観察します。血管の中の血栓や弁の状態も観察でき、血液の流れが色分けして表示されます。

基本的には、両脚をチェックします。両下肢に静脈瘤のあるケースもありますし、片脚ずつ違う病態の場合もあります。たとえば、片脚が静脈瘤で、もう片脚が深部静脈血栓症という場合もあります。

通常、エコー検査は10～15分で終了します。

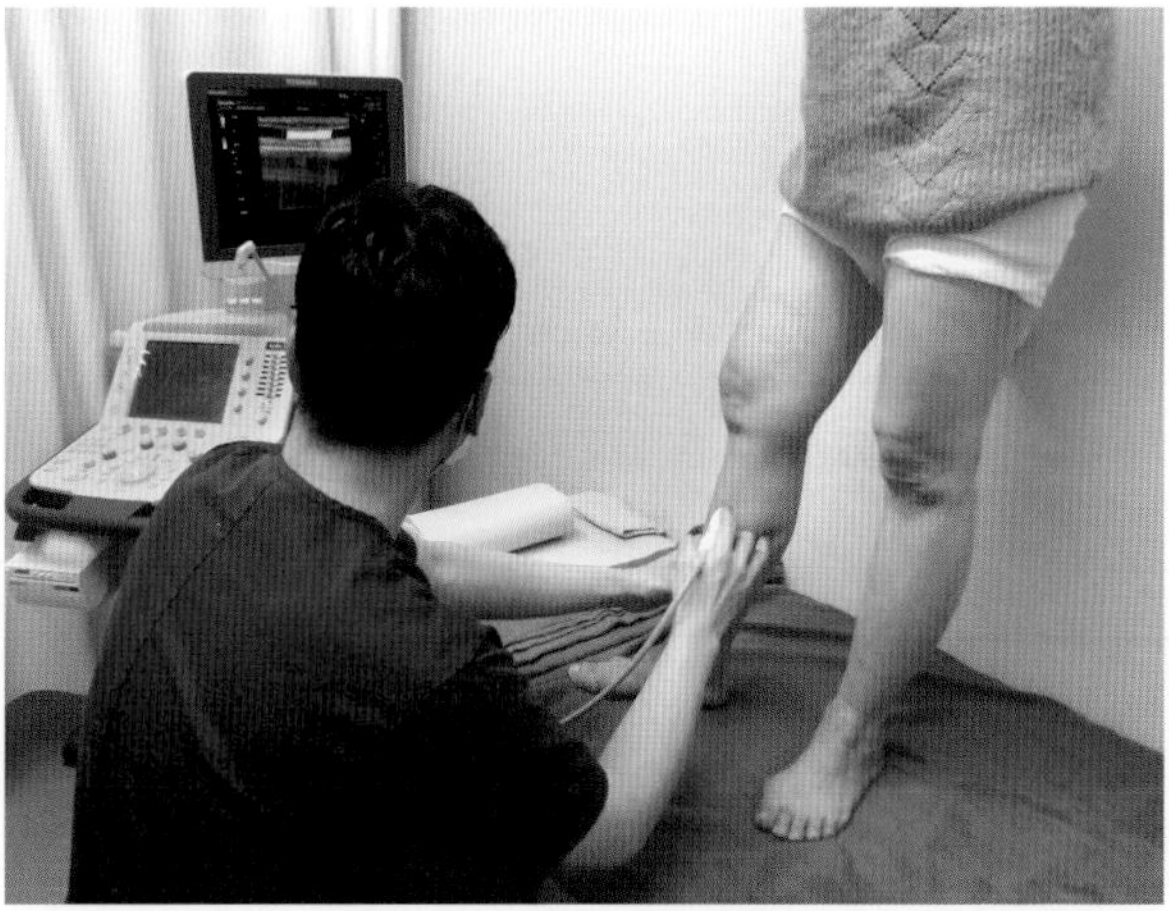

エコー検査を行う上で最も重要なのは、「表在静脈の血液の逆流の部位と程度」と「表在静脈の径」「深部静脈の閉塞の有無」をチェックすることです。これにより下肢静脈瘤（一次性）と診断できるからです。ちなみに、深部静脈血栓症により生じる静脈瘤は、二次性下肢静脈瘤といわれて

います。

下肢静脈瘤の場合、初回のエコー検査によって治療方針を決定するのがほとんどで、初診で手術の説明を行うこともしばしばあります。エコー検査中に病状を説明し、そのまま着衣せず、弾性ストッキングのための採寸の流れになることもあります。

しかし、再発性や先天的な静脈瘤が疑われる場合には、より詳細な検査が必要になるので、初診時には治療方針を決定しない場合があります。

また、血栓症や皮膚潰瘍がある場合は、骨盤内を含めた静脈の検査を行った上で、抗血栓療法、局所処置が必要になる場合があります。

③検査と説明

手術を行うことが決まったら、他に問題がないかを調べるために血液検査を行います（次ページ右写真）。深部静脈血栓症が疑われる場合は血液凝固を調べるDダイマーという検査も実施します。また、心電図や血中酸素飽和度などを調べて全身状態を確認します。

検査終了後は、医師・看護師によって手術の詳細などについて説明があります（次ページ左写真）。説明の際に使用する書面は3枚ありますが、「手術を受けるにあたって」は既往やいままでの麻酔・歯科麻酔を受けたときの様子、アレルギー体質や心臓病の有無、そして妊娠・授乳の有無などを記載する術前アンケートとなっています。他に、手術当日の注意が記された「手術を受けられる方へ」「手術・検査・処置説明書および承諾書」があります。

そして、「手術を受けられる方へ」には、以下の記載があります。

①午前手術の方は朝食抜きで、午後手術の方は昼食抜きで午前10時までの飲水にしていただいています。

②心臓・血圧の薬は服用していただき、糖尿病薬に関しては個々の処方内容により中断が必要なものがあります。

③当日の手術後は、飲酒と車・バイク・自転車の運転は控えていただきます。できれば予備の下着の準備や脚に包帯を巻けるようなゆったりとした服装で来院していただきます。

④お薬手帳と手術承諾書を持参していただきます。

そして、「手術・検査・処置説明書」には、以下の記載があります。

①予定されている術式。

②血管内焼灼術後にはTLA麻酔の影響で1～2週間むくむこと。

③深部静脈血栓症が合併症として起こり得るため、術

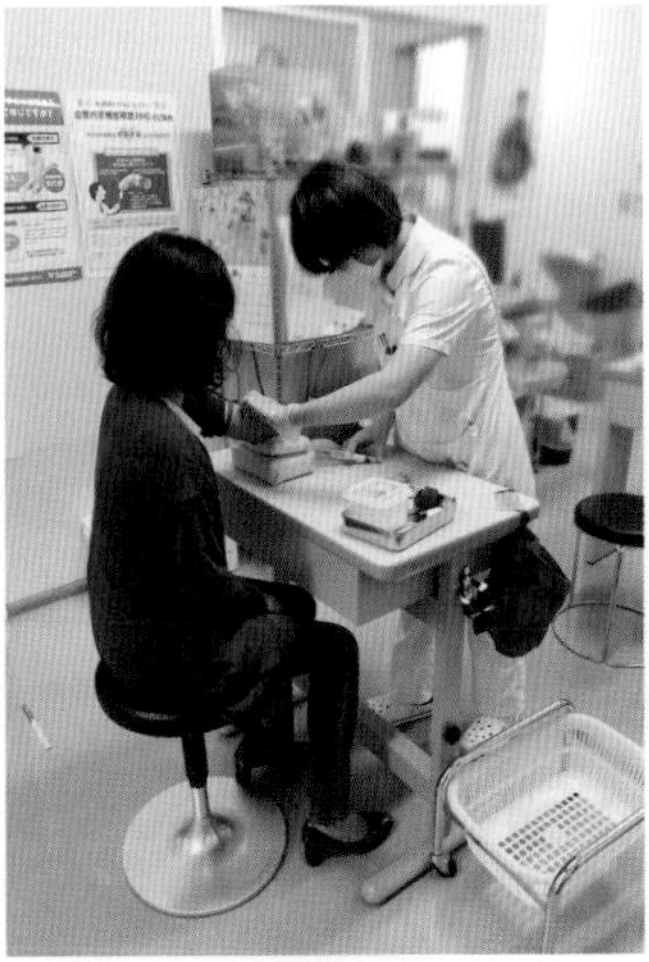

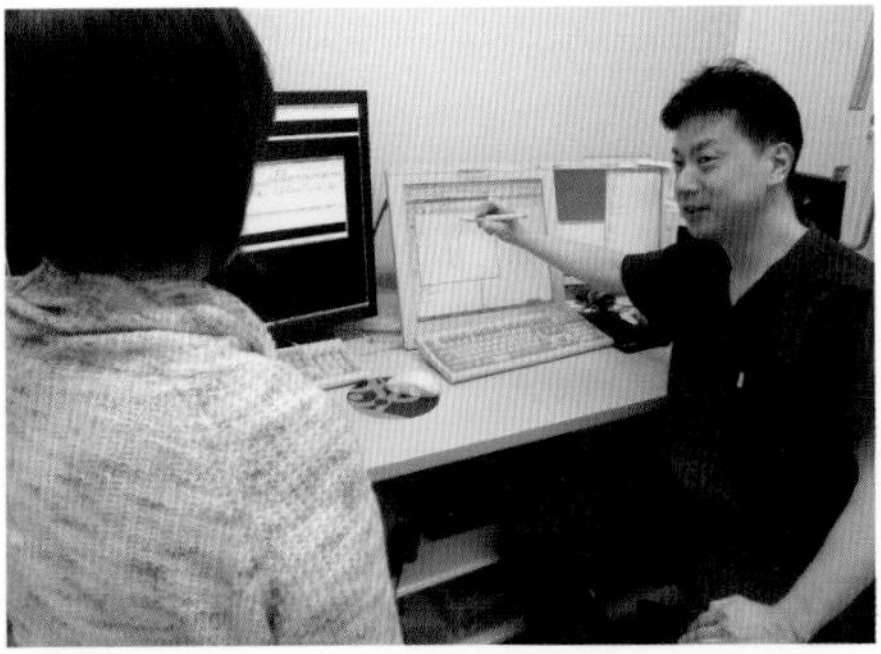

後にエコー検査を行うこと。

④カテーテルやファイバーの挿入部位や瘤切除した部位にあざが一時的にできる場合があること。

⑤術後に適宜硬化療法を追加すること。

⑥局所麻酔薬や鎮痛剤によるアレルギーが起こる可能性があること。

⑦術後に、一時的に疼痛・違和感・しびれが生じることがあること。

④手術

術後は包帯や弾性ストッキングを使うので、当日はゆったりとした服装で来院していただきます。また、手術中は鎮静剤を使用することもあるので、行き帰りに自動車を使う場合には、帰り道は他の方に運転してもらうようにします。

来院したら、まずエコー検査で病変をチェックしながら、手術する部位に印をつけるマーキングを行います。その後ガウンを着用し、手術室へ向かいますが、その間に足浴を行います（写真）。足浴は低濃度の消毒用薬剤（ベンザルコニウム塩化物水溶液）をさらに薄めた微温湯で行います。

抗血栓薬を飲んでいる方でも、血管内焼灼術の場合は薬を中断せずに手術を受けることができます。

手術は、全身麻酔ではありませんが、鎮静剤を使っ

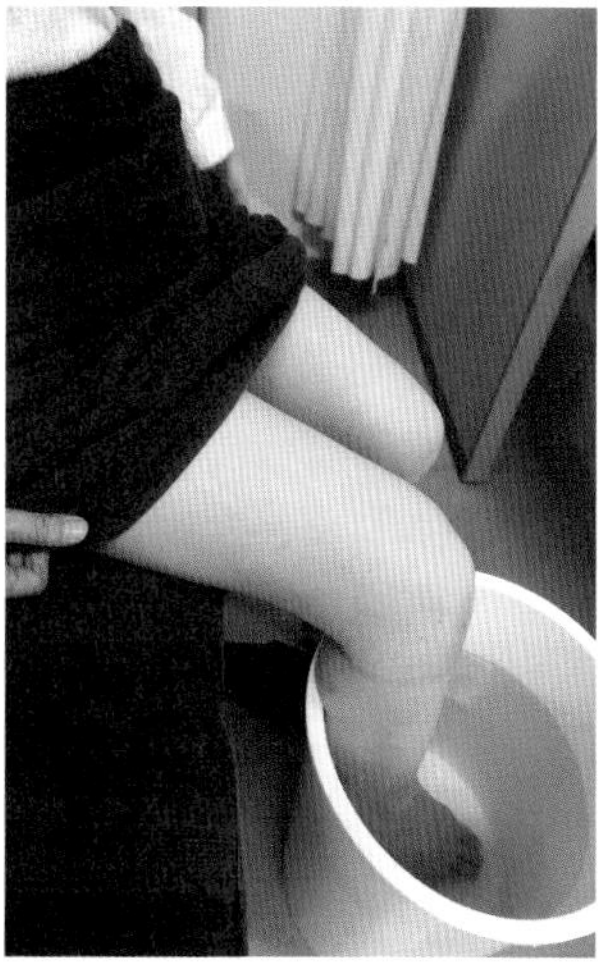

て休んだ状態で行います（鎮静剤は必須ではありません）。手術時間は、準備も含めて1時間程度です。術後は鎮静剤を覚ます注射をし、包帯や弾性ストッキングを着用します。処置室で15～20分ほど休んで、鎮静剤が覚めていることを確認してから帰宅します。

術後の注意としては、飲酒は当日は控えていただきます。また、当日は包帯を巻いているので入浴はできません。翌日から1週間はシャワー入浴が可能です。そして、本格的な運動は1週間以降に始めていただくことになります。

なお、術後に日常生活の注意事項などが記載された「レーザー／高周波治療を受けられた方へ」という書面をお渡しします。

手術当日は、ご自宅に着いた時間を見計らって、包帯のトラブルや手術部位の痛み、出血などがないかを確認するために当クリニックから電話をしています。

⑤再診

手術の翌日に受診していただき、包帯を取って弾性ストッキングに変えます。

季節によっては包帯にかぶれる方もいるので、スキントラブルがないかどうかをチェックします。さらに、きずの状態を見て、手術した病変部をエコー検査でチェックします。

血管内焼灼術を受けた後のチェックポイントは、焼灼部血管の閉塞状況と深部静脈の状態の確認です。とくに、焼灼開始位置から深部静脈へ伸展するような血栓を認めず、伏在静脈が根元まで治療できているかを調べます。この血管内焼灼術を行った後の、焼灼部位から深部静脈内へ向かって、発生する血栓をＥＨＩＴ（Endovenous Heat-induced Thrombus）といいます（図51）。ＥＨＩＴは、クラス３・クラス４は対処を必要としますが、対処を要する件数は非常に少ないことがわかっています。

手術後の次の受診は1週間後です。やはりきずの処置と焼灼した血管のチェックをエコーで行います。

ＴＬＡ麻酔後の下肢のむくみは術後1～2週間で軽快します。

また、弾性ストッキングが着用可能な方は術後1週間まで着用することになります。これは、術後の血栓症予防とＴＬＡ麻酔（72ページ参照）後のむくみに対する圧迫療法が主な目的です。施設によって着用期間は異なりますし、患者さんの状態で変更することもあります。

その後、１か月後にも脚の状態をチェックし、それ以降は1～3か月ごとの通院間隔になります。

また、術後のコブの状態により、硬化療法を追加することがあります。重症度によって通院期間には差がありますが、早ければ術後1か月目で終わりますし、長くて6か月程度かかる場合もあります。

図51 EHITのクラス

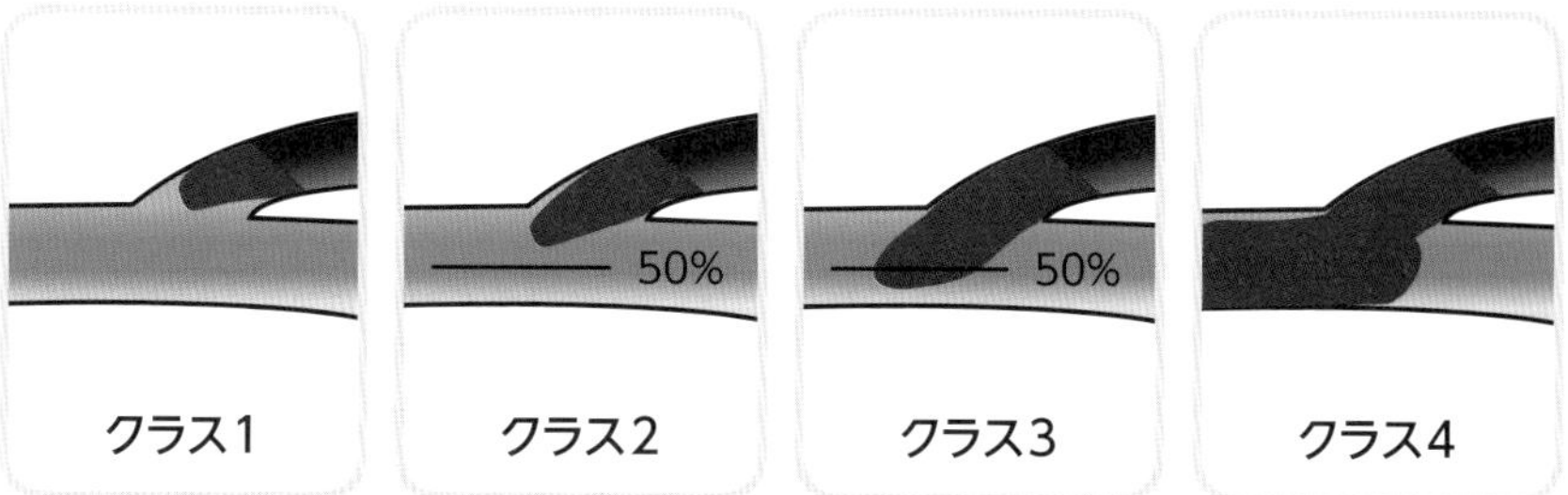

コラム

静脈の逆流の程度を調べるAPG検査

ここでは、下肢静脈瘤をはじめとする慢性静脈疾患の診療で活用する専門的な検査について紹介します。

それは、空気容積脈波法（ＡＰＧ＝Air Plethysmography）という検査です。

脚に空気の入ったビニールの袋（筒）をつけて、脚を上げたときの容積と下げたときの容積を、筒の中の空気の量によって比較する検査です（次ページ図52）。これによって、静脈の逆流量の評価（どの程度静脈弁の機能が悪いのか）ができます。

この機械を用いると、下肢の血液の停滞状況やポンプ機能が数字で示されます。

計測できる項目の中でとくによく使われているのがＶＦＩ（Venous Filling Index）というものです。

これは時間あたりの静脈逆流量（脚がうっ血する程度）を示しており、ml／secの単位で表現されます。

たとえば、寝た状態で脚を高く上げると、脚の中の静脈血が少なくなります。次に身体を起こして脚を下げると、重力の影響により脚に血液が貯まります。ＶＦＩというのは、この脚を上げた状態から下げた状態にしたとき、どのくらいの速さで、脚に血液が貯まる

図52 空気容積脈波法（APG検査）

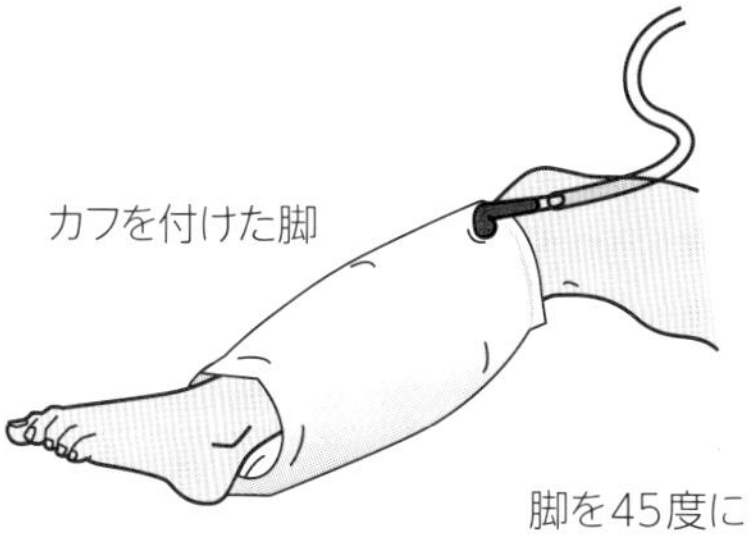

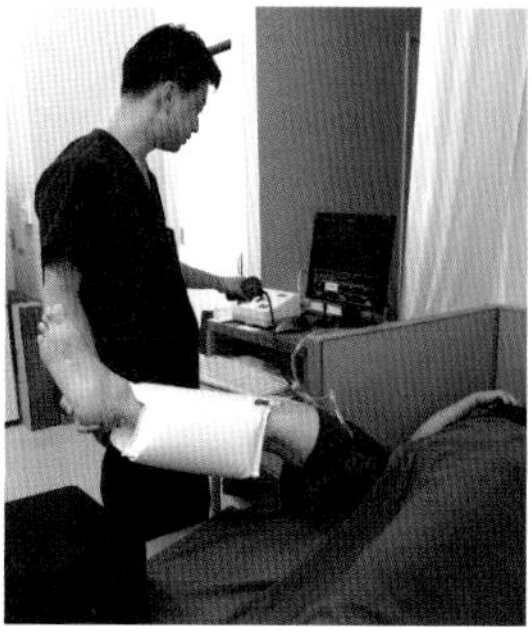

脚を45度に挙上して
検査が始まります。

図53 VFI（時間あたりの静脈逆流量）

A VFIのグラフ

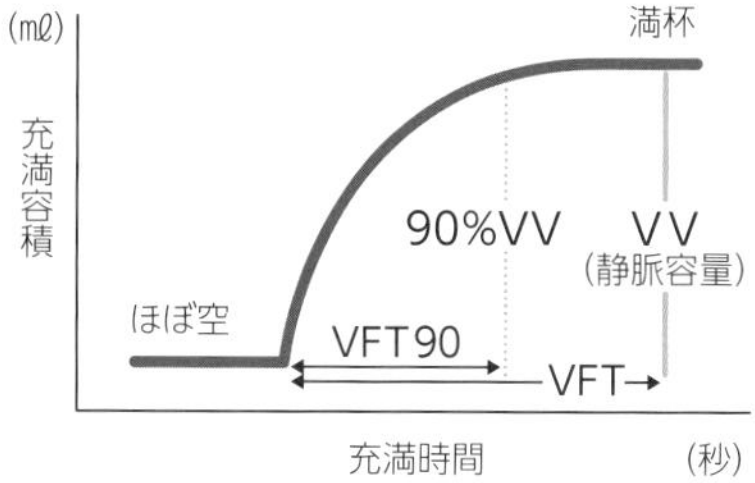

$$\mathrm{VFI} = \frac{90\%\mathrm{VV}}{\mathrm{VFT90}}$$

$\frac{\mathrm{VV}}{\mathrm{VFT}}$ に代用される

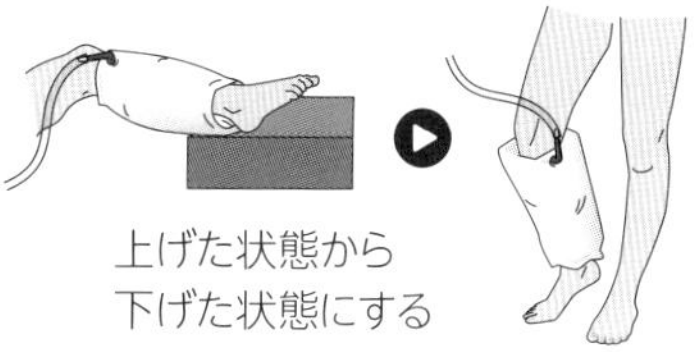

上げた状態から
下げた状態にする

B VFI値と症状との関係

症状（%）

VFI（mℓ /sec）	むくみ	皮膚炎	皮膚潰瘍
＜ 3	0	0	0
3 - 5	12	19	0
5 -10	46	61	46
＞10	76	76	58

かを示しているのです（前ページ図53－A）。

脚を上げて静脈の容積が減っている状態から、脚を下げて静脈が満タンになるまでには少し時間がかかりますが、下肢の静脈が逆流していると、より短時間で静脈が満タンになっていきます。

ですから、下肢静脈瘤の患者さんではVFIが高くなります（満タンになる時間がより短くなる）。そして、治療後には正常値に戻ります。

実際に当クリニックで下肢静脈瘤53例について、手術の前後でVFIを比較したところ、平均3・4ml／secが1・187ml／secまで改善していました（VFI正常値は2・0ml／sec未満）。

また、前ページ図53－Bに、VFI値によるむくみ、皮膚炎や皮膚潰瘍の発生率を示しました。

静脈弁の具合が悪くなり、脚のうっ血するスピードが速くなるほど、下肢のむくみや皮膚症状を伴う重症な静脈瘤になることがわかります。

APGは、脚全体の静脈弁の機能や静脈の通りを調べる検査です。治療方針はエコー検査などの画像で、病的な部分を把握することにより決定されますが、APGを治療前後に行うことで、脚全体としての治療結果の評価ができます。

下肢静脈瘤と区別しなければならない病気

脚のむくみや重だるさ、痛みなどの症状を訴える方の中には、下肢静脈瘤以外の病気が原因である場合もあります。

これら症状が似た下肢静脈瘤と区別しなければならない病気についても押さえておきましょう。

深部静脈血栓症

深部静脈は心臓へ帰る血液の9割が流れている脚の静脈のメインストリートです。この深部静脈に血栓ができてふさがってしまうのが深部静脈血栓症です。

深部静脈がふさがると、静脈血はふさがっていない表在静脈を流れて心臓に戻ろうとします。すると、表在静脈の血流が増えるため、広がってコブのようになり、普通の静脈瘤と見分けがつきにくくなります。

この状態は二次性静脈瘤と呼ばれます。

エコー検査で調べると、深部静脈は閉塞していますが、表在静脈の弁には異常がなく、表在静脈の血液にも逆流のないことがわかります（次ページ図54）。

図54　深部静脈血栓症

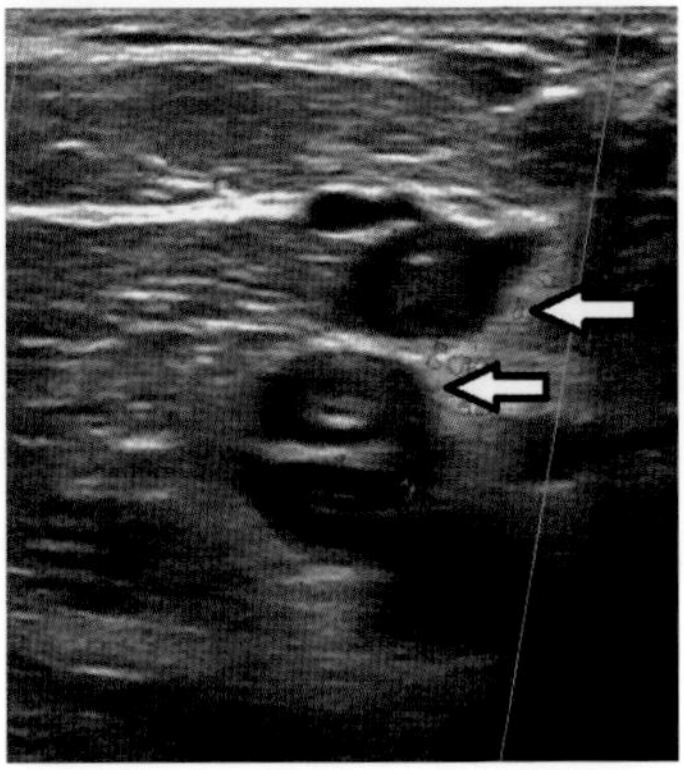

深部静脈血栓症のエコー検査画像
膝裏下方にある筋肉内の深部静脈の画像です。深部静脈に詰まっている血栓を矢印で示します。

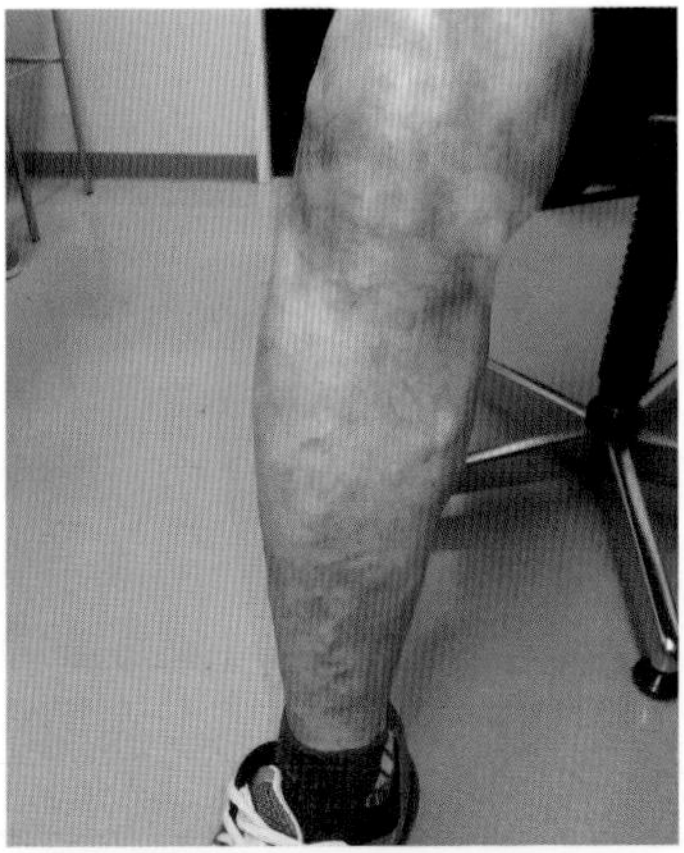

深部静脈血栓症の脚の外観
エコーなどの画像検査を行わなければ、通常の下肢静脈瘤と差はわかりません。

リンパ浮腫

脚の中を流れているのは血液ばかりではありません。リンパ管の中のリンパ液も流れています。このリンパ管の具合が悪くなると、リンパ液がたまり、脚がむくんでしまいます。

リンパの浮腫は早期は軟らかいむくみなので、視診や触診では下肢静脈瘤によるむくみと見分けがつきません。

エコー検査を行えば、リンパ浮腫の脚には拡張した静脈や血液の逆流が見られないので、下肢静脈瘤と容易に区別することができます。

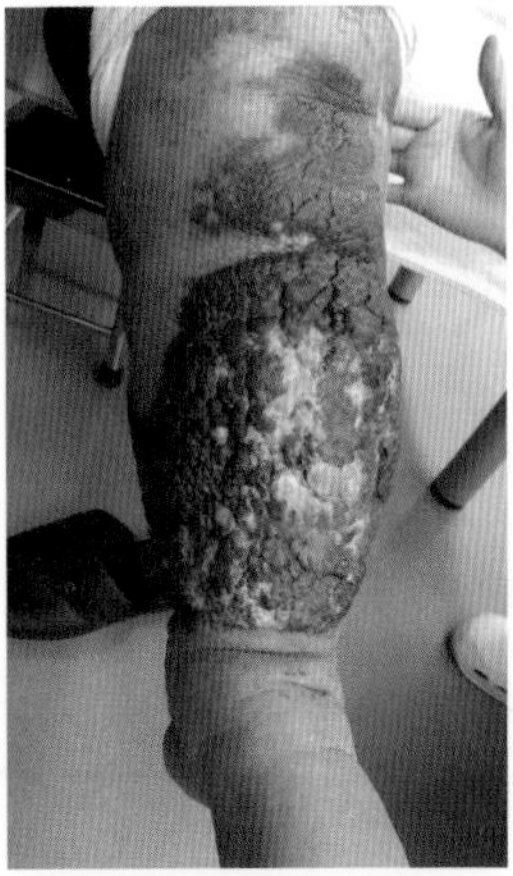

進行した結果、写真のような角化症と乳頭腫を伴った象皮症となります。

ベイカー嚢胞

膝の裏の筋膜や腱同士がこすれる部位には滑液包という袋があり、関節の摩擦を和らげています。膝の裏側に炎症が起こると、関節液のような液体がたまります。これがベイカー嚢胞です。

ベイカー嚢胞が大きくなると、膝関節の裏が痛んだり、異物感で動かしにくくなる場合があります。その際は針を刺して液体を抜き、ステロイド剤を注射して対処しますが、手術が必要となる場合もあります。

ベイカー嚢胞のふくらみは下肢静脈瘤に比べるとなだらかで、内容は関節液に近い密度の濃い滑液なので、静脈瘤と違って硬いふくらみです。エコー検査では筋膜や腱に接して滑液の溜まりが存在するのがわかるため、容易に区別されます（図55）。膝裏であればベイカー嚢胞と名前がついていますが、同様の滑液嚢胞は足関節近傍を含め他部位にも存在し得ます。

図55 ベイカー嚢胞

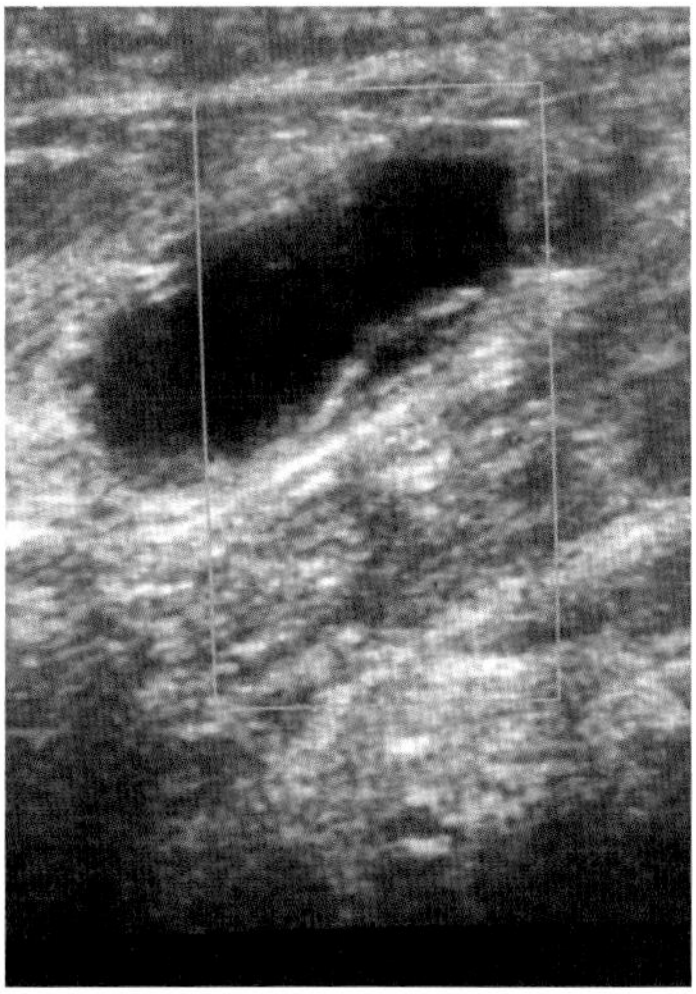

ベイカー嚢胞のエコー検査画像

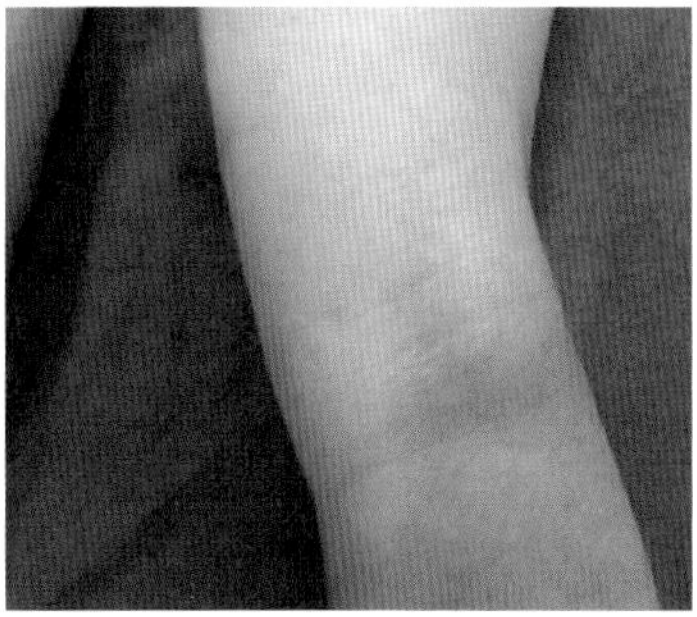

ベイカー嚢胞の外観

下肢静脈瘤と比較するとなだらかな膨らみです。

腫瘍

見た感じが静脈瘤に似た腫瘍が脚にできることもあります。写真の例は、エコー検査では内部に血栓が詰まった静脈瘤のように見えたのですが、触れると痛みを感じることが続いたために切除しました。切除した組織を調べたところグロームス血管腫という良性の腫瘍でした。

静脈瘤と似た腫瘍の代表は血管腫ですが、痛みのある腫瘍にはグロームス血管腫や血管平滑筋腫、神経鞘腫があります。

神経鞘腫も一般に良性腫瘍です。さまざまな部位に発生しますが、皮下組織や筋肉などの軟部組織にできることが少なくありません。

神経鞘腫の症例を示します。

次ページの図56の症例Aは40歳の男性で、半年続く左膝裏の痛みのために来院しました。ヒラメ筋の中に神経鞘腫があり、手術で切除しました。

症例Bは65歳の女性です。左ふくらはぎ上方にしこりがあり、押すと下腿に広がる痛みや足の甲やつま先のしびれを自覚しました。エコー検査で深部静脈に接して、直径２cmの神経鞘腫があることがわかり、腫瘍の摘出が行われました。

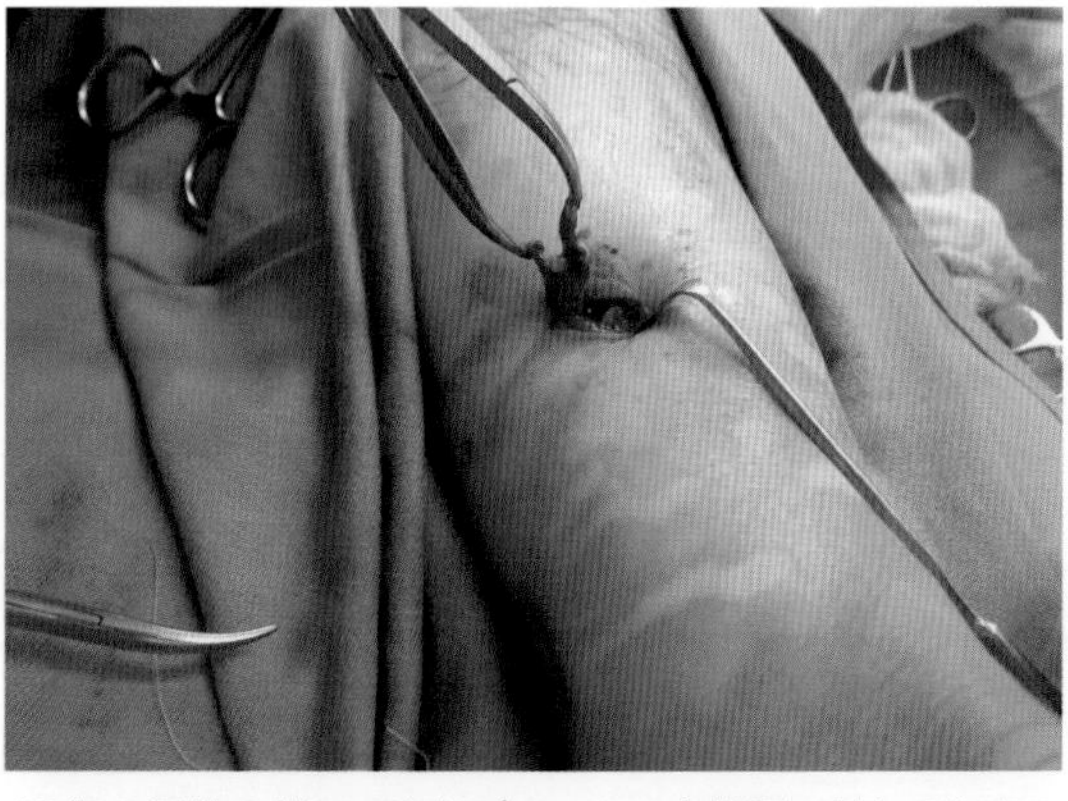

42歳の男性の脚にできたグロームス血管腫。触れると痛みを感じていましたが、切除後に疼痛は消失しました。

図56 神経鞘腫

症例A

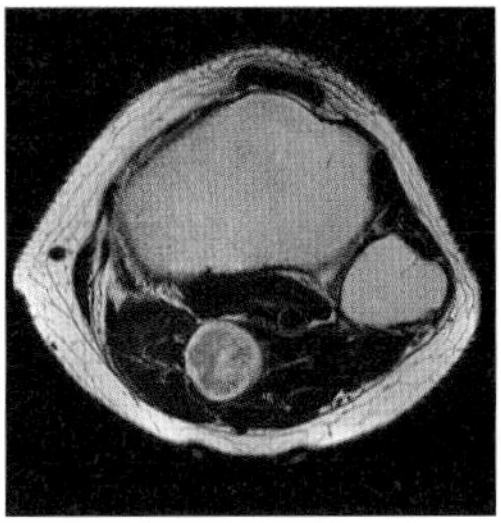

MRI横断像

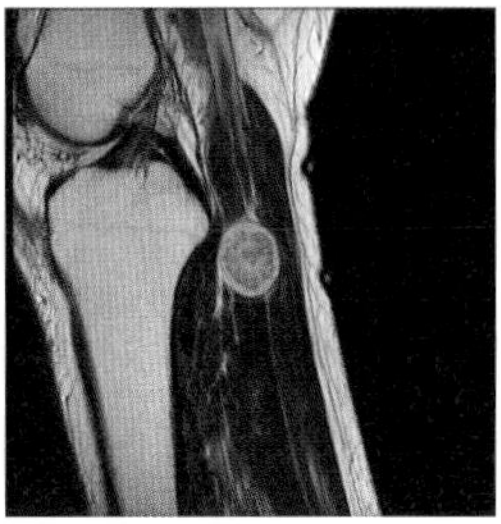

MRI縦断像

40歳男性の神経鞘腫。下腿の脛骨頭後方、ヒラメ筋内に約2㎝径で存在しました。

症例B

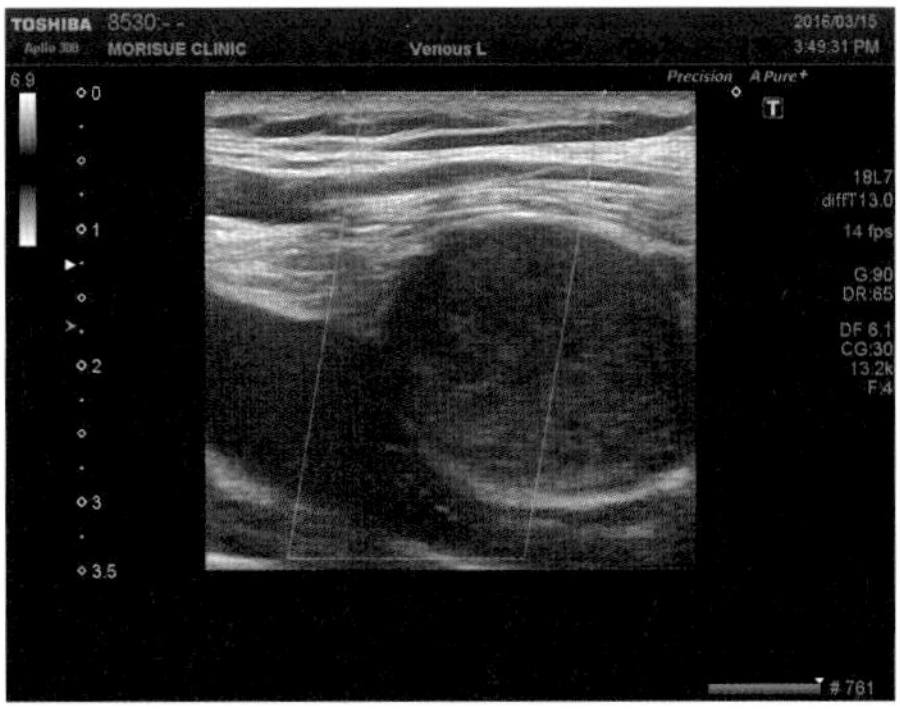

エコー検査画像

65歳女性です。下腿の腓腹筋および深部静脈に接して、神経鞘腫が存在しました。

腰椎疾患

腰部脊柱管狭窄症や腰椎すべり症、変形性腰椎症などは腰椎の下の部分に発症することが多く、脚の痛み、しびれが脚の外側に生じることもあります。一方、下肢静脈瘤の症状は、コブのある場所に起こるのが大半です。したがって、痛みやしびれが脚の外側に起こる場合は、腰椎疾患がないかどうかを調べる必要があります（次ページ上写真）。

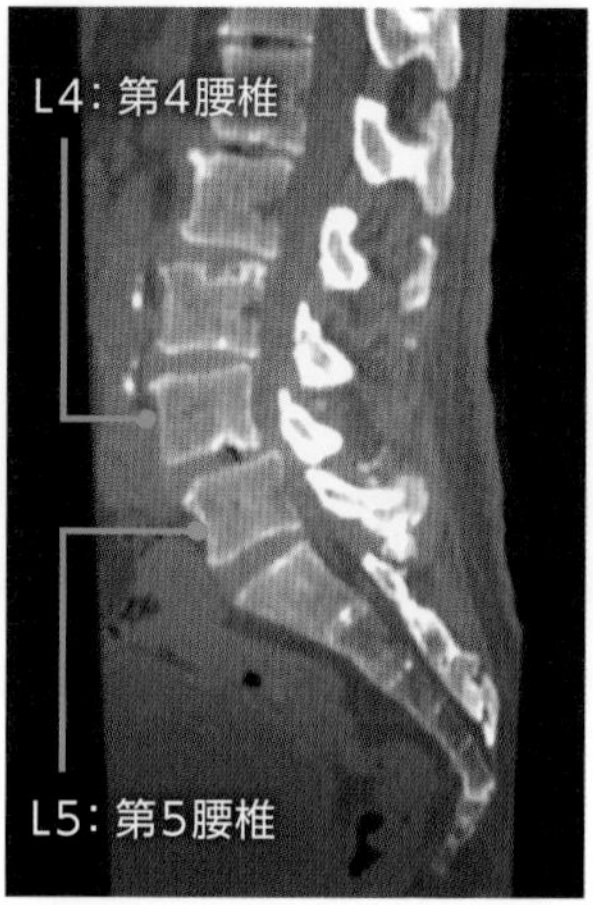

変性脊椎すべり症（CT画像）
腰椎のすべり症によりL4/5の脊柱管狭窄をきたしました。

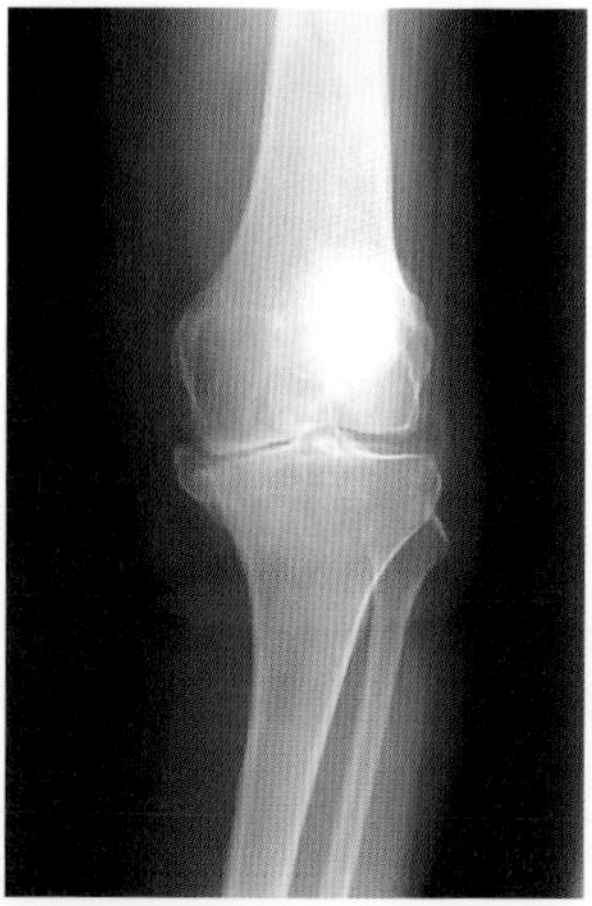

変形性膝関節症
レントゲン撮影では、膝関節の隙間がなくなることで、軟骨の減少が示されています。

変形性膝関節症

中高年の膝の痛みで最も多い病気です。関節の軟骨がすり減って少なくなるため、膝関節の痛みが出てきます。立ち上がる際の疼痛や膝が伸びにくいなどの症状が起こりますが、しばしば関節の内側が痛くなり、下肢静脈瘤の疼痛と紛らわしい場合があります（下写真）。

閉塞性動脈硬化症

脚の動脈が動脈硬化によってふさがってしまう病気です。脚の動脈が狭くなってくると、しびれや冷えなどの症状が出たり、やがて数分歩くと脚が痛くなる間欠性跛行が起こるようになります。さらに悪化すると、じっとしていても痛むようになり、最悪のケースでは潰瘍・壊疽となります。

重症の下肢静脈瘤はくるぶし付近に皮膚潰瘍ができるのに対し、閉塞性動脈硬化症の場合は足先に潰瘍や壊疽が生じるという特徴があります。

糖尿病

糖尿病にかかると、高血糖によって傷の治りが悪くなって脚に潰瘍ができることがあります。また、下腿の動脈が先細りに閉塞する糖尿病性動脈硬化症も、傷の治癒を悪化させる原因になります（図57）。

糖尿病でみられる皮膚潰瘍は、足先や足裏に見られることが多いという特徴があります。糖尿病性神経障害が合併すると、疼痛が自覚されにくいために対処が遅れ、潰瘍が大きくなりやすくなります。

図57　足指の壊疽

下肢静脈瘤による皮膚潰瘍は、くるぶし付近に生じるのが一般的であるのに対して、閉塞性動脈硬化症や糖尿病の皮膚潰瘍は足先にできることが多いです。糖尿病性壊疽の場合は靴が強く接触する足先に生じることが多く、また閉塞性動脈硬化症と比較して、冷えはさほどなく、痛みも糖尿病性神経障害のため、感じにくい特徴があります。

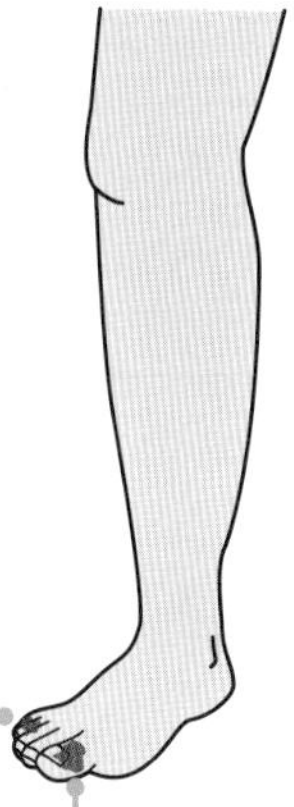

図58　蜂窩織炎と丹毒

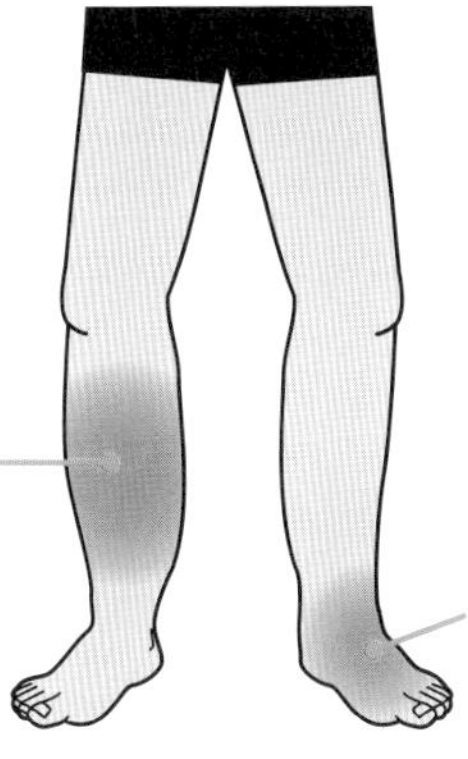

蜂窩織炎は主に黄色ぶどう球菌による皮膚・皮下組織の感染として、足部によくみられます。また、丹毒は下肢に明るい紅色を呈する皮膚の感染で、連鎖球菌に起因することが多いといわれています。

蜂窩織炎・丹毒

細菌感染が皮膚や皮下組織に広がって、赤く腫れ上がる病気です。下肢静脈瘤でも血栓性静脈炎が合併すると、発赤や圧痛など炎症の症状が現れますが、その範囲は血栓の詰まった静脈に沿っているので、蜂窩織炎・丹毒とは区別できます。

蜂窩織炎や丹毒が起こると、感染した皮膚の周囲にリンパ管炎やリンパ節炎を引き起こしやすく、とくに丹毒は繰り返しやすいのが特徴です（前ページ図58）。

第5章

深部静脈血栓症とはどういう病気か

深部静脈血栓症と肺血栓塞栓症は一連の病気

ここからは、下肢静脈瘤と混同されることも多い「深部静脈血栓症」について詳しく説明していきます。当クリニックを訪れる下肢血行障害の患者さんのほとんどは下肢静脈瘤ですが、1割ほどがこの深部静脈血栓症です。

前述したように、深部静脈は脚の真ん中を幹線道路のように走っている太い静脈です。表在静脈と違って表面からは見えません。足の血液の80～90％はこの深部静脈を流れて、心臓へと戻っていきます。

この深部静脈が血栓（固まった血液）で詰まる病気が「深部静脈血栓症」です。

血栓とは、血液が血管内で〝凝固〟したものです。通常、血栓の役割は止血です（生理的血栓）。止血が終わり、障害された部位が修復されると血栓は消えます。これを「線溶」といいます。健康な場合は凝固と線溶（合わせて凝固線溶系といいます）がバランスよく働きます。

しかし、「血栓症」になると凝固と線溶のバランスが崩れ、血栓が過剰につくられて血管をふさぎ（病的血栓）、血流が停滞して血栓がさらに広がります。

そして、深部静脈が血栓で詰まると、脚のむくみや腫れ、疼痛などの症状が起こることがあります。しばしば「下肢静脈瘤があると血栓が飛んで命にも関わる」と心配されることがありますが、実は下肢静脈瘤により肺血栓塞栓症が起こることは稀で、深部静脈血栓症こそが肺血栓塞栓症と密接に関連しています。深部静脈血栓症は、脚の皮膚近くにある表在静脈がふくらむ下肢静脈瘤とは対極にある病気なのです。

ここからの説明を理解していただくために、日常診療で用いる主な深部静脈の名称を図59に示しておきますので参考にしてください。

図59 各深部静脈の名称

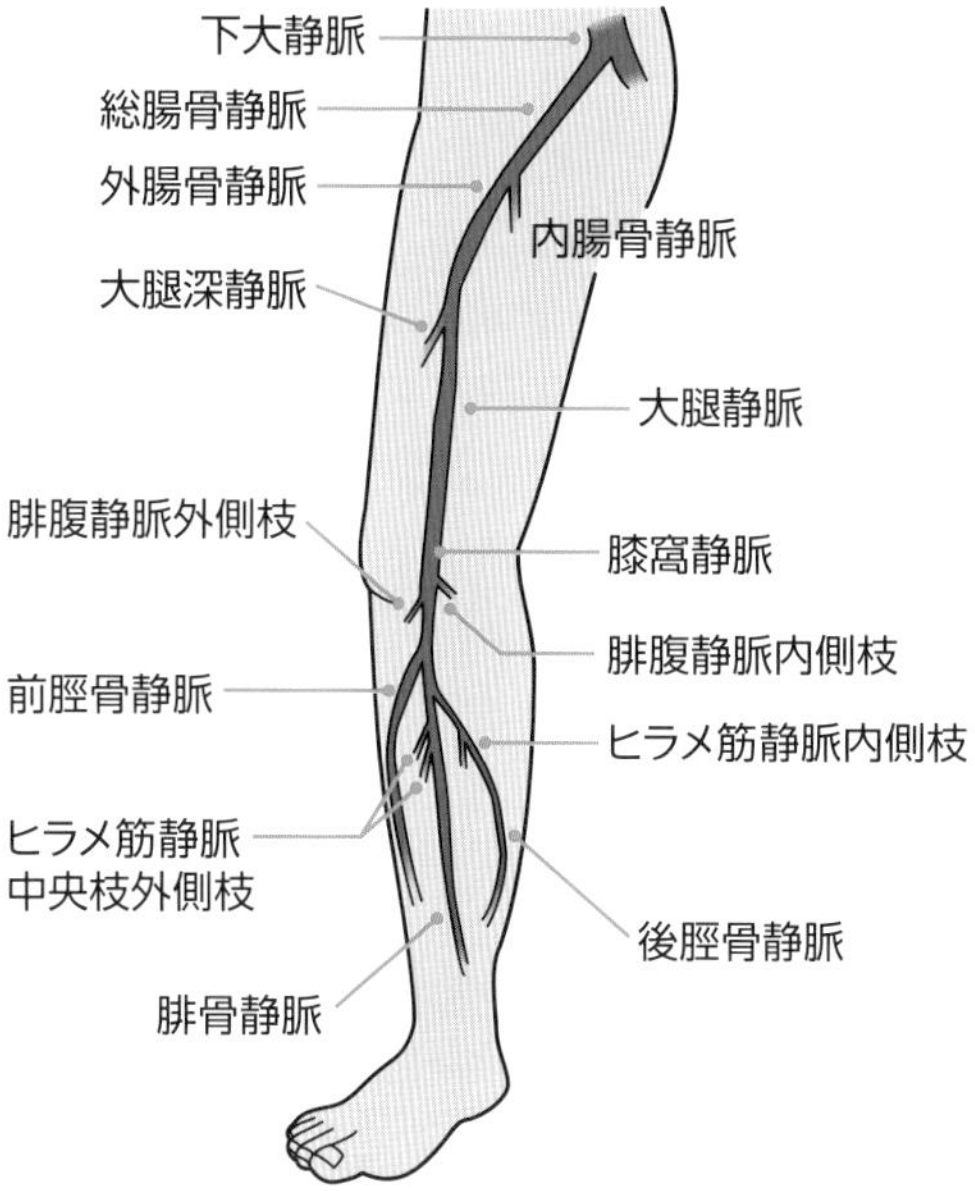

深部静脈血栓症の特徴は「左下肢で起こる場合が多い」ということです。その理由は、左総腸骨静脈は右総腸骨動脈によって圧迫されているため、左総腸骨静脈には狭くなりやすいところがあるからです。

なお、右総腸骨動脈の圧迫によって左総腸骨静脈が詰まってしまう病気としてメイ・ターナー症候群（腸骨静脈圧迫症候群）があります。この病気は骨盤内の静脈のうっ滞の原因としても知られます（次ページ図60）。

また、他にも骨盤内静脈うっ滞の原因となる病気としてナットクラッカー症候群（左腎静脈補足症候群）が挙げられます（次ページ61）。

図60　メイ・ターナー症候群

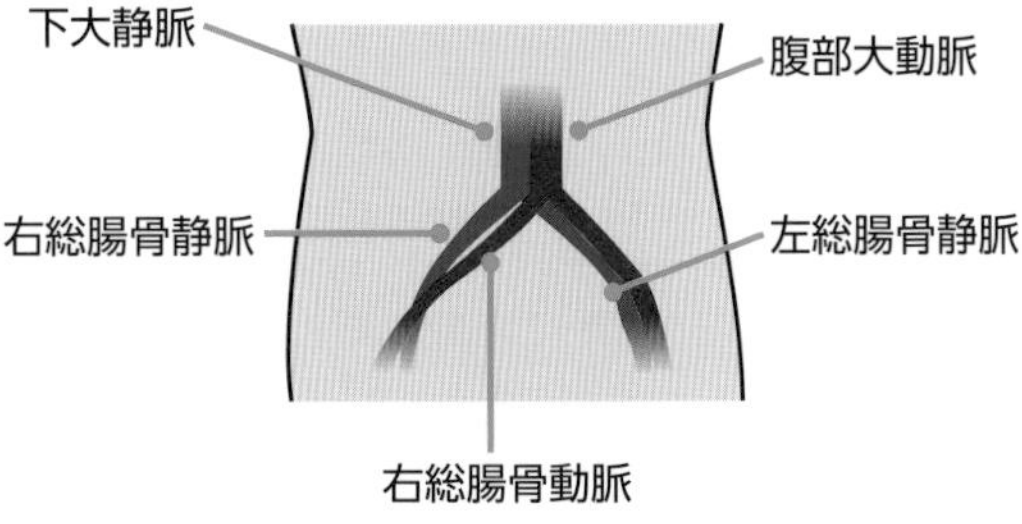

左総腸骨静脈には、右総腸骨動脈により圧迫されている部位がありますが、同部位が閉塞するとメイ・ターナー症候群として、骨盤内静脈うっ滞をきたします。

図61　ナットクラッカー症候群

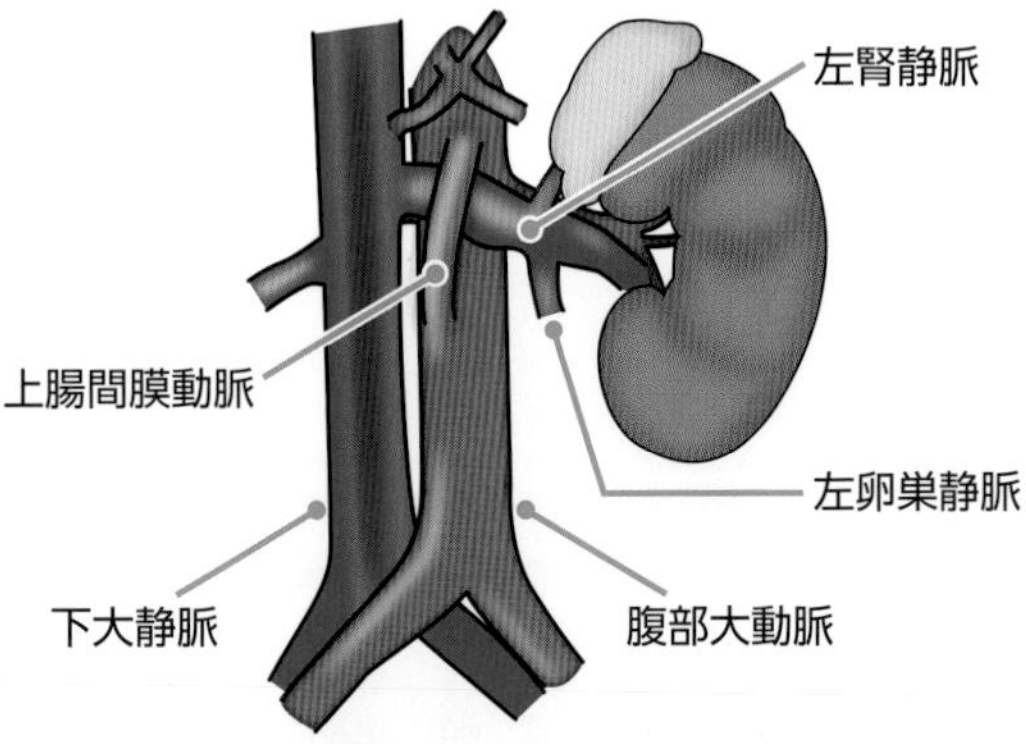

ナットクラッカー症候群は、上腸間膜動脈と腹部大動脈の間に挟まれて、左腎静脈が狭くなった結果、左卵巣静脈の静脈圧が上昇する疾患ですが、こちらも骨盤内静脈うっ滞に関与します。

深部静脈血栓症が引き起こすいちばん重篤な状態が「肺血栓塞栓症」です。手足の深部静脈にできた血栓が、血流に乗って心臓の方向へ流れていくと、心臓を越えて肺の動脈に詰まることがあります。これが肺血栓塞栓症で、呼吸困難や胸の痛み、失神、咳などの症状が起こりますが、無症状の場合もあります。

明らかな呼吸循環障害を起こす肺血栓塞栓症は1割弱と少ないのですが、肺血栓塞栓症は突然死の原因になるので、深部静脈血栓症に合併していないか細心の診断が必要です。

一方、肺血栓塞栓症の原因の9割以上が深部静脈血栓症です。そのため、深部静脈血栓症と肺血栓塞栓症は一連の病気と考えられており、最近は深部血栓塞栓症（DVT）と肺血栓塞栓症（PEまたはPTE）を一つの病気としてまとめて「静脈血栓塞栓症」（VTE）と呼んでいます。

アメリカでは、肺血栓塞栓症は虚血性心疾患、脳血管障害と並んで突然死に至る3大血管病として恐れられており、人口100万人あたり500人前後が発症しています。

一方、日本の発症数は比較的少なく、2006年のデータによると、人口100万人あたり62人と推定されています。疾患別死亡者数で見ても、2015年度人口動態統計でみた肺血栓塞栓症は7400人（全死亡者に占める割合は0・6％）であり、心疾患約20万人（15・2％）、脳血管障害約11万人（8・8％）に比べてかなり少なくなっています。ちなみに、がんは約38万人（29・6％）です。

しかし、肺血栓塞栓症は心筋梗塞よりも死亡率が高く、しかも死亡例の4割は1時間以内の突然死です。ですから、他の疾患で説明できない呼吸困難が起こったときには、素早い診断が求められます。

肺血栓塞栓症で肺への血流が途絶え、その部分から先の肺が壊死してしまった状態を「肺梗塞」といいます。最近、日本では高齢化社会の到来、食生活の欧米化、診断率向上とともに肺梗塞の患者数が増加しています。また、肺梗塞は手術時に発生することもありますが、こちらは2004年を境に減少に転じています。これは肺血栓塞栓症予防のガイドラインが整備されたことなどの成果だと考えられています。

深部静脈血栓症はどのような原因で起こるのか

1856年、ドイツの病理学者ルドルフ・ウィルヒョウは、血栓症の原因として、①血流の変化、②血管壁の変化、③血液成分の変化を挙げています（次ページ図62）。

以下、それぞれについて説明しましょう。

①血流の変化（長時間同じ姿勢でいることなどで血液の流れが滞る）

ここでは動脈と静脈を対比させながら説明します。

「動脈」が狭くなって血液の乱流が起こると、その刺激によって血小板（血管が破れたときに傷口に集まってきて傷口をふさぐ血液成分）が活性化して、血栓がつくられます。これを血小板血栓（白色血栓）といいます。この場合の治療は、抗血小板療法（血小板の働きを抑える薬を使う治療）になります。

一方、「静脈」の場合は血流が停滞することによって、凝固因子が活性化し、血液をがっちりと固めるフィブリン血栓（赤色血栓）をつくります。この場合は、抗凝固療法（血液をサラサラにする薬を使う治療）が使われます。

なお、凝固因子というのは血小板に引き続き二次的に血液を固める働きをするタンパク質で、12

種類あり、それらが順に働いて最終的にフィブリンをつくります。

静脈血栓ができやすい部位は、下肢静脈の静脈弁ポケット部というところです。ハの字型の弁のちょうど裏側にあたる部分です（図63）。静脈にできるフィブリン血栓は、赤血球を伴い、赤色血栓といわれています。その発生メカニズムは次の通りです。

静脈弁はそこを通る血液によってのみ酸素の供給を受けています。そのため、静脈の血流が滞ると、静脈弁は酸素が足りなくなって傷つきます。

その影響で、静脈弁の血管内皮細胞（血液に接する血管の内側の細胞）に止血に関与するPセレ

図62 ルドルフ・ウィルヒョウの提唱した血栓症の成因

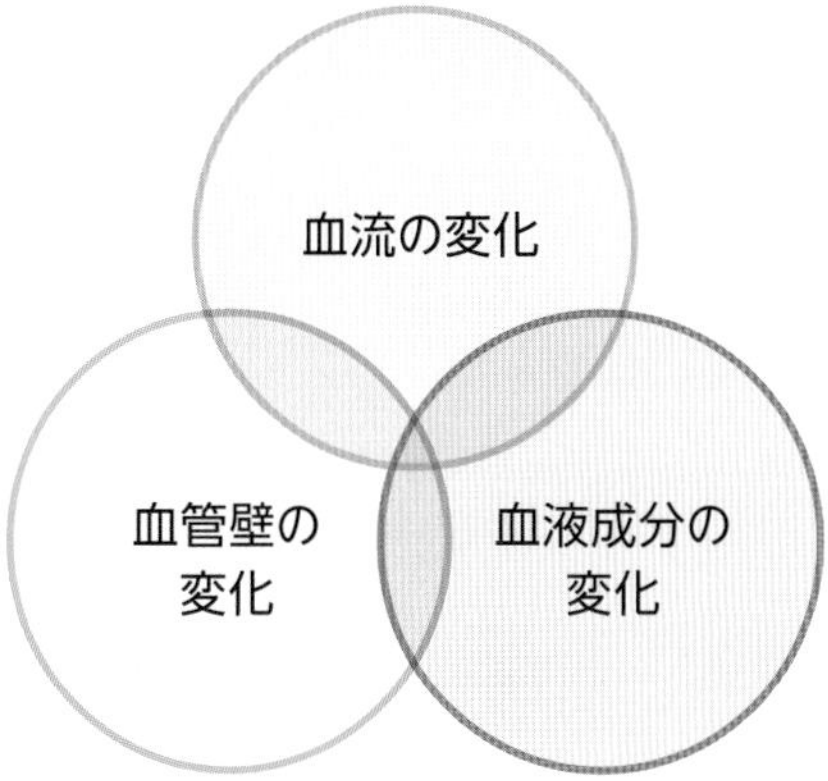

図63 静脈弁ポケット部

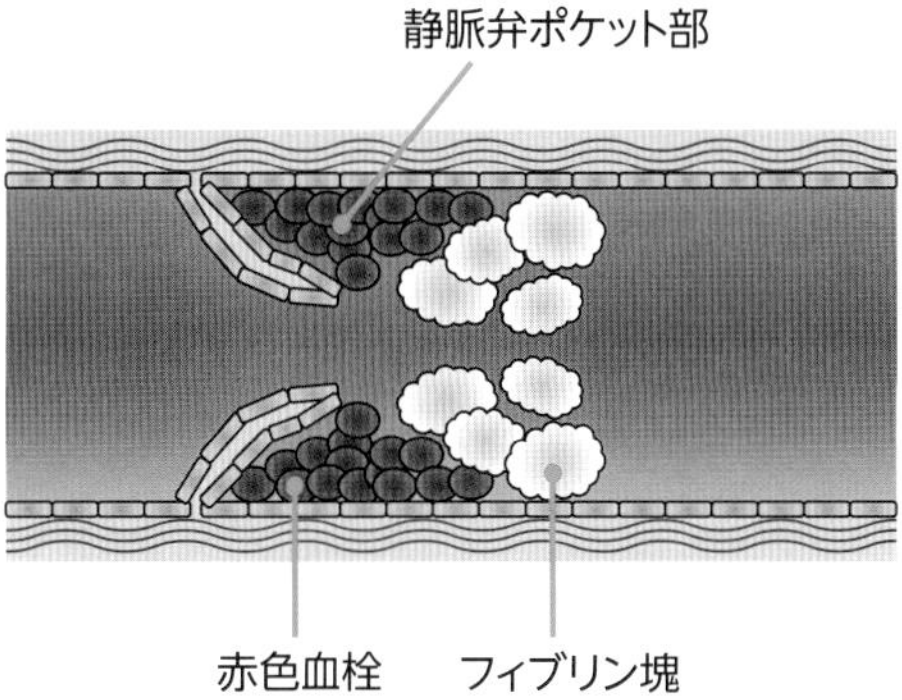

とくに血流不足に弱い静脈弁ポケット部にフィブリン血栓（赤色血栓）が形成されます。

クチンとＶＷＦ（フォンウィルブランド因子）が現れることによって、白血球と血小板が集まり、白血球（単球）に現れる組織因子と白血球（好中球）から出るＮＥＴｓ（網状物質）がフィブリン形成を促します。

　ＮＥＴｓには血小板凝集の作用もあります（図64・前ページ図63参照）。

　これに対して、動脈血栓は別のメカニズムでつくられます。

　血流の変化によって、動脈壁のプラーク（動脈硬化が進むとできる脂質を含んだかたまり）が破れると、血管内皮細胞の下に血中のＶＷＦが接着します。動脈の速い流れでＶＷＦは変形

図64 フィブリン血栓（赤色血栓）

静脈弁ポケット部に形成されるフィブリン血栓（赤色血栓）は、血管内部の細胞にあるPセレクチンによる血液凝固の促進やVWFおよび好中球による血小板の凝集により生じます。

凝固カスケード：凝固因子が協力して、最終的にフィブリンを形成するまでの一連の流れ

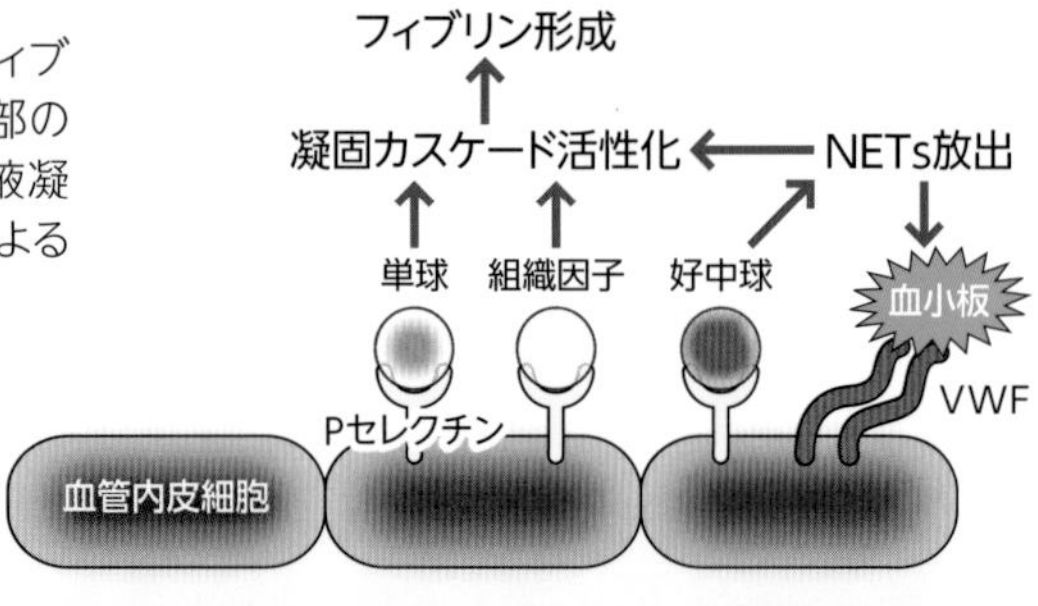

図65 動脈血栓（白色血栓）

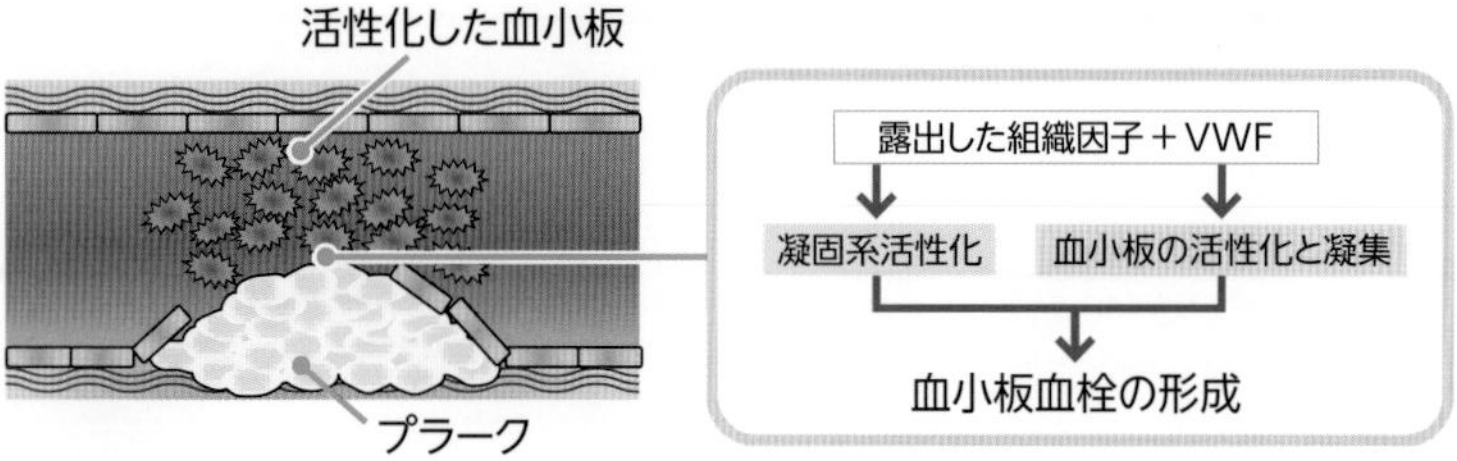

プラーク破綻で露出したコラーゲンにVWFを介して血小板が凝集し白色血栓を形成します。

し、血小板が集まりやすくなって白色血栓ができます（前ページ図65）。
また、プラークには組織因子が多量に存在し、破れた部分で凝固系が活性化します。

②血管壁の変化（外傷などで血管が傷つく）

外傷や炎症で静脈壁が変化した場合も、その変化した部位で凝固系の活性化が起こりやすく、いったん起こったカテーテルによる損傷や炎症によっても血栓ができやすくなります。

③血液成分の変化（脱水やがん、先天的な素因などで血液が固まりやすい状態になる）

災害などで脱水状態になった場合や、生まれつき血栓ができやすい素因を持っている場合、またさまざまな炎症性疾患で血液成分が変化した場合も血栓の形成が促進されます。

深部静脈血栓症を治療する目的は何か

①肺血栓塞栓症の予防

肺血栓塞栓症では、稀に脂肪、腫瘍、空気などが血管を詰まらせますが、ほとんどは下肢や骨盤内の静脈血栓が原因になります。

肺血栓塞栓症の主な原因である深部静脈血栓症は無症状のことも少なくありません。ですから、あらかじめ深部静脈血栓症を発症する可能性が高いとわかっている場合には、発症を診断しようとして見過ごしてしまうリスクを冒すよりも、最初から深部静脈血栓症の予防をするほうが肺血栓塞栓症を防ぐためにも安全です。

②深部静脈血栓症の後遺症の予防

血栓で閉塞した静脈の86％は3か月以内に血栓が溶けて再開通しますが、血栓が長く残ると静脈弁が炎症により壊れて血液の逆流が起こります。

また、血栓性静脈炎（静脈に血栓ができて炎症が起こる病気）が長引くと、静脈が細く変化する場合や、血栓が仕切りのような形状に変化して静脈内に残ることがあります。

これらによって静脈血がうっ滞し、深部静脈血栓後遺症が生じます。

深部静脈血栓後遺症の症状は、下肢の腫れ、むくみ、膝から足首の部分の色素沈着や皮膚潰瘍などです。

この状態を防ぐには、血栓が硬く変化する1～2週までに抗凝固療法を始めることが必要になります。血栓は発症した後、日数が経つにつれて抗凝固療法を行っても溶けにくくなります。血栓が硬くなったものを器質化血栓といいますが、器質化する前にいかに早く抗凝固療法を始めるかによって、血栓が溶ける効果は変わってきます。

発症後1か月以内に、完全に血栓が溶けた場合には正常な静脈弁機能が保たれますが、深部静脈血栓後遺症になってしまうと血栓症の再発率が上がってきます。

深部静脈血栓症を症状から診断するのは難しい

深部静脈血栓症の中でも、腸骨静脈・大腿静脈が詰まったときは、血液停滞による症状が起こりやすくなります。それは下肢の色調の変化や腫れ、痛みとして現れます。立った姿勢になるとさらに血液のうっ滞が強くなるので、色調はより変化します。また、腫れの範囲は、腸骨静脈閉塞では下肢全体に、大腿静脈閉塞では下腿（膝から足首まで）に認められます（次ページ図66・図67）。

ふくらはぎをつかむと痛みを感じるということも診断の手がかりになりますし、深部静脈血栓症の正式な検査としては、ホーマンズ徴候やローエンベルグ徴候があり、診断の参考になります（次ページ図68）。

しかし、深部静脈血栓症の症状は一般に、下肢のむくみ、腫れ、発赤、痛みなど、リンパ浮腫や蜂窩織炎、筋骨格損傷でも認められるものです。しかも、過半数の深部静脈血栓症は無症状であるため、症状からの診断は難しいケースが多いのです。

とくに、下腿に起こった場合は大多数が無症状です。しかし、治療をしないでいると約20％に二次血栓が中枢側（太ももから膝の裏側）に生じるといわれています。この二次血栓は短時間で大きくなるために、静脈壁からはがれやすく、血管内を流れて肺血栓塞栓症の原因になることが少なくありません。

図66　腸骨静脈血栓症

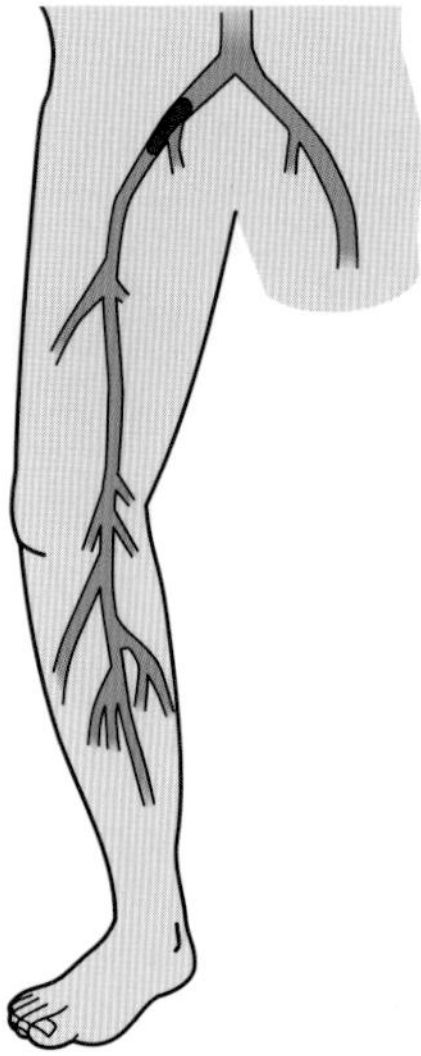

図67　大腿静脈血栓症

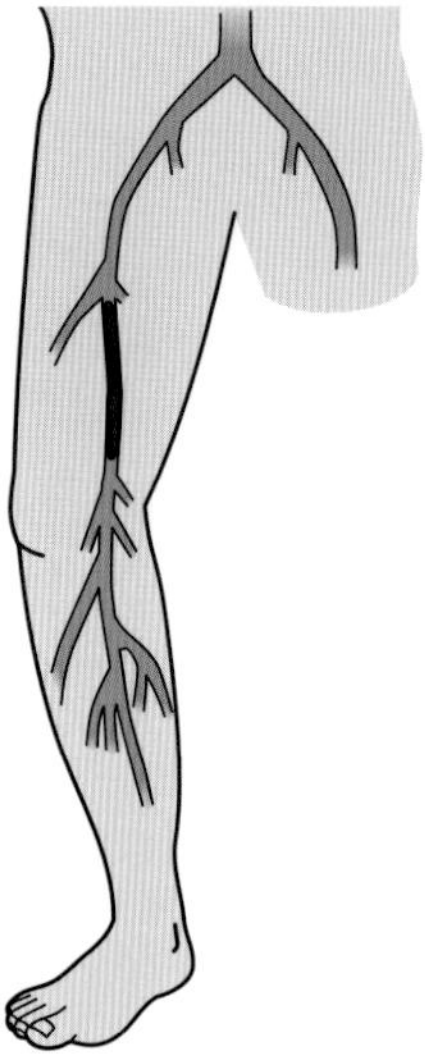

図68　深部静脈血栓症の検査

A　ホーマンズ徴候

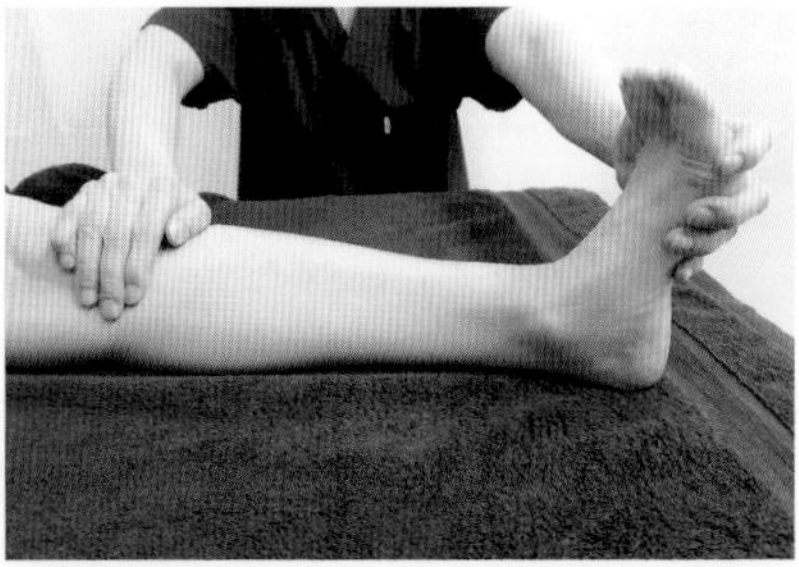

深部静脈血栓症の場合、膝を伸展して足関節を強く背屈させた際に腓腹部が痛みます。

B　ローエンベルグ徴候

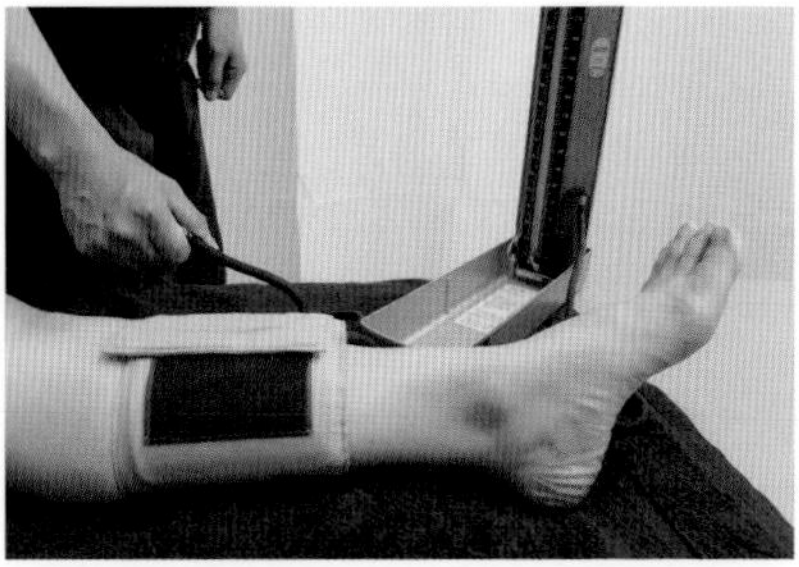

深部静脈血栓症の場合、下腿にカフを巻いてカフ圧を上昇させたときに、100～150mmHg程度の圧力でも痛みを感じます。

とくに、深部静脈血栓症が最も発生しやすい場所は「ヒラメ筋静脈」です。ヒラメ筋静脈は、ふくらはぎにあるヒラメ筋という筋肉を走行している静脈です（図69）

ヒラメ筋静脈は水平方向に走っている部分があり、その周囲のヒラメ筋の筋力も弱いので血流が弱く、血栓症が発生しやすくなっています。入院患者以外の肺梗塞の突然死の症例を解剖したところ、約90％にヒラメ筋静脈血栓が確認されたという報告もあります。

図69 ヒラメ筋静脈血栓症

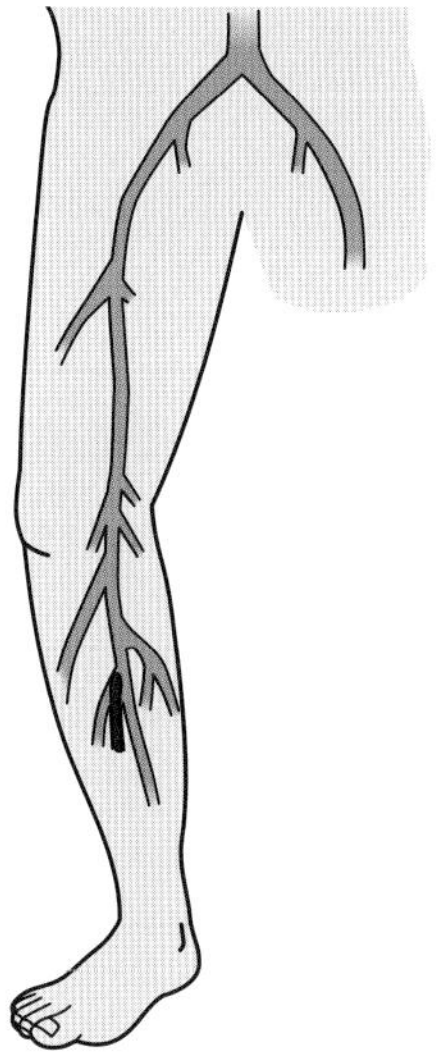

深部静脈血栓症の危険因子

① 深部静脈血栓症とがん

2014年、日本人の深部静脈血栓症1076例を対象にした臨床研究の結果が報告されました。それによると、血栓症の原因が明らかだった症例は57％で、その中で最も多かったのは悪性腫瘍（がん）で27％を占めていました。次いで、長期臥床（21％）、手術（18％）と続きます。

がんによって血液凝固が亢進して血栓ができ、それが脳を中心とした塞栓症を起こす病気があります。これはトルーソー症候群といって、がんの悪影響により、たとえ抗凝固薬を使っていても血栓を抑えられない状態になります。

トルーソーはこの病気を発見したフランスの神経内科医で、1865年に、胃がん患者に遊走性血栓性静脈炎が多いことを報告し、がん患者さんの4~20%が静脈血栓症を合併していると述べています。原因になるがんは、婦人科腫瘍が多く、他に肺がん、膵がん、乳がん、腎臓がん、前立腺がんが知られています。がんの組織としては、腺を構成している細胞から発生する腺がんが多く、とくにムチン産生性腫瘍（粘液を産生するがん）との関連が指摘されています。

②がん以外の危険因子

がん以外にもさまざまな深部静脈血栓症の危険因子が考えられています（次ページ図70）。最もリスクが高いのは静脈血栓症の既往と血栓性素因です。

血栓性素因というのは、静脈や動脈に血栓ができやすい傾向のことで、先天性と後天性があります。先天性血栓性素因として日本人で多いのは、プロテインC欠乏症、プロテインS欠乏症、アンチトロンビンⅢ欠乏症で、後天性血栓性素因は抗リン脂質抗体症候群です。

なお、プロテインC、プロテインS、アンチトロンビンⅢは、いずれも血が固まる（凝固）のを抑える働きのあるタンパク質です。これらが先天的に不足しているために、異常に血が固まってしまい、血栓症を起こしやすくなるわけです。

図70 深部静脈血栓症の危険因子 ＊12

運動制限によるもの	加齢（60歳以上） 肥満 長期臥床 長時間坐位（旅行、災害） 下肢麻痺 ギプスによる下肢固定 脊椎損傷 脳卒中 中心静脈カテーテル留置 カテーテル検査・治療
全身疾患によるもの	悪性疾患 がん化学療法 心不全 呼吸不全 炎症性腸疾患 血管炎 多血症 ネフローゼ症候群 骨髄増殖性疾患 発作性夜間血色素尿症 膠原病
血栓性素因および妊娠に関わること	静脈血栓塞栓症の既往 血栓性素因 静脈血栓症の家族歴 ステロイド ホルモン療法 後天性凝固亢進（手術後） 妊娠

これらの素因を持っている人は、20～50歳の年齢で特別な誘因もなく深部静脈血栓症や腸間膜静脈血栓症などの血栓症を起こしやすいのです。

実は、血栓性素因には他にも多く知られており、検査が保険適用されていないものも数多くあります。ですから、厳密には、すべての血栓性素因を検査で否定することは不可能なのです。そのため、過去に静脈血栓症にかかったという事実から、血栓ができやすい体質があると判断することが大切になります。

また、ホルモン療法に含まれますが、経口避妊薬も深部静脈血栓症の最高リスクであるため、内服中に血栓症が起こることがしばしばあります。

静脈血栓症の既往と血栓性素因以外の危険因子でも、重症である場合や発症しやすい複数の因子が該当する人の場合は、最高リスクとして深部静脈血栓症に気をつけるようにしたいものです。

抗リン脂質抗体症候群とは、自己の細胞膜のリン脂質成分に対して免疫をつくってしまう疾患です。その半数は膠原病の一つである全身性エリテマトーデスに伴って発症します。

手術時の深部静脈血栓症の予防法

前述したように、手術に伴って深部静脈血栓症が起こることもあります。手術を受ける予定のある方は、その手術の深部静脈血栓症リスクを判定し、各リスクに応じて次の対処を行うことが大切です（次ページ図71）*12。

①歩行運動

歩行することで、下腿のポンプ機能を積極的に働かせることが重要です。歩行困難な場合は、寝るときに脚を持ち上げて、マッサージをします。他の人に足関節を動かしてもらうのも効果的です。

②弾性ストッキング

深部静脈血栓症予防用のストッキングは、寝ている状態の静脈圧に対処するものなので、圧迫圧

図71 科目別 手術期の深部静脈血栓症のリスク基準 *12

一般外科・泌尿器科・婦人科手術における基準	●静脈血栓症の既往と血栓性素因のある大手術は最高リスク ●40歳以上のがんの大手術は高リスク ●60歳以上あるいは危険因子を認めるが非大手術は中リスク
産科領域における基準	●静脈血栓症の既往と血栓性素因のある帝王切開術は最高リスク ●静脈血栓症の既往と血栓性素因のある経腟分娩および高度肥満妊婦の帝王切開術は高リスク ●帝王切開術は中リスク
脳外科における基準	●脳腫瘍の開頭術は高リスク ●脳腫瘍以外の開頭術は中リスク ●静脈血栓症の既往と血栓性素因のある脳腫瘍の開頭術は最高リスク ●抗凝固療法は出血合併症の危険が低くなってから開始
整形外科領域における基準	●膝関節全置換術、股関節全置換術、股関節骨折手術は、深部静脈血栓症を合併する確率の最も高い手術だが、高リスクに相当。また、これらに静脈血栓症の既往と血栓性素因を伴う場合は最高リスク ●脊椎手術および上記を除いた下肢手術は中リスク ●弾性ストッキング装着や間欠的空気圧迫法が困難な下腿骨折で、早期手術ができなかった症例は抗凝固療法で代用可能 ●間欠的空気圧迫法を術後に使用する場合は、事前に深部静脈血栓症の有無を確認すべきだが、それが不可能である場合はインフォームドコンセントが必要

内科的疾患においては、おおよそ中リスクで扱われます。

は低く設定されていますが、血栓リスクが中程度であれば予防効果が期待できます。

③間欠的空気圧迫法（フットポンプ）

下肢にカフを巻いて機械でマッサージする方法です。手術前後から使用し、十分な歩行が可能になるまで続けます。

④抗凝固療法

低用量未分画ヘパリン5000単位を8時間あるいは12時間ごとに皮下注射します。フォンダパリヌクスもよく使われます。詳しくは後述します。

なお、前ページ図71の科目別の手術期の深部静脈血栓症発症リスクへの対処法は次の通りです。

・低リスク……早期離床、積極的な運動
・中リスク………弾性ストッキングあるいは間欠的空気圧迫法（フットポンプ）
・高リスク………間欠的空気圧迫法（フットポンプ）あるいは抗凝固療法
・最高リスク……間欠的空気圧迫法（フットポンプ）＋抗凝固療法。ただし、すでに深部静脈血栓症がある場合は、弾性ストッキングを使用＋抗凝固療法

Dダイマーが陰性ならば直近の血栓症はない

① Dダイマー（血液検査）

深部静脈血栓症は特徴的な症状が少ないので、いつ発症したかがわからないことも少なくありません。そこで、診断にあたっては発症を臨床所見から予測します。その際に用いられるのがウェルス・スコアです（図72）。

このスコアでリスクを予測した上で、血液検査でDダイマーを測定し、エコー検査を行います。Dダイマーというのは、フィブリンが分解されてできる物質です。この値が高いと、身体のどこかにフィブリン血栓があることを示しています。

ただ、Dダイマーは出血や動脈血栓、

図72 ウェルス・スコア

① 活動性のがん	1
② 下肢麻痺／下肢ギプス固定	1
③ 3日間以上の臥床後／12週間以内の大手術	1
④ 深部静脈に沿った圧痛	1
⑤ 下肢全体の腫脹	1
⑥ 対側より3㎝以上の腓腹周径	1
⑦ 一側の圧痕性浮腫	1
⑧ 一側の表在静脈怒張による側副路	1
⑨ DVTの既往	1
⑩ DVT以外の疾患の可能性	-2

高リスク≧3　中リスク～2　低リスク0

高リスクは53%、中リスクは17%、低リスクは5%ですが、深部静脈血栓症の発症率を予測した上で、Dダイマーとエコー検査を組み合わせて診断します。

その他の血液凝固が亢進する肝疾患、悪性疾患などでも高くなります。ですから、この値が高いというだけで深部静脈血栓症とはいいきれません。

むしろ、Dダイマーは陰性的中率の高い検査として知られています。つまり陽性というだけでは深部静脈血栓症と断定できませんが、陰性であれば急性（直近1～2週間）の新しい血栓はないと診断できます。さらに、症状やエコー検査などによって血栓のないことが確認できれば、深部静脈血栓症ではないということです。

また、Dダイマーは深部静脈血栓症の経過観察のためにとても有用です。抗凝固療法が適切かどうか、薬の減量・中断が可能なのかについては、Dダイマー陰性の状態が続いているかどうかで判定できるのです。

② エコー検査

次に、エコー検査による深部静脈血栓症の診断について説明します。

エコー検査では、次ページの図73に示した「大腿静脈系」「膝窩静脈系」「下腿静脈系」の3系統について血栓がないかどうかを調べます。

通常は、径の大きな大腿静脈系と膝窩静脈系については主にミルキング法で検査します。これは、ふくらはぎの筋肉を揉むことで、それぞれの静脈の血流が促進される様子を観察する方法です。

また、下腿静脈系とヒラメ筋静脈については横断像の圧迫法がよく使われます。これは、脚をエコープローブで圧迫して、静脈の横断面の画像が押しつぶされるかどうかを観察するものです。血栓があると、静脈がつぶれにくくなります[11]。深部静脈血栓症の診断では、下肢全体について圧迫法で検査を臥位あるいは腹臥位で行うことが推奨されています。

腸骨静脈については、その近くに内臓があるためにエコー検査で判定できないこともあり、その場合は、造影CT（X線に映りやすくなる造影剤を入れて行うCT検査）や静脈撮影を併用することもあります。

なお、造影CTを行う際は、肺動脈も同時に調べます。

図73 下肢静脈の系統

A エコー検査で調べる下肢静脈

大腿静脈系	総大腿静脈、浅大腿静脈、大腿深静脈、大伏在静脈
膝窩静脈系	膝窩静脈　腓腹静脈　小伏在静脈
下腿静脈系	腓骨静脈　後脛骨静脈　前脛骨静脈　ヒラメ筋静脈

B 深部静脈の各名称と役割 [13]

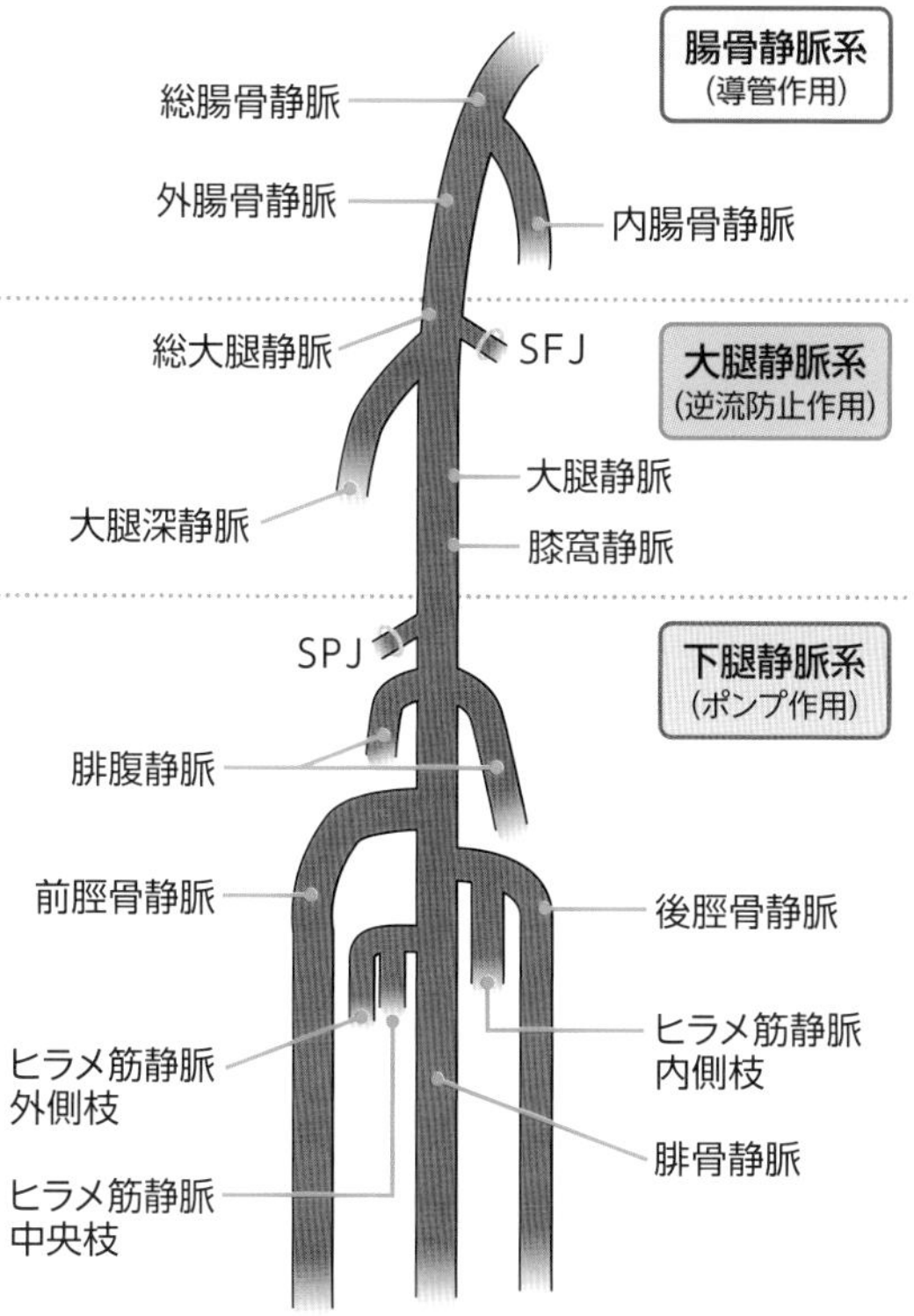

③肺血栓塞栓症のチェック

そして、深部静脈血栓症の診断がついたところで、肺血栓塞栓症を起こす可能性があるかどうかも予測します。図74は、深部静脈血栓症のリスクが低~中程度の診断フローチャートになります。深部静脈血栓症の診断から肺血栓塞栓症の検査に至る過程を示しています。

そのために用いられるのが、肺血栓塞栓症ウェルス・スコアと改訂ジュネーブ・スコアです（次ページ図75・76）。この2つのスコアで低リスクと予測された場合の肺血栓塞栓症の頻度はそれぞれ12%、13%、中リスクの場合は40%、38%、そして高リスクでは91%、97%といわれています。

どちらのスコアも、深部静脈血栓症、

図74　深部静脈血栓症の診断フローチャート

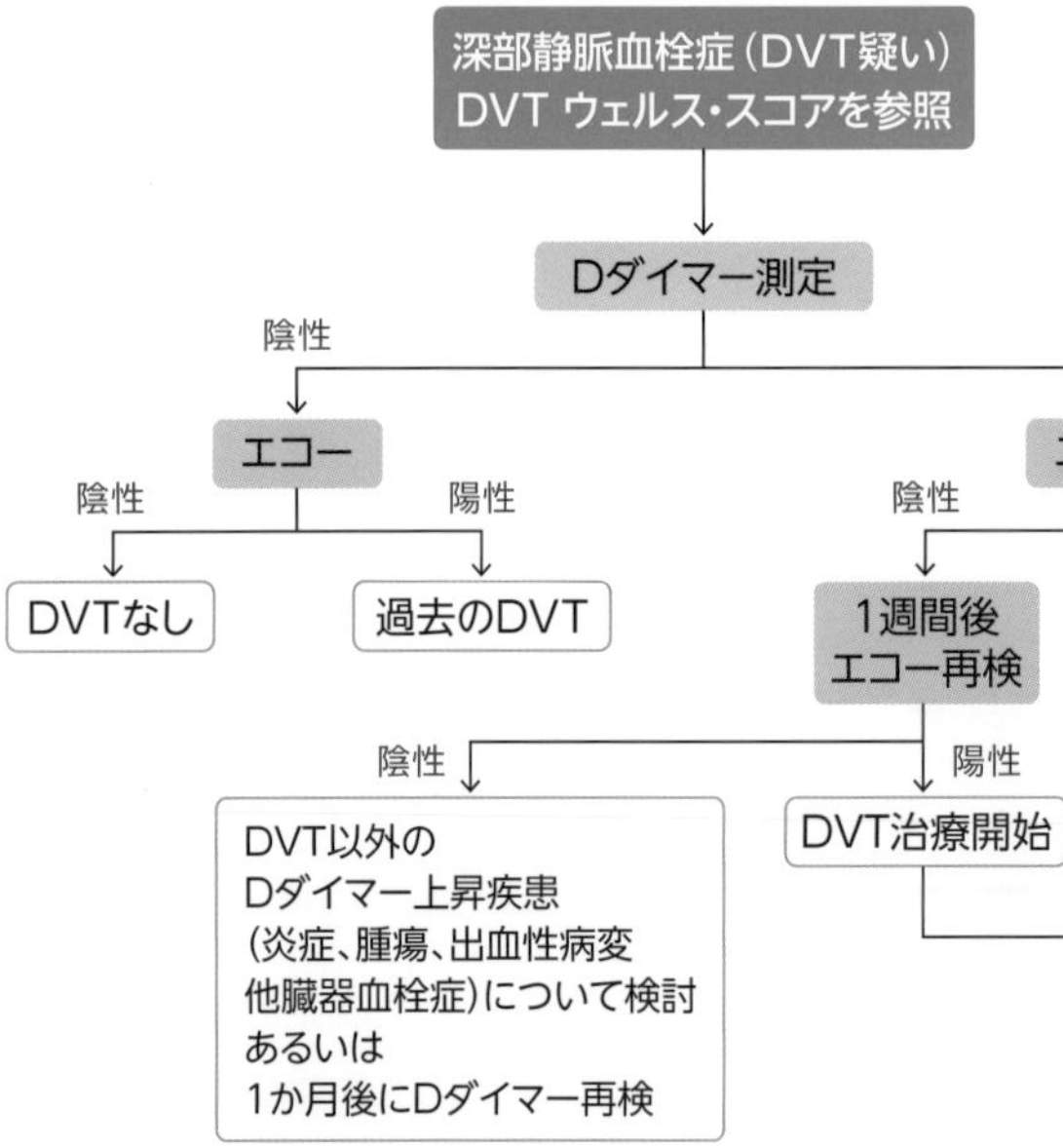
陽性
エコー
陽性
DVT治療開始
肺血栓塞栓症疑い
酸素飽和度測定
ならびに
を参照

ウェルス・スコアで低リスク・中リスクであれば、Dダイマー測定より診断を進め、高リスクであれば、肺血栓塞栓症を含めた画像診断も最初から行います。

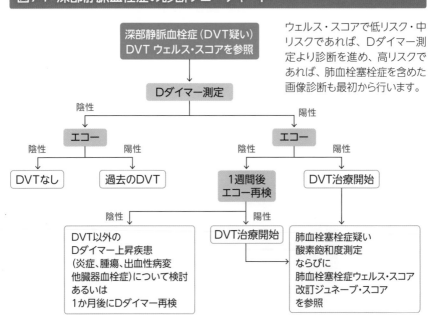

悪性疾患の合併、心不全の症状（頻拍）があると肺血栓塞栓症の可能性が高いことを示しています。

この2つのスコアで肺血栓塞栓症が疑わしければ、造影CTで肺、下大静脈、腸骨静脈をチェックします。その際、血行動態（心臓の動きや心臓が送り出す血液の状態）が不安定で、ショックや低血圧があるようなら、あらかじめ心エコー検査で心臓の働きを確認してから造影CTを行います。

図75　肺血栓塞栓症のウェルス・スコア

DVTの臨床症状	3.0
PEが他の鑑別診断と比べてより濃厚	3.0
心拍数 ＞100分	1.5
過去4週間以内の手術 もしくは3日以上の長期臥床	1.5
DVTもしくはPEの既往	1.5
喀血	1
悪性疾患	1

高リスク≧7　中リスク2～6　低リスク0～1

図76　肺血栓塞栓症の改訂ジュネーブ・スコア

年齢 ＞ 66歳	1
深部静脈血栓症あるいは肺塞栓症の既往	3
1か月以内の手術・骨折	2
活動性のがん	2
一側の下肢痛	3
血痰	2
心拍数　75～94bpm	3
心拍数　95bpm以上	5
下肢深部静脈拍動を伴う片側性の疼痛・浮腫	4

高リスク≧11　中リスク4～10　低リスク0～3

先天性血栓性素因の血液検査

前述しましたが、日本人で頻度の高い先天性血栓性素因としては、アンチトロンビンⅢ欠乏症（500〜700人に1人＝0・2％）、プロテインC欠乏症（500〜800人に1人＝0・2％）、プロテインS欠乏症（50〜100人に1人＝1〜2％）があります。これらの先天性血栓性素因は、常染色体優性遺伝であることが知られていて、最近はアンチトロンビン抵抗性、活性化プロテインC抵抗性という病態も報告されています。

先天性血栓性素因には人種差があることも知られています。日本人だけにみられる危険因子として「PS Lys196Glu」という遺伝子の異常があります。これはプロテインS分子の異常で、徳島大学医学部の研究グループが発見したため、「プロテインS徳島変異」とも呼ばれています。

先天性血栓性素因は、血液検査により血中のアンチトロンビン、プロテインC、プロテインSを測定することで診断します。ただし、血栓症の急性期にはこれらが消費されるので、安定期や出産後6週以降にも再度調べたほうが確実です。

また、高ホモシステイン血症や高リポ蛋白a血症といった病気の存在も考えて、血中ホモシステインやリポ蛋白濃度測定も行われます。膠原病などが疑われれば、後天性血栓性素因である抗リン脂質抗体の検査も行います。

深部静脈血栓症の各種治療法

深部静脈血栓症は、肺血栓塞栓症と一連の病態を成しており、その治療の大部分は静脈血栓塞栓症（ＶＴＥ）としての治療です。

① 抗凝固療法

血が固まるメカニズムには、血液中の凝固因子と血小板が関与しています。抗凝固療法は、凝固因子の作用を抑えることで血流を改善する治療です。

(1) 注射剤

抗凝固療法の注射剤の代表としては、血液をさらさらにする働きのあるヘパリンという薬があります。ヘパリン類には未分画ヘパリン、低分子ヘパリン、フォンダパリヌクス（合成Ｘａ阻害剤）などがあります。

ⓐ 未分画ヘパリン

未分画ヘパリンは、現在最も一般的な抗凝固薬です。

治療の実際は、80単位／kgあるいは５０００単位を静脈に注射した後、1時間あたり18単位／kgを続けて点滴で静注します。１日２回の皮下注射でも代用できます。

投与開始から6時間おきに、APTT（活性化部分トロンボプラスチン時間）という血液検査で血液が固まるまでの時間を測定し、正常値の1・5～2・5倍になるように薬の用量を調整します。その後は測定頻度を減らし、1日1回にします。ただ、未分画ヘパリンの投与量の調節は難しく、作用にも個人差があって再発率が高いといわれています。また、出血の合併症も3～10％で起こり、それ以外にもヘパリン起因性血小板減少症（HIT）、骨粗鬆症などの副作用があります。

それに対して、血液検査によるモニタリングが必要なく、抗凝固作用が安定しているのは低分子ヘパリンです。しかし、2018年時点での低分子ヘパリンの静脈血栓症に対する保険適用は、人工股関節全置換術、人工膝関節全置換術、股関節骨折手術、腹部手術後の静脈血栓症の予防のための使用に限られています。

⒝ フォンダパリヌクス（合成Xa阻害剤）

低分子ヘパリンに似た抗凝固薬で、2011年3月から深部静脈血栓症に使えるようになりました。従来の未分画ヘパリンと比べて、作用に個人差が少ないため、モニタリングが不要で、1日1回皮下投与で簡便に使える注射剤です。用量調節をされた未分画ヘパリンと同等以上の有効性と安全性があります。

フォンダパリヌクスは5日間以上投与することが推奨されています。投与量は体重から決定され、50kg未満で5mg、50kg以上100kg未満で7・5mg、100kg以上で10mgです。

なお、抗凝固療法を早期にワーファリンに移行する際は、フォンダパリヌクスの投与開始から72時間以内にワーファリンの服用を始めることが勧められています。

(2) 経口剤

(a) ワーファリン

1日1回、内服します。そして、ワーファリンの効きを調べるために、血液が凝固するまでの時間（プロトロンビン時間）を測定します。

ワーファリンを服用している方は納豆やブロッコリーなどの緑黄色野菜といったビタミンKを多く含む食品は効き目を悪くするため、その摂取が制限されます。

静脈血栓症を起こした場合、出血合併症が生じる特別なリスクがない限り、ワーファリンに先行して、まずヘパリンあるいはフォンダパリヌクスによる抗凝固療法を行います。

その理由は、ワーファリンは投与開始から血中濃度が治療に必要なレベルまで上がるのに4〜5日かかり、しかも開始時には

図77 ワーファリンによる抗凝固療法の診断から再発までの期間 *14

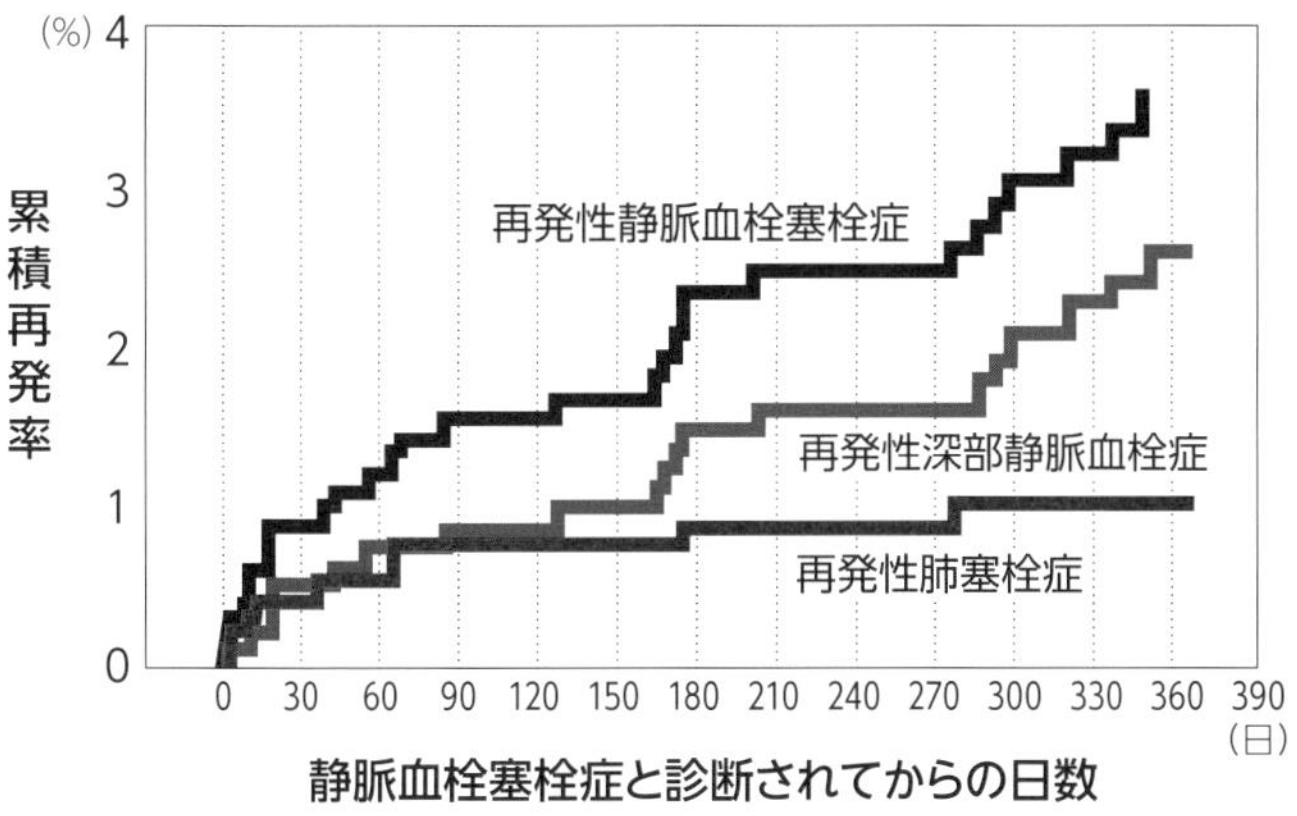

ワーファリンによる抗凝固療法は、半年あるいは1年で中断されることが多かったため、発症早期の血栓性が亢進している急性期と、発症から半年や1年前後のワーファリン投与終了時期に再発が増加しています。

血液が固まりやすくなる傾向があるからです。そのため、ヘパリンあるいはフォンダパリヌクスとワーファリンは一時的に併用されます。

また手術などの際にもワーファリンを中断し、その後に再開することがあり、そのときもヘパリンあるいはフォンダパリヌクスを併用します。この併用療法をヘパリンブリッジといいます。

しかし、ワーファリンを使用した抗凝固療法は、長期に継続していると出血しやすくなってくるため、出血合併症を回避するために、ワーファリン投与を中断することがしばしばありました。ところが、2014年のJAVA研究において出血合併症を回避するための抗凝固療法の中断により、静脈血栓塞栓症の再発率の上昇、とりわけ先天性、あるいはがんによる血栓性素因を持つ静脈血栓症において再発を引き起こしていると指摘され、抗凝固療法が不十分であったと判明しました（前ページ図77）。今後、DOAC（後述）による抗凝固療法が定着すれば、出血合併症の心配もなく、十分な抗凝固療法が行われると考えられています[*14]。

(b) DOAC（直接経口抗凝固薬）

近年開発され、2014年から静脈血栓塞栓症について保険適用されたのがDOAC（直接経口抗凝固薬）です。日本では、エドキサバン、リバーロキサバン、アピキサバンが承認されています。

DOACの利点は、ワーファリンよりも吸収が早いために効果が早く現れる、併用薬との相互作用が少ない、食事の影響を受けにくい、効果の個人差が少なくモニタリングの必要がないといったことです。この薬の登場で、静脈血栓塞栓症に対する抗血栓療法は劇的に変わりました。

DOACが登場する前は、ヘパリンやフォンダパリヌクスからワーファリンに変更する際に一定期間重ねて投与（ヘパリンブリッジ）する必要がありました。

しかし、ＤＯＡＣはワーファリンと違ってただちに抗凝固作用が発揮されるので、併用せずに即座に切り替えて投与することが可能になったのです。とくに、リバーロキサバン、アピキサバンであれば、初期治療から維持療法まで1つの薬での治療ができ、ムラのない抗凝固療法を続けることが可能になりました。

これによって、深部静脈血栓症は外来で治療を受けられるようになりました。肺塞栓があっても、塞栓があまり広がっておらず、心臓の働きが悪くなければＤＯＡＣによる外来治療で対応できます。しかし、ショックや低血圧が長引くような重症の肺塞栓がある場合は、入院して注射剤による抗凝固療法を行い、状態が安定してからＤＯＡＣにスイッチすることになります。

ＤＯＡＣは重度の腎機能障害腎のある人には使えません。次ページの図78に各ＤＯＡＣの腎機能による投与量を示します。

また、ＤＯＡＣはワーファリンほど長期投与による出血が起こらないとされているため、静脈血栓塞栓症の再発予防に適していると期待されています。

静脈血栓塞栓症の治療後は再発予防のために、原因が一過性の場合は3か月間、原因が特定されていない場合では、少なくとも3か月以上、がん患者では少なくともがんが治癒するまで抗凝固薬投与が望ましいとされています（次ページ図79）*15。

欧米のガイドラインでは、とくにがん患者の静脈血栓塞栓症の再発予防には低分子ヘパリンが推奨されていますが、日本では保険の制約がありますし、長期間注射を打つのは大変な労力です。

図78 各DOACの腎機能による投与量（維持量）

エドキサバン	Ccr<15は禁忌 Ccr30-49は体重60kg超、60mg1日1回を30mg1日1回に減量 Ccr15-29は投与について慎重に判断の上、30mg1日1回投与
リバーロキサバン	Ccr<15は禁忌 Ccr30-49は15mg1日1回を10mg1日1回に減量 Ccr15-29は投与について慎重に判断の上、10mg1日1回投与
アピキサバン	Ccr<30は禁忌 Ccr30-49では投与について慎重に判断の上、投与

Ccr：クレアチニンクレアランス。筋肉でつくられるクレアチンという物質を血液中から尿に排泄する腎臓の能力。正常値は70〜110。単位はml/min。

図79 抗凝固療法の推奨継続期間 *15

危険因子	ESC2014
一過性危険因子 （手術、外傷、安静、妊娠避妊薬、ホルモン療法など）	3か月間
危険因子不明	3か月間以上
がん患者さん	がんが治癒するまで、あるいは永続的 ワーファリンよりもLMWHがより望ましい
危険因子不明（再発）	永続的抗凝固療法

ESC2014：ヨーロッパ心臓学会 急性肺塞栓 診断・治療ガイドライン *16
LMWH：低分子ヘパリン

その点で、DOACはがん患者を含めた静脈血栓塞栓症の再発について、低分子ヘパリンに劣っていないことが証明されており、低分子ヘパリンに準ずる静脈血栓塞栓症再発予防の薬として有望とされています＊16。

②抗血小板療法

血小板も血液凝固に関与します。抗血小板療法は血小板機能を抑えることで血流を改善します。本来は動脈血栓症の予防のために行われますが、抗凝固療法に準ずる治療として静脈血栓塞栓症にも使用されます。

使われる薬は低用量アスピリンです。抗凝固療法の終了後に静脈血栓塞栓症の再発予防を行う場合や、出血リスクのために抗凝固療法が中止になった場合に、投与の有用性が認められています。

③線溶療法

線溶療法とは血栓を溶かす治療で、静脈血栓塞栓症にはウロキナーゼという血栓溶解薬が使われます。

末梢動脈閉塞症に対するウロキナーゼの保険適用の用法・容量は、発症10日以内より24万単位7日間投与となっており、欧米と比べるとかなり少量です。

そのため、全身投与で薄まるよりもカテーテルによって集中的にウロキナーゼを注入するカテーテル血栓溶解療法が推奨されています。

図80　血栓溶解カテーテル

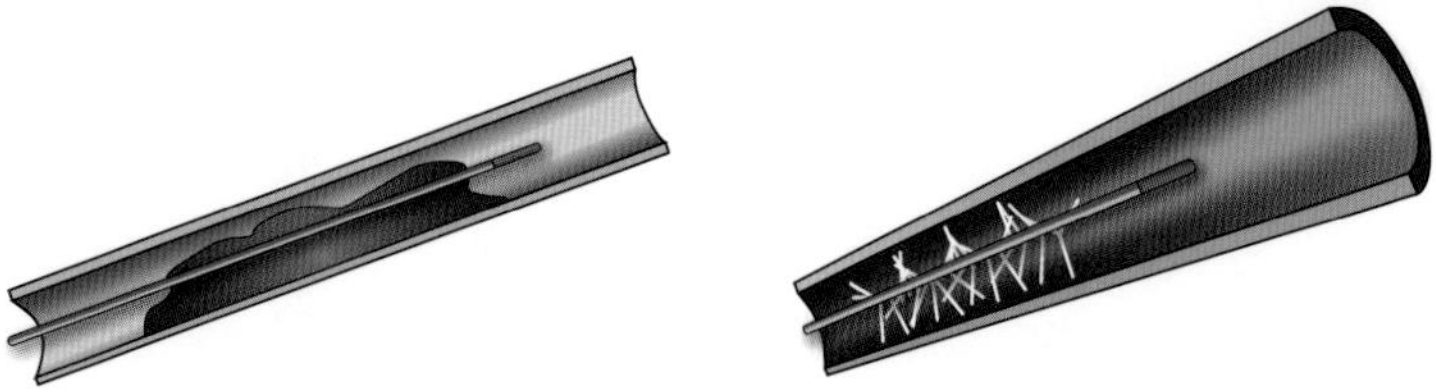

血栓性閉塞をきたした静脈内に血栓溶解カテーテルを進め、
ウロキナーゼを注入します。すると、ウロキナーゼが側孔より圧出され、
血栓内部より溶解することができます。

図81　血栓溶解療法の禁忌 *12

1 絶対禁忌

活動性の内部出血
最近の特発性頭蓋内出血

2 相対禁忌（危険性を考慮した上での血栓溶解療法）

大規模手術直後
10日以内の消化管出血、10日以内の臓器細胞診
15日以内の重症外傷
1か月以内の脳神経外科的あるいは眼科的手術
2か月以内の脳梗塞
コントロール不良の高血圧180mmHg（収縮期圧）／110mmHg（拡張期圧）
血小板数＜100,000/mm³　PT＜50%
妊娠・出産
細菌性心内膜炎
糖尿病性出血性網膜症

(1) カテーテル血栓溶解療法

腸骨大腿静脈に血栓ができる中枢型（とくに、下大静脈から腸骨大腿静脈が広く血栓でふさがっている場合）では、下肢のむくみが強くなり、歩行に影響することが予想されます。

そこで、発症後14日以内であれば、カテーテル血栓溶解療法が選ばれます（前ページ図80）。

(2) 全身性の血栓溶解療法

これは、ウロキナーゼを点滴で静脈内に投与する方法です。血栓の範囲が広く、後遺症が心配され、なおかつ出血する合併症の可能性が低いときに行われます。大腿静脈や膝窩静脈が詰まっていたり狭くなっていてカテーテルを入れるのが難しいときにも選ばれます。

なお、血栓溶解療法の禁忌の対象は、前ページ図81の通りです。

④ 血栓除去術

深部静脈や肺動脈に詰まった血栓を取り除く方法です。

(1) カテーテル的血栓破砕・吸引術

血栓溶解療法が禁忌である場合や、発症14日以内で症状の強い腸骨大腿静脈血栓症の場合に、この治療により血栓除去を行った後にカテーテル血栓溶解療法に移行する方法が行われます。

(2) 外科的血栓除去術

(a) 下肢静脈に対する血栓除去術

カテーテルを入れられない場合や有痛性青股腫、つまり広範囲に静脈が詰まって、いまにも壊疽に陥る病状の際に行われます。再閉塞を避けるために発症7日以内に行われます。

ⓑ肺動脈に対する血栓除去術

肺動脈幹あるいは左右の主肺動脈が急速にふさがる急性広汎性肺梗塞で心不全が進行する場合や、心臓の右心房から右心室に血栓がある場合は手術で血栓を取り除きます。

⑤下大静脈フィルター

下大静脈（下半身からの血液を心臓へ戻す太い静脈）に傘の骨組みのような形のフィルターを設置して、深部静脈からはがれた血栓が肺動脈に達するのを防ぐ方法です（図82）。

下大静脈フィルターの適応は、ⓐ血栓溶解療法や抗凝固療法では治療できない場合や、ⓑいまにも血栓が肺に移動しそうな形をしている場合、ⓒ血栓溶解療法や血栓除去の際に多量の血栓が肺に飛ぶ

図82 下大静脈フィルター

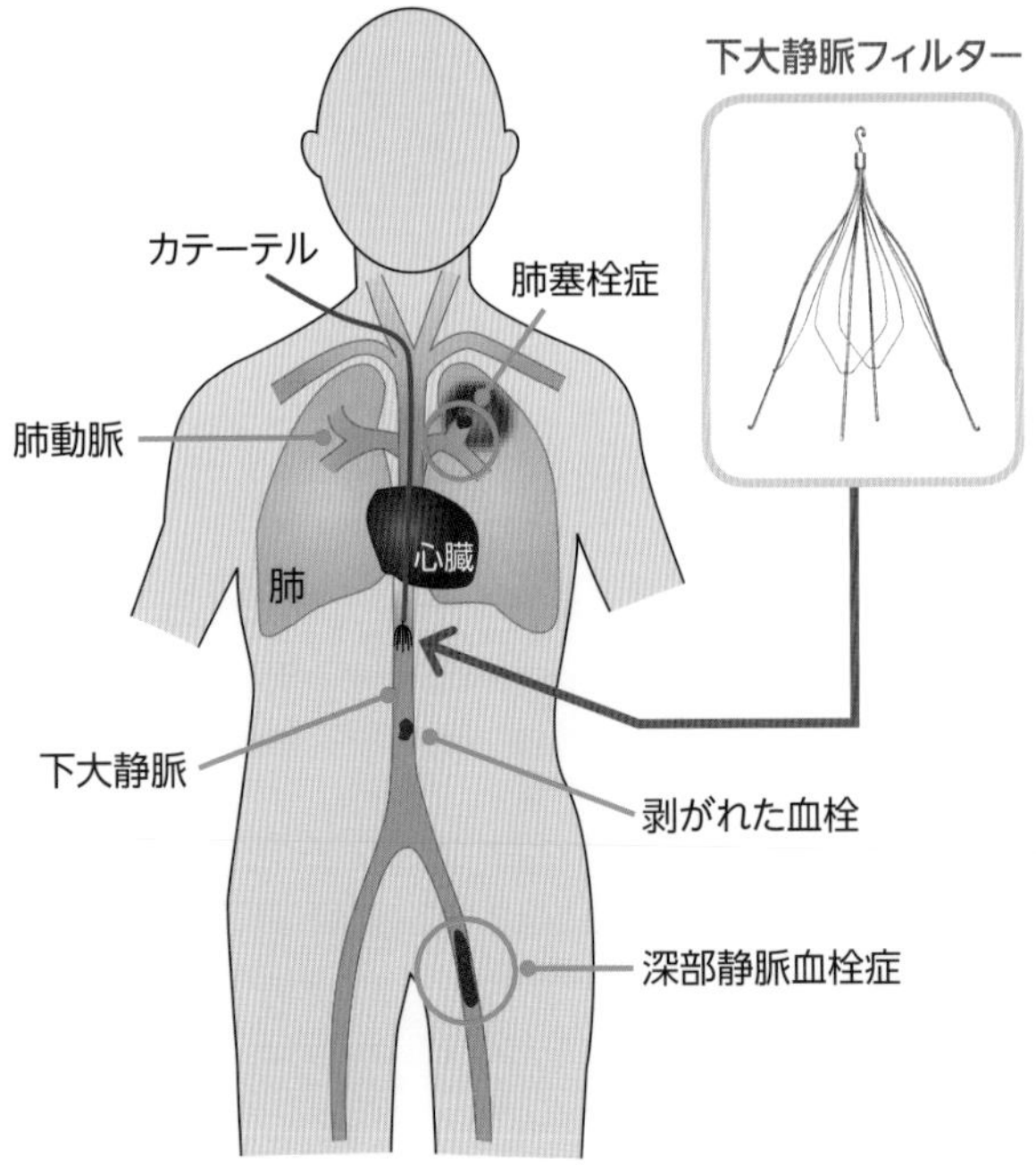

ことが想定される場合です。

この場合の「抗凝固・血栓溶解療法では治療できない例」とは、出血しやすい全身状態であること、薬剤のアレルギー、ヘパリンに対するＨＩＴ（ヘパリン起因性血小板減少症：ヘパリン投与5～10日後に血小板減少をきたす稀な副作用）などがある例、頻繁に転んで打撲による出血を起こしやすい人、抗凝固・血栓溶解療法の効果がなく再発する例が含まれます。

ただし、下大静脈フィルターで血栓が完全に排除できるわけではありませんし、次のようなデメリットが想定されるため、下大静脈フィルターの留置の適応は慎重に決定されます。

・半永久留置型であっても、フィルターを除去する機会を失って永久留置になる場合があること。

・フィルターが破損して、心タンポナーデを起こす場合があること（心タンポナーデとは、心臓を包んでいる心膜の中に血液がたまり、心臓を圧迫する病態）。

・フィルター先端の金属が下大静脈に刺さって、下大静脈の外側に血液がたまってしまうことがあること。

⑥ 腸骨静脈ステント

カテーテル血栓溶解療法やカテーテル血栓破砕・吸引術を行って腸骨静脈が開通しても、メイ・ターナー症候群（腸骨静脈圧迫症候群）などによって、腸骨静脈が狭い状態であれば、腸骨静脈ステントを使用して腸骨静脈の通りを確保できます。日本では未承認の器材ですが、人工血管の内側に金属のバネが入っていて、中から静脈を押し広げます。

⑦圧迫療法

下肢静脈瘤の治療でも使用しますが、弾性包帯や弾性ストッキングで脚を圧迫することにより、深部静脈の血流を促す方法です。

深部静脈血栓症の急性期の圧迫療法は、腫れや痛みを減らし、後遺症の発症を抑えます。圧迫により痛みが強くなる場合は、圧迫の加減が必要です。腫れ・痛みが軽くなるまでは弾性包帯や圧の低い弾性ストッキングにしておき、腫れ・痛みが軽快した時点で本来の弾性ストッキングに変更します。

急性期を過ぎたときに後遺症がなければ、漫然と着用する必要はありません。ただし、一過性の原因ではない深部静脈血栓症の場合は、再発する可能性を考えて、圧迫療法を適宜延長する必要があります。

⑧深部静脈血栓症の患者の安静度

適切な抗凝固療法と圧迫療法が行われていれば、ベッド上で安静にせず歩行しても、肺梗塞の発症率は増加しません。２０１６年の米国胸部外科学会ガイドラインでも、心機能障害のない静脈血栓塞栓症（ＶＴＥ）患者では外来治療・早期退院が勧められています。

エコノミークラス症候群も静脈血栓塞栓症の一つ

一時期、メディアなどで取り上げられたエコノミークラス症候群も、深部静脈血栓症が起こって、肺血栓塞栓症が引き起こされる静脈血栓塞栓症の一つです。

長時間座ったまま動かないでいることによって、下肢の静脈血が停滞して血栓がつくられ、立ち上がった際にその血栓が血流に乗って移動し、肺動脈に詰まってしまう病気です（図83）。

食事や水分をとらずに、3時間以上座っていた後に発症するといわれており、長時間のフライトや自動車移動の際は気をつける必要があります。

エコノミークラス症候群は、飛行機の狭

図83 エコノミー症候群

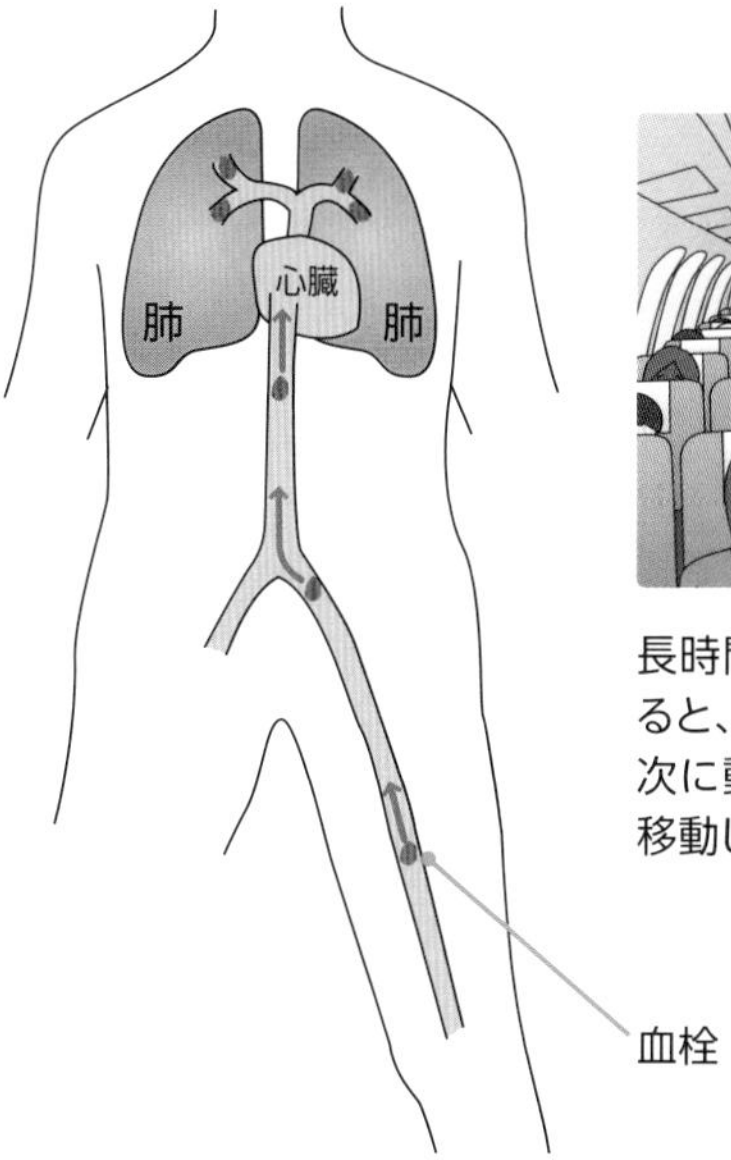

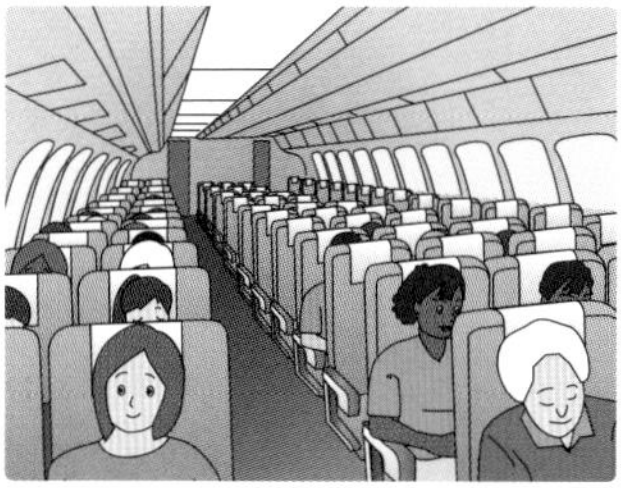

長時間同じ姿勢で座ったままでいると、脚の静脈に血栓が詰まり、次に動いた際に血栓が肺動脈へ移動して肺梗塞となります。

いエコノミークラスの乗客に多いことが注目されてついた病名です。しかし実際には、この病気は他のクラスの乗客や他の移動手段の際にも起こり、さらに地震などの災害で避難している人にも発症することがわかってきました。

下記の予防法が推奨されています。

・水分摂取……こまめな水分補給を心がけます。ただし、コーヒー、アルコールなど利尿作用のある飲料は控えましょう。
・足の運動……足関節を曲げ伸ばししたり、回したりして足を頻繁に動かすようにします。
・弾性ストッキング……着用できれば理想的です。
・抗血栓療法……血栓症の既往のある人は移動距離や環境の状況により抗血栓薬内服を検討することが望ましいでしょう。
・締めつけない衣服……身体を締めつけない服装を選び、ベルトもゆるめておくようにします。
・深呼吸……身体の静脈の還流を促進します。

注意したい災害時のエコノミークラス症候群

東日本、新潟、熊本の震災では、エコノミークラス症候群に起因して、深部静脈血栓症から肺血栓塞栓症に見舞われた人が多数いました。

とくに、余震による倒壊の心配もあり、車中泊を余儀なくされた方に多く起こりました。多くは車中で仮眠して6～8時間後に発生します。

大きな車よりも狭い軽自動車やセダンのタイプで起こりやすく、しかも何人かで車に乗り込み、身動きがとれない状況で高頻度に起こりました。また、女性や睡眠薬を服用している人に高い確率で発生しました。

通常、避難者は水分を摂取するよう促されますが、実際には不潔なトイレを敬遠して水分補給を控えてしまいがちです。下肢運動も実行されていないケースが多かったようです。しかし、肺梗塞から心停止となる例もあり、十分な対策が望まれます。

エコノミークラス症候群は、車中泊8時間から発生する確率があり、少なくとも3泊以上車中で泊まる場合は弾性ストッキングを着用すべきでしょう。

なお、病院外で発生した致死的肺塞栓症の原因の90％以上は、ふくらはぎにあるヒラメ筋静脈の血栓に由来すると報告されており、血栓の上に新たな血栓が発生する慢性反復性血栓が多いとされています。

また、避難所での深部静脈血栓症の発症は滞在2週間後がピークといわれています*17。

生活習慣病も深部静脈血栓症の原因に

近年、生活習慣病と深部静脈血栓症の関係も指摘されています。その中で、とくに注意したいのは次の3つです。

①肥満

内臓脂肪型肥満は血栓症の大きなリスクです。

内臓脂肪型肥満は肥満細胞の機能異常から起こり、インスリン抵抗性や非アルコール性肝炎になりやすく、また糖尿病、高血圧、脂質異常症と合わせて「死の四重奏」と呼ばれています。

内臓脂肪型肥満では、内臓脂肪組織に慢性炎症が起こることで、血小板の機能障害や凝固の亢進、血管内皮の機能低下が長期にわたって続いているため、血栓症の発症につながります（次ページ図84―A）。

②睡眠時無呼吸症候群

睡眠時無呼吸症候群は、昼間の過度の眠気だけが問題になるのではなく、冠動脈や脳動脈の血栓症発症のリスクとして知られています。

図84 深部静脈血栓症の大きなリスク

A 内臓脂肪型肥満

肥満は低換気や活動性低下を伴い、物理的にも下肢静脈の血流停滞が起こりやすい状態ですが、さらに内臓脂肪蓄積によるメタボリックシンドローム病態が加わることで、深部静脈血栓症のリスクが高まります。

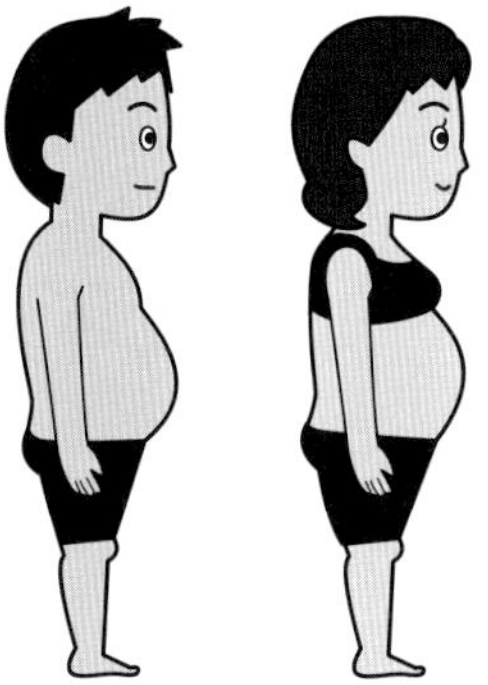

B 睡眠時無呼吸症候群

睡眠時無呼吸症候群は、深部静脈血栓症の危険因子です。

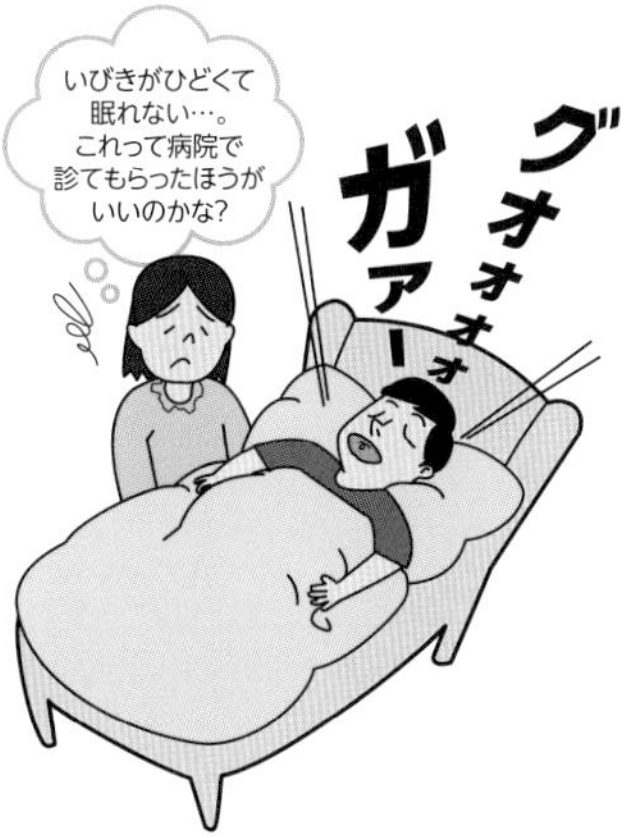
いびきがひどくて
眠れない…。
これって病院で
診てもらったほうが
いいのかな?
グオォォォォ
ガァー

いびきは睡眠時無呼吸の前兆です

C サルコペニア

サルコペニアにより筋量が低下すると、下腿筋ポンプ作用が低下し、深部静脈血栓症が発症しやすくなります。

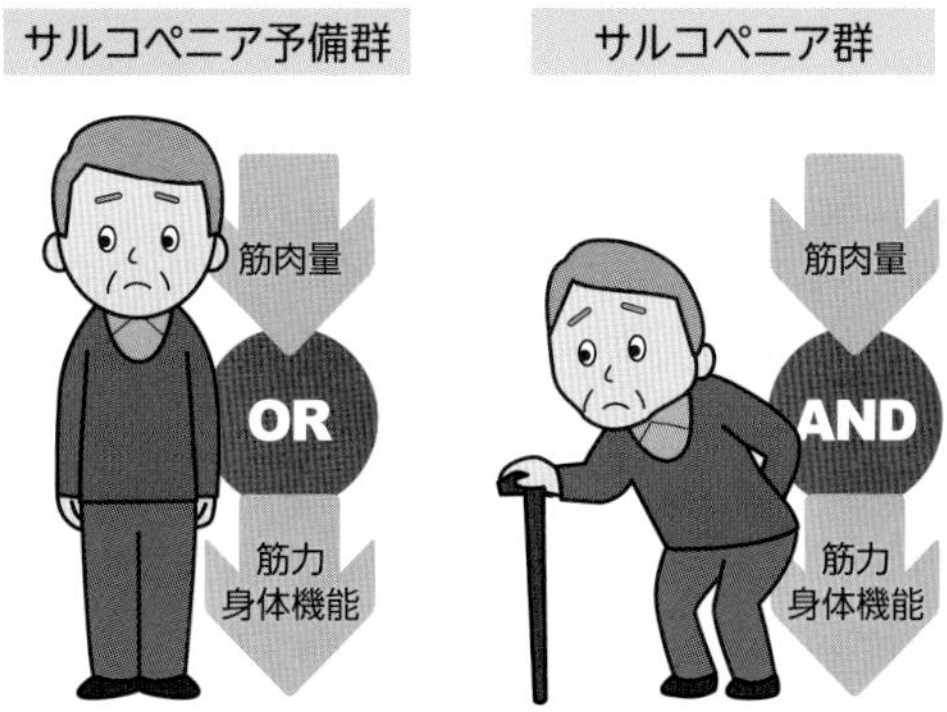

また、夜間睡眠中の無呼吸と呼吸再開の繰り返しは、低酸素血症や酸化ストレスによる血管内皮障害を引き起こします。その結果、血栓ができやすくなるため、睡眠時無呼吸症候群は深部静脈血栓症の独立した危険因子とされています[*18]（前ページ図84―B）。

③サルコペニア

サルコペニアは、筋肉量と筋力の低下を特徴とする進行性・全身性の症候群です。加齢に伴って生じ、高齢者の身体機能低下の原因として注目されています。超高齢化社会の日本では、要介護者の増加に伴い、サルコペニアの早期発見・予防が重視されるようになってきました。

腓腹筋エコー検査による検討で、高齢者と深部静脈血栓症のグループにおいて、筋肉の脂肪変性と質量減少が共通して認められたという研究があります。

そしてサルコペニアによって、通常の加齢変化を超える筋肉の脂肪変性と質量減少が起こった際には、筋力低下による筋ポンプ作用低下により深部静脈血栓症が発症しやすくなります[*19]（前ページ図84―C）。

付　章

下肢静脈瘤の予防にも役立つセルフケア

下肢静脈瘤のセルフケア

本書の最後に、下肢静脈瘤のセルフケアについて説明します。

セルフケアで静脈弁が治るわけではありませんが、脚の重だるさなどの症状を軽くし、下肢静脈瘤の悪化を遅らせることができます。

また、女性の場合、下肢静脈瘤の45・5％は妊娠をきっかけにして発症するといわれています。その理由は、赤ちゃんがお腹の中にいるために腹部が圧迫され、脚の血液が心臓に戻りにくくなることや、妊娠中にたくさんつくられる女性ホルモンの影響だと考えられます。さらに、複数回の妊娠は下肢静脈瘤をより悪化させます。

ここで紹介するセルフケアは、妊婦さんの下肢静脈瘤の予防にも応用できます（図85）。

図85　妊婦の下肢静脈瘤予防

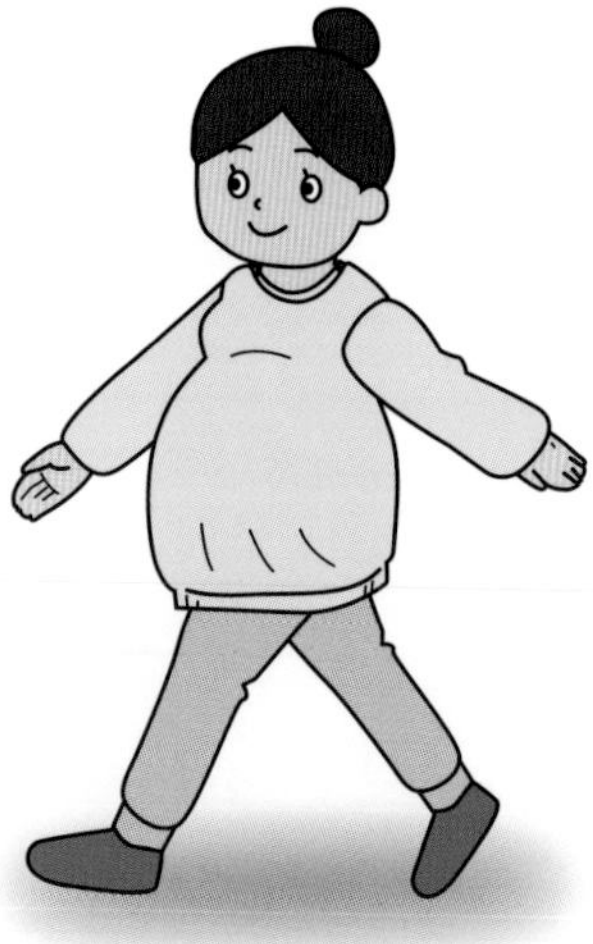

×…長時間の立位・座位

○…ゆったりとした服装

○…散歩・体操・ストレッチ

○…足関節運動

○…水分補給

○…弾性ストッキング

○…足を高くして休む

運動

(1) 脚のうっ血を防ぐ運動法A

つま先で立ってかかとを上げ、次にかかとを落としてつま先を上げます。こうすることで、ふくらはぎが伸びたり縮んだりします。これを1日30回程度繰り返します。

(2) 脚のうっ血を防ぐ運動法B

仰向けになって、自転車に乗るときのように脚を動かします。一方の脚をまっすぐ上に伸ばし、もう一方の脚を曲げます。そして、ペダルをこぐように運動します。

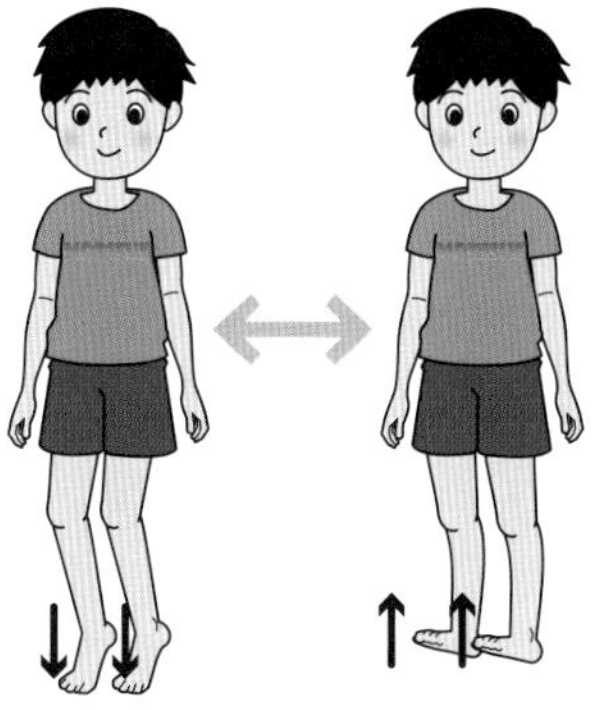

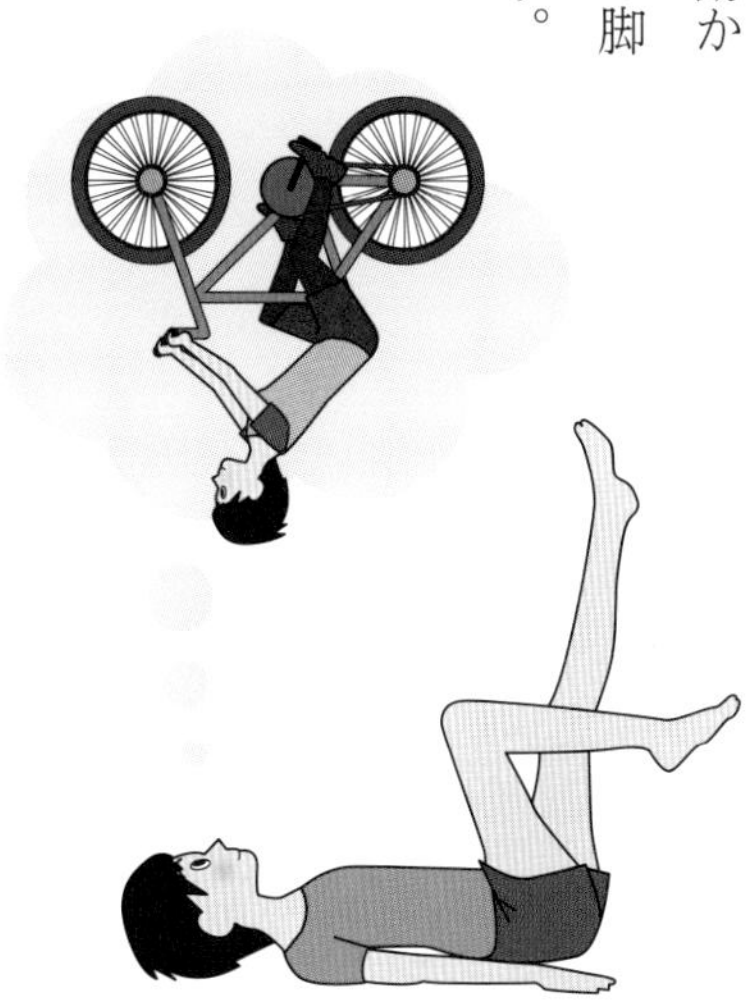

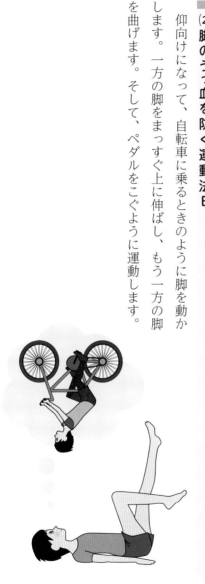

その他、スポーツとしてはとくに水泳がお勧めです。脚を水平にすることで、静脈瘤に血液がたまらない状態で脚を動かすので、下肢静脈瘤のケアには理想的な運動です。

長時間立ったまま、座ったままでいない

長時間立ったままの姿勢や座ったままの姿勢でいると、脚の静脈に負担がかかります。仕事中に立ち続けていることが多い人は、定期的に数分間座るようにします。また、長時間座っている方は定期的に立って歩くことが望ましいでしょう。

健康的な体重を維持する

下肢静脈瘤に肥満の影響はそれほど強くはありませんが、リスクファクターの一つと考えられています。肥満以外の危険因子には加齢、遺伝、性、出産がありますが、唯一、自己調節が可能なのが肥満です。健康的な体重をキープするようにしましょう。

足を上げる

職場にフットレスト、家にフットスツールあるいはオットマンを置いておき、座って休むときには足を上げるように心がけます。その際、静脈が圧迫されないよう、膝で脚を組まないようにしましょう。

就寝時は、下肢を枕や座布団の上に置いて15度ほど高くして寝てください。

簡単にできる足のケア

下肢静脈瘤が悪化し、湿疹・皮膚炎が生じたり、皮膚が硬くなったりすると、脚に乾燥や湿潤の影響がより強く出て、ひび割れができたり、白癬菌がつきやすくなります。また、治療に弾性ストッキングを使用する際には、圧迫による影響や、材質との相性が皮膚に出る場合があります。

毎日のセルフマッサージや足の洗浄などのケアを行うことは、皮膚の状態維持に役立つだけでなく、足のむくみや冷えなどを緩和します。

セルフマッサージ

①足指をつまんで回転させた後、前後・左右に開いて関節がよく動くように維持しておきます。足指の可動範囲が大きくなると、筋活動量が増えて、足の血行が改善していきます。

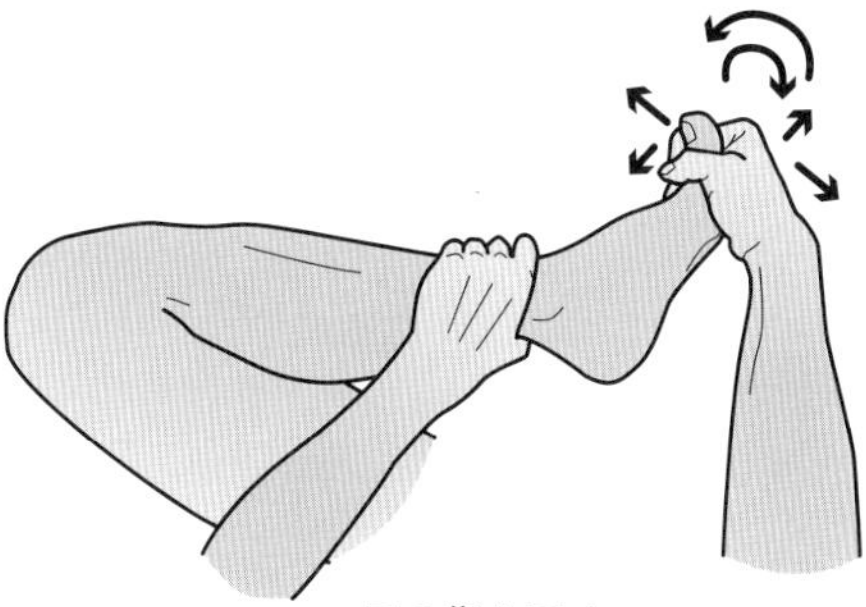

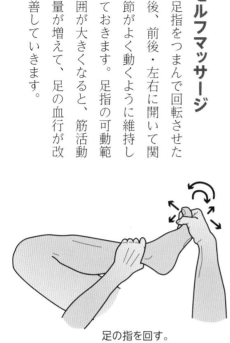

足の指を回す。

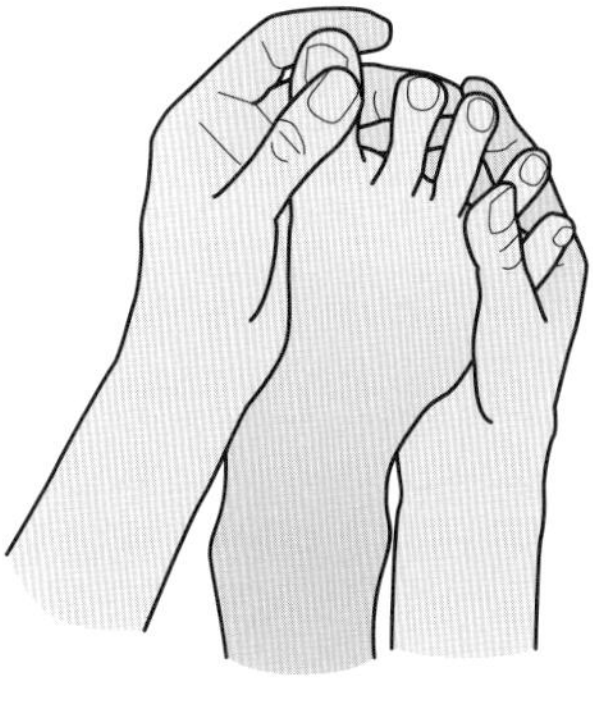

指をつまんで関節を動かす。

②足底の筋肉を、足先からかかとまで揉みほぐします。全身の重力を地面に伝える足底筋は、日常生活で酷使されています。過剰な刺激は筋炎をきたす原因となりますが、ゆっくりと足底筋を揉みほぐしていくと疲労が取れてきます。また、足のうっ血も改善します。

③足の甲の親指から小指までの骨の間の部分を、末梢から中枢に向かって手指で円を連続して描くように揉みます。中足骨に挟まれたこの領域は、日常の動きが少ない部分であり、マッサージによる血行促進は冷えの改善に役立ちます。

④足関節をつま先方向へ伸ばしたり、背屈させたりして、ふくらはぎの筋ポンプ作用を働かせます。つま先方向に足関節を伸ばすと同時に、足を内向き（内返し）

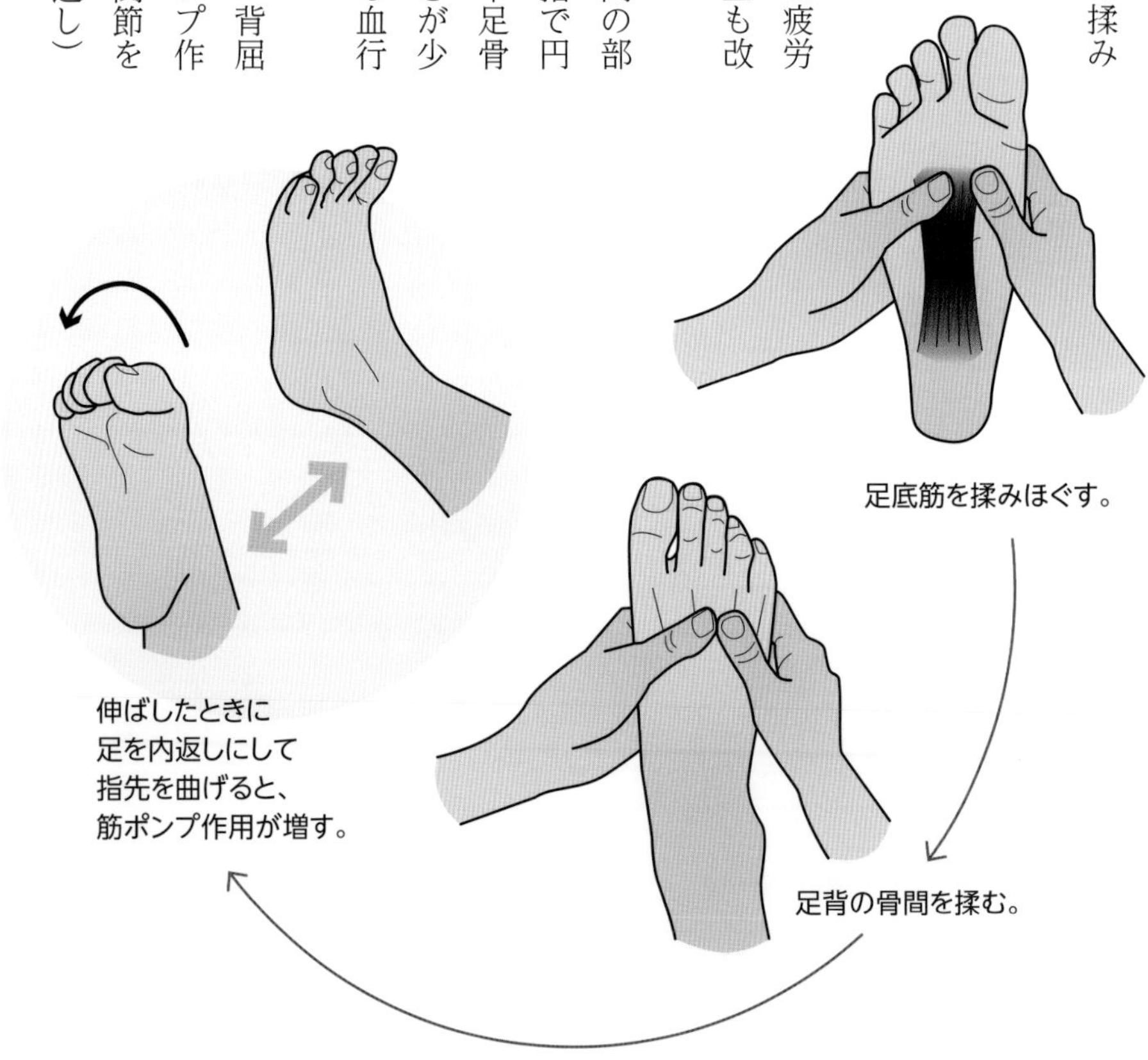

足底筋を揉みほぐす。

足背の骨間を揉む。

伸ばしたときに
足を内返しにして
指先を曲げると、
筋ポンプ作用が増す。

にしながら指を曲げると、足関節を背屈させたときの筋ポンプ作用が増します。

⑤足を台に置き、足底を両手で支えて、足を内向き、外向き（内返し、外返し）に揺らして足関節をほぐします。足関節を柔軟にすると、足が接地しやすくなります。歩くときや運動時の姿勢の安定に役立ちます。

足の洗浄

くるぶしから下の部分は石鹸をよく泡立てて洗います。とくに、爪の周囲は軟らかい歯ブラシで、円を描くように洗います。

石鹸を洗い流す際は、シャワーを当てるだけでなく、手やガーゼを使って完全に流すようにします。洗浄後には水分をしっかり拭き取り、保湿することが望ましいでしょう。

爪のケア

足の皮膚が変化している方は、しばしば爪も変化しています。とくに、爪が周囲の皮膚に食い込んで炎症・痛みを起こすことがあります。これを陥入爪といいます。

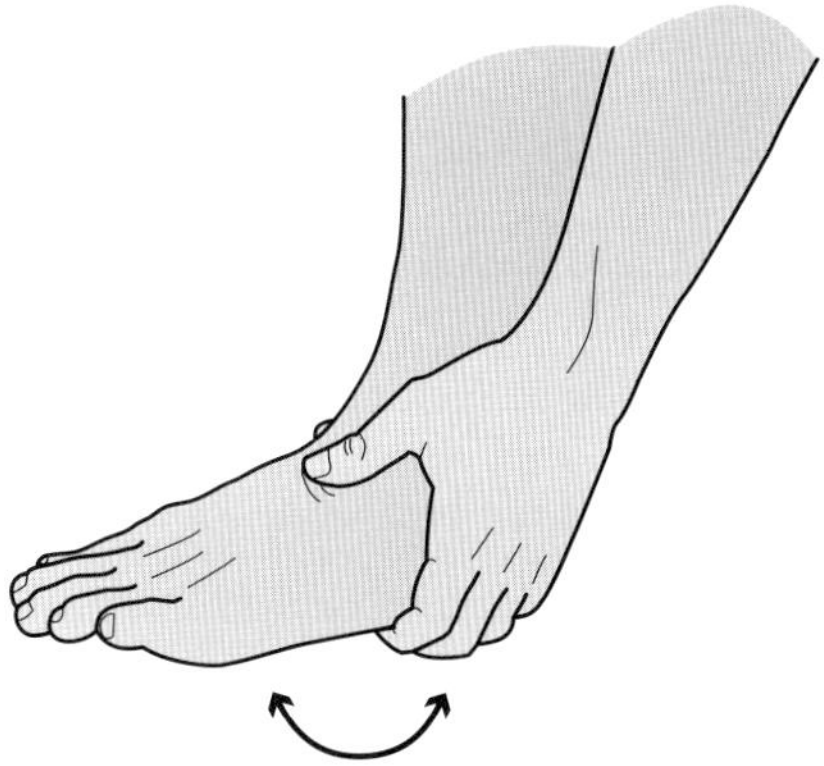

足底を支えながら足関節をほぐす。

陥入爪を予防するための爪の正しい切り方があります。

(1) 爪の切り方

陥入爪は、外的刺激が強く加わったときに生じますが、爪の切り方が不適切なために起こることもあります。

陥入爪を起こさないようにするには、図のように、爪をスクエアオフの形に切るとよいでしょう。とくに、親指はこの図のように切ることが大切です。

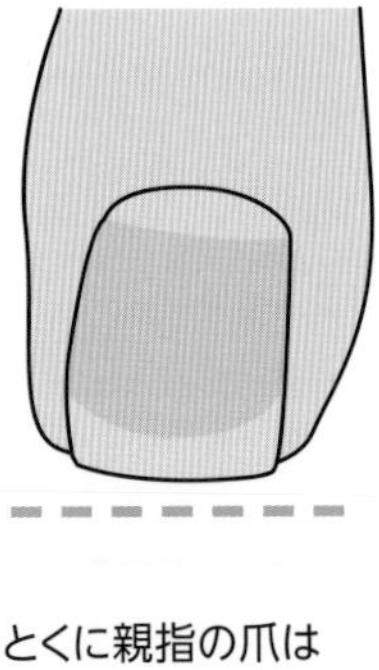

とくに親指の爪は
スクエアオフに切る。

(2) 陥入爪の治療

陥入爪になってしまった方には、次のような処置を行います。手軽な治療としてはガタ－法やコットンパッキングがあります。

(a) ガタ－法

食い込んでいる爪を浮かせて、縦に裂いたプラスチックチューブを差し込んで接着剤で固定する方法です。こうすることで、爪の側縁が皮膚に食い込むのを防ぐことができます。

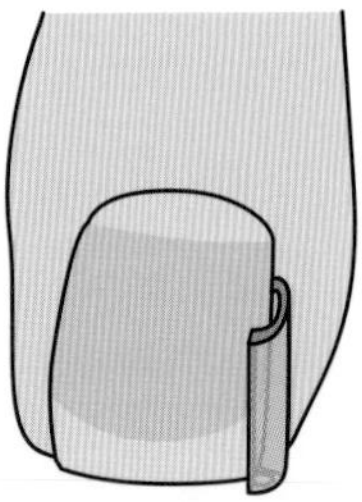

ガター法
翼付針のプラスティックチューブのカバーを利用して行う。

(b) コットンパッキング

爪が短すぎたり、溝が狭すぎたりしてチューブが入りにくい場合は、食い込んだ爪の下にコットンを詰めて爪の縁を浮かせ、痛みを和らげます。毎日繰り返すことで爪が食い込まなくなっていきます。

(c) アクリル法

深爪による陥入爪や巻き爪には、アクリルで人工爪を作成するアクリル人工爪療法も行われます。

(d) 巻き爪矯正

変形のひどい巻き爪で、爪の長さが十分にある場合は、超弾性ワイヤーや超弾性合金のクリップを爪の先端に通して固定する方法が有用です（右図）。

クリップは、爪の長さや形によっては使用しにくい場合もありますが、再利用できたり、自分で装着できるという利点があります。

また、最も簡単なのはテーピング法で、爪の横の柔らかい組織を爪の縁から離してテープで固定する方法です（中図）。再発予防にも活用できます。爪の周囲をテープで抑え、爪をテープから露出する方法もあります（左図）。

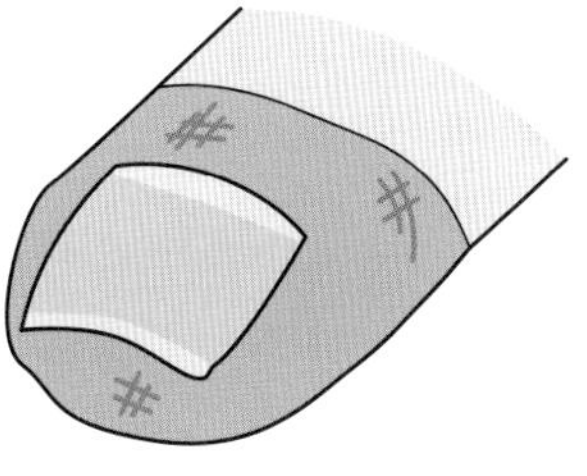

周囲をテープで抑え、
爪をテープから露出する方法

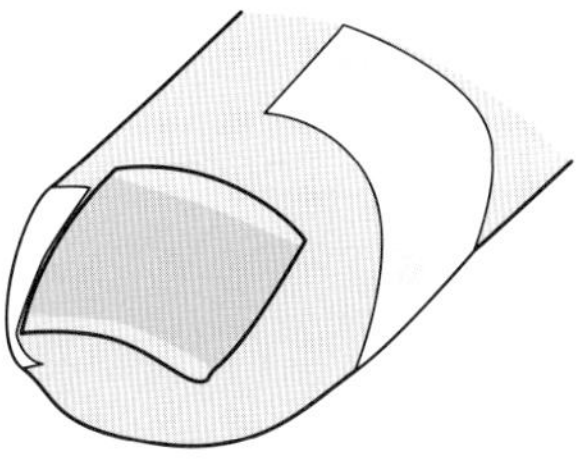

爪縁をけん引する方法

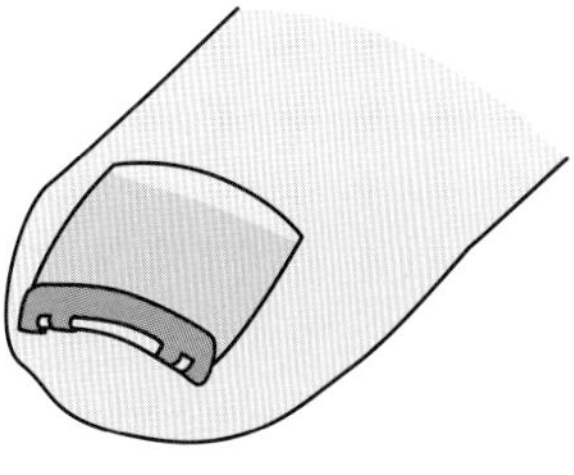

超弾性合金クリップで
爪の先端を固定する方法

(e) 爪甲鈎彎症《そうこうこうわんしょう》

足の親指の爪が、甲羅のように硬く厚くなり、前方にわん曲している状態です（写真）。爪の甲を削って、隆起を平らにします。真菌感染していることが多いです。

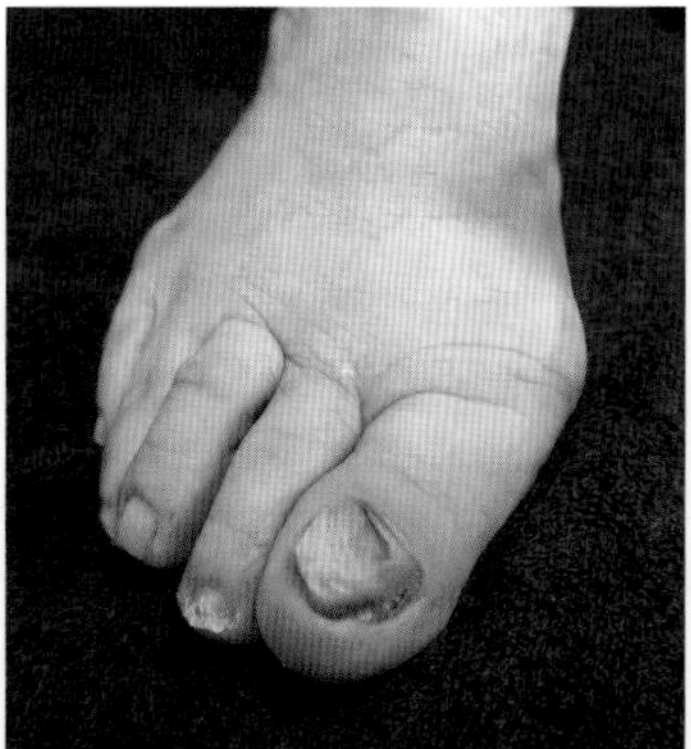

爪甲鈎彎症

おわりに
下肢静脈瘤の治療は進化を続けている！

本書を最後までお読みいただいたことを感謝します。

誤解されていることも多い下肢静脈瘤という病気の本当の姿をご理解いただけたでしょうか？

みなさんに最新の正しい情報を知っていただきたいとの思いから、一部、専門的な内容に触れた部分もあります。

本書で紹介したように、下肢静脈瘤の治療はストリッピング手術、硬化療法、血管内焼灼術と、時代とともに変遷してきました。とくに、レーザーや高周波を用いた血管内焼灼術が保険適用されたことをきっかけに、治療はドラスティックに変わりました。

ちなみに、当クリニックにレーザー治療の機器が導入されたのは、ちょうど東日本大震災の日でした。機器の使い方の説明を受けている最中に、激しい揺れを感じたのをいまも覚えています。

その後は、高周波治療の機器導入もあり、血管内焼灼術を受ける患者さんは一気に増えていきました。

最近も、レーザー治療で使われるファイバーで新しい製品が登場し、よりきめ細かな血管内焼灼術を行うことが可能になってきています。

そしていま、熱変性の作用や、大量の局所麻酔液を使わない治療法であるＮＴＮＴが注目されています。ＮＴＮＴは２０１５年にＦＤＡ（米国食品医薬局）が認可しており、やがては日本でも普及していくものと思われます。

とくに、当クリニックがすでに導入しているバリテナによるＰＥＭ療法は、いわば「硬化療法の進化形」ともいえるもので、私自身も大変有用と評価できる治療法です。

下肢静脈瘤は専門家による適切な治療を受ければ確実に改善する病気です。

しかし、軽く考えて放置したり、治療を中途半端にすると、病気が複雑になって治りにくくなってしまいます。

治療を途中で投げ出さずに、医師に「これで治療は終わりです」といわれるまできちんと通院してほしいと思います。

実は、血管外科というジャンルの中で、大動脈の手術などに比べると、下肢静脈瘤の治療はマイナーな領域です。

しかし、治療メニューを揃え、それぞれの患者さんに適した治療を行えば必ず良くなるという点に、私は魅力を感じています。

人知れず悩んでいた患者さんが、治療を終えて明るい笑顔を見せてくださる。それは、医師としてほっとできる瞬間です。

当クリニックでは、これからも時代の情勢に即した治療を提供していきたいと考えています。

本書が、１人でも多くの下肢静脈瘤の患者さんのお役に立てることを心から願っています。

２０１９年12月

医学博士／脈管専門医　**森末 淳**

10 平井正文、岩井武尚 編　弾性ストッキングコンダクター　へるす出版

11 佐藤 洋　下肢深部静脈血栓症の標準的超音波診断法
Vascular Lab. 2013.10(3):43-48

12 循環器病の診断と治療に関するガイドライン（2008年度合同研究班報告）
肺血栓塞栓症および深部静脈血栓症の診断、治療、予防に関するガイドライン
(JCS 2009)

13 日本超音波医学会用語　診断基準委員会　下肢深部静脈血栓症の標準的
超音波診断法 Jpn J Med Ultrasonics. 2008.35:35-44

14 Nakamura M, Miyata T, Ozeki Y, et al. Current venous
thromboembolism management and outcomes in Japan. Circ J.
2014.78:708-717

15 Konstantinides SV, Torbicki A, Agnelli G, et al. 2014 ESC guidelines
on the diagnosis and management of acute pulmonary embolism.
Eur Heart J. 2014.35:3033-3069

16 Raskob GE, et al. Edoxaban for the treatment of cancer associated
venous thromboembolism. N Engl J Med. 2018.378:615-624

17 永野雅英　エコノミークラス症候群の予防対策　避難所・施設・外来などで
日本医事新報. 2017.4871:40-46

18 児山紀子、木村 弘　第4章　睡眠時無呼吸症候群と各種疾患
血栓症　最新医学別冊（診断と治療のABC　睡眠時無呼吸症候群）.
2017.119:273-281

19 多田早織、渡邉恒夫、南谷泰仁、岩佐将充、野久 謙、古田伸行、
伊藤弘康、清島 満　超音波検査を用いた腓腹筋評価
サルコペニアと深部静脈血栓症の関連性　臨床病理 . 2017.65(6):633-639

引用文献

1 星野俊一、平井正文ほか：主訴からみた下肢静脈瘤の症状（857人）
静脈疾患診療の実際　文光堂、東京.1999:157

2 平井正文、牧 篤孝、早川直和　妊娠と静脈瘤　静脈学.1997.8.255-261

3 Mitchel. P. G et al. Sclerotherapy (fifth edition) Treatment of Varicose and Telangiectatic Leg Veins. ELSEVIER (SAUNDERS) 2011:63

4 Santler R, Ernst G, Weiel B. Statistisches uber der varikosen Symptomenkoplex, Hautarzt 1956;10:460-3

5 Rabe E, Pannier F, Ko A, Berboth G, Hoffmann B, Hertel S. Incidence of varicose veins, chronic venous insufficiency, and progression of the disease in the Bonn Vein Study Ⅱ. J Vasc Surg. 2010 Mar;51(3):791

6 Uldis Maurins, Barbara HH, et al. Distribution and prevalence of reflux in the superficial and deep venous system in the general population-results from the Bonn Vein Study, Germany. J. Vasc. Surg. 2008.48(3):680-687

7 Chastanet S, Pittaluga P. Patterns of reflux in the great saphenous vein system. Phlebology. 2013 Mar;28 Suppl 1:39-46

8 Rasmussen L, Lawaetz M, Bjoern L, Blemings A, Eklof B: Randomized clinical trial comparing endovenous laser ablation and stripping of the great saphenous vein with clinical and duplex outcome after 5years. J Vasc Surg. 2013 Aug;58(2):421-6.

9 Thomas FO, Marc AP, William AM, et al. Management of venous leg ulcers: Clinical practice guidelines of the Society for Vascular Surgery and the American Venous Forum. J Vasc Surg. 2014 Aug;60(2)Suppl:3S-59S

専《せん》門《もん》医《い》が詳《くわ》しく解《かい》説《せつ》！　ちゃんと知《し》りたい下《か》肢《し》静《じょう》脈《みゃく》瘤《りゅう》

2020年1月23日　初版第1刷

著　者――――森末《もりすえ》 淳《あつし》

発行者――――坂本桂一

発行所――――現代書林
〒162-0053　東京都新宿区原町3-61　桂ビル
TEL 03(3205)8384（代表）
振替 00140-7-42905
http://www.gendaishorin.co.jp/

ブックデザイン――――藤田美咲

図版・イラスト――――難波美幸

印刷・製本　㈱シナノパブリッシングプレス
乱丁・落丁本はお取り替えいたします。

定価はカバーに
表示してあります。

ISBN978-4-7745-1831-2 C0047